Peter Mandel

Die Akupunktur-Impuls-Therapie

Behandlung
mit piezo-elektrischen Impulsen

PETER MANDEL

DIE AKUPUNKT-IMPULS-THERAPIE

BEHANDLUNG MIT PIEZO-ELEKTRISCHEN IMPULSEN

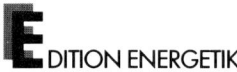

© Energetik-Verlag GmbH, Bruchsal 1988

Alle Rechte vorbehalten

Umschlag	Rosita Reger
Layout	Siegfried Janusch
Fotos	Fritsche & Wortmann, Mühlheim
Red. Bearb.	Manfred Maiworm
Satz	Satzstudio K.H. Schumacher Freiburg
Druck	Freiburger Graphische Betriebe

Printed in Germany

ISBN 3-925806-03-2

Inhalt

Vorwort — 7

Einleitung — 9

Die Akupunktur — 11

Handhabung des Akupunkt-Impulsers — 15

Allgemeiner Ausgleich der fließenden Energie — 17

    Energetische Hygiene I — 20
    Energetische Hygiene II   (Stärkung des Immunsystems) — 29
    Energetische Hygiene III
    (Regulierung der Steuerungsfunktionen unseres Gehirns) — 32

Behandlung des Lymphsystems — **37**
    Lymphrhombus — **38**
    Kopfpunkte der Lymphe — **39**
    Lymphabfluß über die Lymphdrüsen des Halses — **41**
    Ableitung von oben — **44**
    Rhombenkombination — **45**

Kopfschmerzen und Migräne — 47
    Grundkombination — 49
    Kopfschmerzen vom Nacken aufsteigend — 51
    Scheitelschmerz — 52
    Schläfenschmerz — 54
    Psychische Verkrampfungen im Kopf — 55
    Benommenheit im Kopf — 58

Wirbelsäulen-Beschwerden — 61
    Schmerzen in der Halswirbelsäule — 63
    Schmerzen in der Brustwirbelsäule und den Schulterpartien — 66
    Schmerzen in der Lendenwirbelsäule — 68

Ischialgie – Brachialgie — 71
    Ischialgie – Nervenschmerz des Beines — 72
    Brachialgie – Nervenschmerz des Armes — 76

Gelenkerkrankungen — 79
    Stoffwechselaktivierung — 81
    Rheumatische Gelenkbeschwerden — 84
    Gichtische Gelenkbeschwerden — 86
    Arthrose — 87
    Tennisellenbogen — 88
    Vier-Punkte-Gelenkbehandlung — 90
    Allgemeine leichte Gelenkbeschwerden — 91
    Akuter Lumbago oder Hexenschuß — 92

Vegetative Erkrankungen 97

    Stimmungswechsel – Lampenfieber 99
    Angstzustände 101
    Depressionen 103
    Globusgefühl 110
    Allgemeine Arteriosklerose 111
    Schwindelzustände 113
    Bettnässen 118
    Entwicklungsstörungen bei Kindern 120

Akute und chronische Neben- und Stirnhöhlen-Erkrankungen 123

Magen-Darm-Galle-Erkrankungen 129
    Darmverstopfung (Obstipation) 131
    Magengeschwüre (Ulcus ventriculi) 132
    Zwölffingerdarmgeschwüre (Ulcus duodeni) 134
    Sodbrennen 136
    Gallenerkrankungen 138
    Darmkrämpfe 141
    Chronische Magenschleimhaut-Entzündung 142
    Magenkrämpfe 144

Die Akupunkt-Impuls-Therapie unterwegs 147
    Ohrpunkte 148
    Handakupunktur 150
    Kopfpunkte 155

Allergien und Hauterkrankungen 157
    Allergiepunkte allgemein 159
    Asthma I 162
    Asthma II 164
    Ekzeme 165
    Heuschnupfen 168
    Akuter Heuschnupfen 169
    Akne 170

Herzerkrankungen – Herzsegmente 173

Ohrensausen – Ohrgeräusche 178

Schmerzen im Gesicht 181

Verstopfte Nase 183

Appetitdämpfung – Freßsucht 185

Impotenz 187

Frigidität 189

Vorwort

Zwei Jahre nach Erscheinen von „Praktisches Handbuch der Farbpunktur« liegt nun auch endlich »Die Akupunkt-Impuls-Therapie" vor.

Ich weiß, daß viele, die schon lange mit dem Therapiegerät PM 2001 arbeiten, sehnlichst auf dieses Buch gewartet haben. Doch bitte ich alle um Verständnis dafür, daß es mir oftmals neben der Praxis und der Forschung an der nötigen Zeit fehlt, um für die sicher ebenso wichtige Literatur zu sorgen. Und wenn Sie sich das Buch genau ansehen, wird Ihnen sicher auffallen, daß zu seiner Fertigstellung viel Vorbereitung, viel Arbeit und — vor allem — viel Zeit erforderlich war. Nun hoffe ich, daß es mir gelungen ist, ein Grundlagenwerk zu schaffen, das die sinnvolle Anwendung des PM 2001 ermöglicht.

Es war meine Absicht, dieses Buch gleichermaßen für Therapeuten **und** Laien zu schreiben. Wer als Therapeut täglich in seiner Praxis energetische Behandlungsmethoden anwendet, wird vielleicht manche erklärende und beschreibende Passage als überflüssig oder als zu laienhaft ansehen. Die Akupunkt-Impuls-Therapie wird aber zwischenzeitlich von so vielen Laien als gesundheitserhaltende oder -fördernde Selbstbehandlungsmethode angewandt, daß ich der Meinung bin, jeder meiner Leser sollte wissen, was sich hinter dieser Methode verbirgt.

An dieser Stelle möchte ich jedoch nachdrücklich darauf hinweisen, daß vor einer Therapie immer die Diagnose steht. Und das ist in jedem Fall Sache des Arztes oder des Heilpraktikers.

Oftmals wurde mir in letzter Zeit die Frage gestellt, was eigentlich die Akupunkt-Impuls-Therapie von der Farbpunktur unterscheidet. Ob man denn wirklich beide Methoden anwenden müsse, oder ob es nicht ausreiche, sich für eine davon zu entscheiden.

Die Antwort ist einfach, wenn man sich vor Augen hält, wo und wie man ins energetische System eingreift:

Die Akupunkt-Impuls-Therapie dient der Regulation der Energie. Sie ist eine schnelle, Energie bewegende Therapie. Der Impuls hat Einfluß auf die Qualität der Energie in bezug auf Intensität und Fließgeschwindigkeit. Dadurch werden Energieblockaden mit dem damit verbundenen „Informationsstau" aufgelöst.

Die Farbpunktur setzt auf einer höheren energetischen Ebene an und dient der Regulation von **Informationen.** Das Farblicht beinhaltet Information, die die Zelle „versteht", da sie nachgewiesenermaßen selbst über Licht- und Farbqualitäten verfügt. Mit der Farbpunktur ist es somit möglich, „verschobene" Informationsmuster wieder zu reharmonisieren.

Beide Methoden haben also ihre eigenständige Bedeutung.

Im Zusammenhang mit dem vorliegenden Buch sollten Sie sich merken, daß sich die Impulstherapie somit hervorragend für prophylaktische Maßnahmen und für Beschwerden leichterer Natur, deren Ursache im Energiefluß zu sehen sind, eignet.

Peter Mandel

Einleitung

Die Zeit der bedingungslosen Fortschrittsgläubigkeit ist vorbei. Die Kehrseiten unserer hochtechnisierten Welt werden dem einzelnen nicht zuletzt durch die sich häufenden Katastrophen und die damit verbundene Erkenntnis der Gefahren immer deutlicher vor Augen geführt.

Je offenkundiger sich zeigt, daß der Mensch sich seiner natürlichen Lebensbedingungen selbst beraubt, desto größer wird bei vielen der Wunsch, sich als Individuum wieder in Einklang mit der Natur zu bringen.
Gerade auch im Gesundheitswesen ist dieser Trend unübersehbar. Durch die fortschreitende Technisierung in der Medizin, die Reduzierung von Krankheit auf körperliche Symptome, die erschreckenden Informationen über schädigende Nebenwirkungen vieler Medikamente besinnen wir uns wieder auf die Naturheilkunde.

Neben den Heilpraktikern wenden sich immer häufiger auch Schulmediziner der Naturheilkunde zu — nicht immer unter dem Beifall ihrer Kollegen. Die Vorteile naturheilkundlicher Methoden liegen darin, daß der Therapeut sich nicht damit begnügt, die Symptome eines Krankheitsgeschehens mit starken Geschützen zu bekämpfen, sondern daß er vielmehr sein Augenmerk darauf richtet, die verborgenen Krankheitsursachen aufzudecken. Aufgrund seiner Weltanschauung deutet der Naturheilkundige Krankheit als körperliche Ausdrucksform einer Störung im komplexen Gesamtsystem des Menschen. Unter Anerkennung der metaphysischen Dreiteilung der menschlichen Existenz in Körper, Seele, Geist und deren Wechselwirkung untereinander ergibt sich für ihn die Notwendigkeit, mehrere Interpretationsebenen in seine Ursachenforschung mit einzubeziehen.

Die Naturheilkunde kennt viele verschiedene Lehren und Methoden, von denen jedoch die meisten einen gemeinsamen Nenner haben. Sie definieren als eigentlichen Lebensträger eine vitale Energie. Diese zentrale Lebensenergie wird für alle Lebensprozesse verantwortlich gemacht. Krankheit wird somit als energetisches Ungleichgewicht im Gesamtsystem erkannt. Therapeutische Maßnahmen zielen demzufolge auf eine Reharmonisierung der Energieflüsse ab.

Vor diesem Hintergrund wird verständlich, daß es gerade die Erforschung dieser Lebensenergie ist, der ich mich seit der ersten Berührung mit der Naturheilkunde verschrieben habe. Verschiedene glückliche Umstände, die Entdeckung der Kirlian-Fotografie durch den gleichnamigen sowjetischen Wissenschaftler und der eigene Forscherdrang, immer mehr über dieses Phänomen „Bioenergie" in Erfahrung bringen zu wollen, ermöglichten es mir, unter Einbeziehung der Akupunktur neue Diagnose- und Therapiemethoden, die Energetische Terminalpunkt-Diagnose und die Farbpunktur zu entwickeln, welche ganz auf energetischen Erkenntnissen und Prinzipien basiert. Meine Methoden zeigen eine Verbindung zwischen scheinbar Unvereinbarem auf: sie wären nicht denkbar ohne die jahrtausendealte Heilkunst der Chinesen, aber auch nicht ohne die modernen technischen Entwicklungen der Hochfrequenzfotografie bzw. des

Farbpunkturgerätes mit seinen Glasfaser-Lichtleitern.

Für mich folgt daraus, daß die moderne Technik ein Hilfsmittel darstellt, das es uns ermöglicht, die Geheimnisse des Lebens, wie sie der Mensch in ihrer Komplexität schon immer erahnt hat, transparenter zu machen. Dabei ist erstaunlich, daß die sogenannten modernen wissenschaftlichen Erkenntnisse oftmals nur eine Bestätigung dessen sind, was sich an Urwissen im Volksglauben von Generation zu Generation überliefert hat und was auch heute noch allzu oft als Scharlatanerie abgetan wird.

Die guten Ergebnisse, die mit diesen Methoden erzielt werden, veranlassen hilfesuchende Menschen aus allen Teilen der Bundesrepublik und aus dem Ausland, in meine Praxis nach Bruchsal zu kommen.

Mancher meiner Patienten nimmt Fahrtwege von mehreren hundert Kilometern auf sich. Aufgrund der dadurch entstehenden zeitlichen und oftmals auch finanziellen Belastungen war der oft geäußerte Wunsch nach einer Therapieanweisung, die zu Hause durchgeführt werden kann, um so die begonnene Therapie fortzusetzen bzw. den Therapieerfolg zu stabilisieren, verständlich.

Solange es sich um eine begleitende medikamentöse Therapie handelte, war es kein Problem, diesem Wunsch zu entsprechen. Wie konnte ich aber denjenigen weiterhelfen, die mit Akupunktur oder Injektionen in Akupunkturpunkte behandelt worden waren?

In dieser Weise gefordert, mußte ich nach einer Therapieform suchen, die
a) auf meinen Methoden aufbaut,
b) für den Laien praktikabel ist und
c) von der Wirksamkeit her meinem Anspruch, der sicher nicht niedrig ist, genügt.

Da — wie bereits erwähnt — alle meine therapeutischen Überlegungen von der Existenz einer vitalen Energie, die alle Lebensprozesse steuert, ausgehen, konnte nur „etwas" in Frage kommen, mit dem man auf das energetische Gesamtgeschehen ähnlichen Einfluß nehmen kann wie man dies z.B. in der Akupunktur mit Nadeln erreicht.

Im Verlauf meiner Forschungen, Studien und Diskussionen mit vielen Kollegen kam mir der Gedanke, daß der piezo-elektrische Effekt zur Lösung des Problems beitragen könne. Dieser piezo-elektrische Effekt, der von Quarzuhren, Feuerzeugen etc. her bekannt ist, beruht auf der Eigenschaft verschiedener Kristalle, z.B. Quarz, unter Druck eine elektrische Spannung auf der Oberfläche zu entwickeln. Nach meiner Vorstellung mußte es möglich sein, diese Spannung, die sich bei einer entsprechenden Konstruktion in einem Funken entlädt, direkt über die Akupunkturpunkte ins energetische Gesamtsystem einschleusen zu können.

Die Firma Vega in Schiltach entwickelte den Akupunkt-Impulser. Seine Anwendung in der Praxis bestätigt täglich, daß ich mit meinen Überlegungen auf dem richtigen Weg war: die piezo-elektrischen Impulse, die dem jeweiligen Akupunktur-Punkt vermittelt werden, lösen eine „Initialzündung" aus, die sich als Wellenbewegung im Energiesystem fortpflanzt und disharmonisches energetisches Schwingungsverhalten ausgleichen und harmonisieren kann.

Um die Wirkungsweise des Akupunkt-Impulsers besser verstehen zu können, halte ich es für erforderlich, Ihnen im folgenden Kapitel einen Überblick über die chinesische Akupunktur zu geben.

Die Akupunktur

Es ist müßig, ergründen zu wollen, woraus die chinesische Heilkunst, die Akupunktur, entstanden ist. Fest steht nur, daß sie seit vielen tausend Jahren praktiziert wird und etwa 600 v. Chr. erstmals in Schriftform erfaßt wurde. Ihre Theorie basiert auf der Vorstellung, daß der Leib des Menschen von einem dichten Netzwerk unsichtbarer Kanäle durchzogen ist, in denen „Chi" als fundamentale Lebenskraft strömt. Dieses Chi ist allerdings keine „Erfindung" der Chinesen. In fast allen alten und neueren Kulturen, bei den Ägyptern, den Indern, den Griechen und Römern glaubte man an diese lebensspendende Energie. Aber auch in gnostischen, neuplatonischen, jüdischen, urchristlichen Mysterie-Metaphysiken, in der esoterisch-hermetischen Geheimlehre, in der Alchimie, in der Medizin der Renaissance und im Humanismus nimmt Chi — wie immer man es auch benannte — eine zentrale Stellung ein.

Für das, was wir Seele nennen, hatten die Völker in ihren Sprachen schon immer Begriffe, die für eine kaum wahrnehmbare Stofflichkeit standen: Hauch, Wind, Atem, Luft, Wehen, Blasen. Diese Bilder entnahmen sie dem natürlichen Vorgang des Ein- und Ausatmens. Die Erkenntnis, daß Leben untrennbar mit Atmen verbunden ist und daß der Leib ohne Atem zur Leiche wird, führte zur Gleichsetzung von Psyche (Hauch) und Ios (Leben). Offenbar fiel es den Menschen des Altertums viel leichter, konkret und rational mit den rätselhaften Dingen des Lebens umzugehen. Sie stellten eine mathematische Gleichung auf, die besagte, daß die Differenz zwischen Leib und Leiche Leben und der Träger dieses Lebens eine geheimnisvolle Energie sein müsse.

Die Chinesen machten es sich zur Aufgabe, die Gesetzmäßigkeiten zu erlernen, nach denen diese Lebensenergie im lebenden Körper zirkuliert, und die dazu führen, daß Chi im Körper allgegenwärtig ist.

Wahrscheinlich bedurfte es unsäglicher Kleinarbeit über Jahrtausende hinweg, um festzustellen, daß Chi in speziellen Kanälen fließt, die ein dichtes, den Körper vollständig durchziehendes Netzwerk bilden. Diese Kanäle oder Meridiane verbinden alle Teile des Körpers untereinander. In diesem einem Bewässerungssystem ähnlichen Meridiangeflecht zirkuliert Chi — es steuert und wahrt gesundes und normales Funktionieren des Bioorganismus. Die normale Funktion — die Gesundheit — ist so lange gewährleistet, wie Chi ebenmäßig und homogen verteilt in gleichmäßigem, seinem Wesen entsprechenden Tempo und genügend ausgewogener Quantität das unsichtbare Adernetz der Meridiane harmonisch durchströmt. Der Mensch fühlt sich also wohl und gesund, wenn alle Meridiane mit der gleichen Menge Chi gefüllt sind. Staut oder schwächt sich Chi quantitativ in irgendwelchen Körperregionen oder versiegt sogar streckenweise, tritt Ungleichgewicht ein. Die unter- bzw. überversorgten Meridiane sind geschwächt und dadurch nicht mehr in der Lage, Pathogenes, d. h. Krankmachendes, abzuwehren. Das Krankmachende bedient sich ebenso des Meridiansystems, was zur Folge hat, daß z. B. Erkrankungen der inneren Organe von Symptomen an der Körperoberfläche oder den Extremitäten, den Gelenken etc. begleitet sind. So und ähnlich formulieren Tao-Akupunkteure den Sachverhalt. Dort, wo die Meridiane dicht unter der Körperoberfläche verlaufen, versucht man durch Nadelung dieser bestimmten Hautpunkte den oder die vorbeilaufenden Meridiane zu treffen, zu stimulieren, um Quantum und Strömungsgeschwindigkeit des Chi zu reharmonisieren. Die wichtigsten Meridiane verlaufen parallel der Längsachse des Menschen. Man unterscheidet zwölf Hauptkanäle und acht Sonderkanäle, die durch viele Seitenkanäle, Querbahnen, Abzweigungen und Verästelungen verbunden und somit zu einem einzigen Kreislauf zusammengeschlossen sind. Je drei der zwölf Hauptmeridiane treffen mit ihren Endpunkten an- bzw. aufeinander. Treffpunkte befinden sich an Fingerkuppen, den Endgliedern der Zehen, im Kopf und in der Brust. Die drei Yin-Meridiane der Hand, die, von der Brust ausgehend, in den Fingern enden, stoßen dort mit den drei in den Fingerkuppen beginnenden und am Kopf endenden Yang-Meridianen der Hand zusammen, um sich an den Zehenspitzen mit den drei Yin-Meridianen des Fußes zu vereinigen. Diese gehen von den Füßen bis zur Brust, wo sie auf die drei Yin-Meridiane der Hand treffen. Neben den genannten Hauptmeridianen entdeckte man im Laufe der Zeit eine immer größer werdende Vielzahl sogenannter minderer Meridiane. Die eben gebrauchten Termini Yin und Yang sind sowohl in der chinesischen Philosophie als auch in der Akupunkturpraxis außerordentlich wichtig. Dieses Begriffspaar entstand nicht unmittelbar aus der Akupunktur, sondern hat seinen Ursprung in einem umfassenden religiösen Weltdeutungssystem. Im Taoismus versinnbildlichen Yin und Yang aufeinander bezogene Polaritäten, die den ganzen Kosmos, den Lauf der Zeit und der Welt, aber auch alles Irdische, namentlich das menschliche Individuum und dessen Bioorganismus, regieren. Ein mystisch-symbolisches Polaritätsdenken hatte in der Philosophie aller Zeiten seinen Platz. In der Naturwissenschaft mußte man spätestens bei der Definition des Magnetismus und der Elektrizität erkennen, daß ein Beschreiben jener Erscheinungen ohne den Begriff Polarität nicht möglich ist.

Entgegen der verbreiteten Annahme drückte die Yin-Yang-Polarität im Taoismus keine Wertigkeit aus. Yang als der männliche, positive Pol steht ebensowenig für das Gute im moralischen Sinn, wie Yin, der weibliche, negative Pol nicht mit dem Schlechten gleichgesetzt werden kann. Beide Pole sind wertneutral, bedingen einander und beziehen ihre Existenzberechtigung aus dem Vorhandensein des Gegenpols. Yin steht für die Erde, das Weibliche, Empfangende. Yin ist das Weiche, Dunkle, Schwache, Hingebungsvolle, Passive. Yang ist der Himmel, das Männliche. Yang ist schaffend, schöpferisch, zeugend, befruchtend, hart, widerstandsfähig, kämpferisch, hell, warm, stark.

An dieser Symbolik wird deutlich, daß nach dem Bild der Chinesen nur die Gleichwertigkeit von Yin und Yang den Kosmos erhält und daß alle Teile dieses Kosmos derselben Gesetzmäßigkeit unterworfen sind. Yin und Yang pendeln immer wieder ein zu Ebenmaß, Symmetrie und Ausgewogenheit, halten einander wie die Schalen der Waage im Gleichgewicht. Denkt man an die kybernetische Theorie des Regelkreises, an den Gestaltkreis in der Psychologie oder an die Erkenntnis der Selbststeuerung autonomer Nervensysteme, so wird hier die Yin-Yang-Polarität mit anderen Worten beschrieben.

Laut Taophilosophie sind Yin und Yang im Schoß des Tao aufgehoben, geborgen wie ein

Uhrwerk im Uhrgehäuse, zur Kugel oder zum zweidimensionalen Kreis zusammengezwungen durch das Tao. Tao heißt soviel wie Weg, Bahn, Richtung. Im Hinblick auf das Individuum ist Tao „das Verdammtsein zum Existieren", wie Sartre es formulierte, oder die „Geworfenheit" Heideggers. Aber Tao ist gut, gnädig und liebend wie Gott. Tao ist alles und jedes im Kosmos, naturgesetzlich, unwiderruflich, ihm hat man sich ohne Widerspruch zu fügen. Spätere Religionen setzten für die gleiche Erkenntnis nicht Tao, sondern Jahwe, Adar oder — wie wir — Gott, deren unerforschlichen Ratschlüssen man ebenso widerspruchslos zu folgen hat wie dem unbegreiflichen Rotieren des Tao.

Die Thesen, daß Mikrokosmos gleich Makrokosmos, das Untere wie das Obere, das Obere wie das Untere sei, wurden nicht erst von abendländischen Metaphysikern entwickelt. Schon die Chinesen waren davon überzeugt, daß das menschliche Individuum als Bindeglied zwischen dem Himmel und der Erde dem Tao als Kosmos entspreche und daß demzufolge die alles beherrschenden Kräfte Yin und Yang den Menschen als Ganzes, aber auch dessen einzelne Leibesteile bestimmen. Aus diesem Grund ist die vordringlichste Aufgabe des chinesischen Heilkundigen, dafür zu sorgen, daß Yin und Yang im Körper Gleichgewichtigkeit behalten bzw. erlangen. Er setzt die Akupunktur als prophylaktisches Mittel ein, präveniert, um akute Krankheiten, die nur durch länger vorhandenes Ungleichgewicht überhaupt ausgelöst werden können, zu verhindern. Im Idealfall braucht sich demzufolge der chinesische Arzt nie mit manifesten akuten oder chronischen Erkrankungen zu beschäftigen. Er versteht sich als Stimulator der Selbstheilungskräfte des Organismus.

Im Laufe einer sehr langen Entwicklungsgeschichte fanden chinesische Taoakupunkteure allmählich heraus, daß die Nadelung einer ganz bestimmten Serie hintereinanderliegender Hautpunkte die Symptome der Erkrankungen eines bestimmten Organs, das offensichtlich diesen Punkten zugeordnet werden mußte, verschwinden ließ. Die frühen Akupunkteure haben sodann diese Punkte, die auf komplizierten Schaubildern exakt angegeben waren, durch eine gedachte Linie miteinander verbunden. Aus diesen Linien wurden dann später die Meridiane. Im Laufe der Zeit konnte man jeden einzelnen Meridian einem entsprechenden Organ exakt zuordnen und die Reaktion bzw. Wirkung, die durch Nadelung jedes einzelnen der zahllosen Akupunkturpunkte in Gang gesetzt wird, festlegen. Die Anwendung dieses Verfahrens läßt sich bis etwa 2000 v. Chr. zurückverfolgen. Schriftlich und in Schaubildern belegt ist es seit etwa 500 v. Chr. In der Frühzeit reizte der Akupunkteur bestimmte Hautstellen mit spitz zugeschliffenen Steinen, danach verwandte er Nadeln aus Kupfer, später solche aus Eisen, dann Silber und Gold; heute verwendet man eine spezielle Stahllegierung. Das Phänomen, daß die behandelte Person nach der Akupunktur ein Gefühl der Schwere, der Entspannung und Entkrampfung überkam, bewirkte, daß man sich immer eingehender mit dem Entdecken neuer Punkte, die den Zustand des kranken Menschen positiv stimulieren, beschäftigte. Im Zuge des gewaltigen chinesischen Kulturexports übernahmen die Japaner etwa 500 n. Chr. die Akupunkturtechnik und entwickelten sie auf ihre Weise beträchtlich weiter. Heute stehen uns Akupunkturdokumentationen aus Ländern mit völlig unterschiedlichen politischen Systemen zur Verfügung: aus China, aus Taiwan, aus Japan und aus Singapur, besonders aber auch aus Frankreich und Deutschland. Diese Mannigfaltigkeit der Dokumentationsquellen und der aktuell praktizierten Methoden gewährleistet, daß die verschiedenen Schulrichtungen sich untereinander kontrollieren und etwaige Fehler oder gar Scharlatanerien lauthals anprangern würden. Dies soll jedoch nicht das einzige Indiz für die Richtigkeit der Akupunkturtheorie sein. Als die Akupunktur vor ca. 100 Jahren als Heilmethode in der westlichen Hemisphäre bekannt wurde, war die Skepsis verständlicherweise sehr groß. Die westliche Medizin, an exakt wissenschaftliche Arbeitsweisen gebunden, hatte in ihrer Weltanschauung keinen Platz für ein Heilverfahren, das von Symbolen, religiösen Elementen und einer zum Teil objektiv falschen Vorstellungswelt geprägt ist. So glaubten auch die alten Chinesen an die Scheibenform der Erde und an das daraus resultierende Oben und Unten von Himmel und Erde. Um so verblüffter waren diejenigen, die trotz aller Skepsis die Probe aufs Exempel machten und erkennen mußten, mit welcher Effizienz man mittels Akupunktur therapieren kann. Man durchforschte die Akupunktur und suchte nach naturwissenschaftlichen Begründungen des Phänomens. Dabei stellte sich unter anderem heraus, daß sich der elektrische Widerstand und die elektrische Spannung der Haut an den Akupunkturpunkten erheblich von denen der übrigen Hautpartien unterscheiden. Somit war es möglich, die Akupunkturpunkte durch Messen exakt zu bestimmen. Mit dem Begriff „Chi" tut man sich allerdings heute noch schwer, da in der westlichen Schulmedizin eine Lebensenergie noch nicht definiert ist.

Selbst im heutigen China, wo westliche Medizin und Akupunktur nebeneinander existieren, gehen Ärzte davon aus, daß Akupunktur nur noch bei bestimmten Erkrankungen und nicht mehr über das gesamte Krankheitsspektrum hinweg eingesetzt werden kann. Die Richtigkeit einer solchen Annahme darf bezweifelt werden. Natürlich gibt es keinen Ersatz für die moderne Intensiv-Medizin. Es stellt sich jedoch die Frage, ob Intensiv-Medizin in einem solchen Umfang nötig wäre, wenn das der Akupunktur zugrundeliegende Denken, nämlich den Gleichgewichtszustand von Yin und Yang herzustellen, im Bewußtsein eines jeden verankert wäre und seine Handlungsweise bestimmte. Wer glaubt, Akupunktur sei antiquiert und überholt, ein überflüssiges Relikt vergangener Tage, der wird täglich neu vom Gegenteil überzeugt. Die Akupunktur ist so lebendig wie eh und je; denn die Botschaft von der Existenz einer kosmischen oder göttlichen Energie, die der Mensch zwar nicht definieren, wohl aber in bezug auf den eigenen Körper manipulieren kann, ist und bleibt faszinierend.

Es erscheint mir ganz wichtig, darauf hinzuweisen, daß Heilen zu keiner Zeit ein materialistischer, mechanischer Vorgang war. Der Mensch ist keine Maschine, bei der Verschleißteile beliebig ausgetauscht werden können — auch wenn vielleicht mancher gerne daran glauben möchte. Erst wenn wir verstehen, daß Krankheit nur der körperliche Ausdruck einer Störung im energetischen Gesamtsystem ist, wird uns bewußt, daß alle Bereiche unseres Seins, also auch der geistige und seelische, gleichermaßen betroffen sind. Demzufolge müssen alle therapeutischen Maßnahmen zum Ziel haben, umfassend zu heilen. Sie dürfen sich nicht ausschließlich auf die Beseitigung oder — was noch öfter geschieht — auf die Unterdrückung körperlicher Symptome beschränken.

Hier wird der Vorteil der energetischen Regulationstherapien besonders deutlich: Die Einflußnahme auf die zirkulierenden Energieströme, der Ausgleich des energetischen Ungleichgewichts wirkt auf den Menschen in seiner Ganzheit.

Handhabung des Akupunkt-Impulsers

Das vorangegangene Kapitel vermittelte am Beispiel der Akupunkturlehre eine Einführung in energetisches, ganzheitliches Denken.

Sie können sich die Wirkung des Akupunkt-Impulsers so vorstellen: Eine piezo-elektrische Spannung wird durch Druck auf den Knopf des Impulsers erzeugt. Diese Spannung wird durch einen Entladungsfunken in einen Akupunkturpunkt eingeschleust. Der dadurch ausgelöste Impuls breitet sich wellenförmig über den zugehörigen Meridian aus. Der träge, eingeschränkte oder blockierte Energiefluß wird dadurch quasi „angeschoben", damit er wieder zu seinem ihm gemäßen, harmonischen Rhythmus zurückfindet. Der regulative Ausgleich führt meist zu einer schnellen subjektiven und objektiven Besserung der vorhandenen Beschwerden.

Die Tatsache, daß z.B. zur Behandlung von Kopfschmerzen Punkte am Fuß oder an der Hand herangezogen werden, kommt vielen Menschen, die nie zuvor mit Akupunktur in Berührung gekommen sind, immer wieder rätselhaft vor. Zum einen liegt das daran, daß die Akupunkturpunkte, also die Punkte, an denen die Meridiane besonders dicht unter der Körperoberfläche verlaufen, oftmals weit von der zu behandelnden Region entfernt liegen. Der Transport der energetischen Information erfolgt dann vom Akupunkturpunkt über die Meridiane hin zum eigentlichen Ort des Krankheitsgeschehens.

Der andere, viel wesentlichere Grund liegt aber darin, daß die eigentlichen Beschwerden lediglich Symptome, nicht aber die Ursachen der Erkrankung darstellen. Kopfschmerzen können ihre Ursachen in Störungen im Urogenital-, im Magen-, im Darm- oder im psychischen Bereich haben. Es versteht sich dann von selbst, daß man mit der Therapie bei den Ursachen ansetzt, ohne auf das Symptom „Kopfschmerz" einzugehen. So kann z.B. durch die Behandlung des Magens der Kopfschmerz beseitigt werden.

Nachdem nun Handhabung bzw. Wirkungsweise des Akupunkt-Impulsers erklärt sind, möchte ich mit den Anleitungen zur Selbstbehandlung bei verschiedenen Beschwerden und Erkrankungen beginnen.

Die Naturheilkunde ist eine empirische Wissenschaft. Sie beruht auf den Erfahrungen, die Naturheilkundige zu allen Zeiten gemacht und zusammengetragen haben. So wurde zum Beispiel die Bedeutung und die Wirksamkeit von Akupunkturpunkten, Zonen und Segmenten als herausragende therapeutische Areale immer wieder praktisch nachgewiesen. Es gibt Zusammenhänge im menschlichen Körper, die von der Schulmedizin entweder nicht erkannt oder aber nicht übernommen werden. So z.B. können Knieschmerzen, zunächst gleichgültig welcher Genese, mit dem lymphatischen Rachenring und den Mandeln in Verbindung stehen; auch ist die Ursache für morgendliche Rückenschmerzen fast immer im Darm zu suchen. Frauen, die vor oder nach der Periode Migränen durchstehen müssen, sind mit Sicherheit nicht dadurch zu heilen, daß man ihnen permanent Migränemittel verordnet. Oder denken wir an die weitverbreiteten psychischen Erkrankungen, an

Streßgeplagte und an Depressionen. Nirgendwo wird in der Regel die Ursache berücksichtigt. Die Liste der Erkrankungen, deren Ursachen nicht im Symptom liegen, ist lang und ließe sich beliebig fortsetzen. Schmerz ist nichts anderes als ein Signal oder — wie es ein bekannter deutscher Arzt ausdrückte — der Schrei des Gewebes nach flutender Energie. Aus dieser Vorstellung und aus dieser Erkenntnis heraus stellt sich die Forderung, daß das energetische System des Menschen in einem gleichgewichtigen Rhythmus schwingen muß. Dies ist deshalb so wesentlich, weil die Vitalenergie Träger lebensnotwendiger Informationen ist, deren Fluß in jeder Sekunde unseres Lebens harmonisch sein muß. Ist er es nicht, dann resultiert daraus eine Störung an irgendeinem Ort unseres Körpers. Störungen verbunden mit Fehlfunktionen bilden aber gleichfalls eine Informationsquelle — sie haben die Wirkung eines Störsenders. So gesehen ist auch der Informationsaustausch den polaren Gesetzmäßigkeiten unterworfen. Ist die Rückmeldung aus der Peripherie gestört oder verfälscht, werden die Selbstheilungskräfte des Körpers umgehend mobilisiert. Kann die Ausbreitung von falschen Informationen trotzdem nicht verhindert werden, entsteht die Krankheit mit all ihren Symptomen. Es ist deshalb unumgänglich, sich diese komplexen Zusammenhänge in unserem Körper deutlich zu machen. Wir müssen anerkennen, daß alles im Kosmos, auch unser belebter Körper, ohne Informationen nichts wäre und daß der immerwährende Kreislauf der fließenden Energie zu nichts anderem da ist, als diese Informationen in alle, auch die kleinsten Bereiche unseres Lebens hineinzutragen. Nur unter diesem Aspekt werden die nachfolgenden Anweisungen zu einem harmonischen Leben beitragen können — zu einem Leben ohne Schmerz und Belastung: denn alles läßt sich regulieren.

Sofern man es frühzeitig tut, läßt sich mancher „Störsender" auf die „richtige Frequenz" umstimmen. Das bedeutet nun aber nicht, daß diese Selbstbehandlungsmethode für jegliches Krankheitsbild als Allheilmittel anzusehen ist. In jedem Falle steht vor der Therapie immer und grundsätzlich die Diagnose. Deshalb unterscheide ich bei meinen nachfolgenden Ausführungen zwischen gesundheitserhaltenden Maßnahmen, die ich „energetische Hygiene" nenne, und solchen, die der Wiederherstellung der Gesundheit dienen. Jede Beschwerde aber sollte zunächst diagnostiziert werden, um schwere, vielleicht noch verborgene Krankheiten nicht zu übersehen. Es ist notwendig zu wissen, worum es sich handelt, bevor man mit Behandlungen beginnt. Nur der Arzt oder der Heilpraktiker kann präzise diagnostizieren. Deshalb sollte der Weg zuerst dorthin führen. Natürlich ist es legitim und auch richtig, Schmerzen oder sogenannte Bagatellerkrankungen selbst zu behandeln, oder mit Medikamenten zu versuchen, das System in Ruhe und Harmonie zurückzubringen, es zu normaler Funktion anzuregen. Bei bleibenden Beschwerden jedoch ist der Gang zum Arzt oder Heilpraktiker unumgänglich. Der piezo-elektrische Impuls des Akupunkt-Impulsers vermag es, durch Anstoßen der gestauten oder blockierten Energiepotentiale den gesamten Regelkreis der Systeme untereinander zu normalisieren. Frühzeitig mit der Eigentherapie mittels des Akupunkt-Impulsers zu beginnen heißt, energetische Hygiene durchzuführen, um so Krankheiten und Schmerzzustände zu verhindern. Grundsätzlich muß man sich an den möglichen Ursachen einer Erkrankung orientieren, um bioenergetische Prozesse ganzheitlich angehen zu können. So basieren die in diesem Buch gemachten Angaben, die Kombinationen von Punkten, Segmenten oder Zonen, auf langjährigen Erfahrungen mit der Akupunktur sowie der Segment- und Reflextherapie.

Beginnen Sie also mit einer energetischen Hygiene, die ich in drei Bereiche aufteilen möchte:

1. Der allgemeine Ausgleich der fließenden Energie
2. Stärkung des Immunsystems
3. Regulierung der Steuerungsinformationen.

1. Allgemeiner Ausgleich der fließenden Energie

Mitte der 50er Jahre begann der Physiotherapeut Willi Penzel, die Akupunkturmassage zu entwickeln. Sie ist heute eine der wenigen energetischen Therapiemethoden, die, wenn man sie einmal richtig erlernt hat, in der Lage ist, das energetische Gesamtsystem unseres Körpers auf eine verblüffend einfache Art zu regulieren. Viele physiotherapeutische Praxen bedienen sich heute dieser segensreichen Behandlungsart, die das Meridiansystem als Arbeitsfeld hat. In seinen Büchern beschreibt Willi Penzel in einfacher und deshalb eindrucksvoller Weise die Zusammenhänge des menschlichen Energiesystems. Anläßlich eines meiner Kirlianseminare 1977 hatte ich Gelegenheit, mit diesem Mann über die energetischen Zusammenhänge zu diskutieren. Schon damals erfreute uns beide die hohe Übereinstimmung unserer Ansichten. Er gab mir sein kleines Büchlein „Energielehre", welches er mit Dr. Reiners zusammen verfaßt hatte, und das noch heute — mittlerweile ganz zerlesen — auf meinem Schreibtisch seinen Platz hat. Die Übersetzung der komplizierten chinesischen Werke in eine einfache Darstellung der menschlichen Energetik fasziniert mich immer noch. Damals schon habe ich viele seiner Gedanken zu den Meridianen und die daraus folgenden simplen Manipulationen in meine Überlegungen bezüglich der Behandlung mit dem Akupunkt-Impulser mit einbezogen. Penzel ging davon aus, daß die Meridiane einem Bewässerungssystem gleichen, in dem die Wasserführung durch Schleusen und Wehre regelbar ist. Stellen wir uns irgendeinen Meridian als Kanalbett vor, so sind Beginn und Ende durch Schleusen begrenzt. Die erste Schleuse läßt das Wasser in den Kanal hineinfließen, an der zweiten Schleuse fließt das Wasser wieder ab. Übertragen auf unser Thema heißt das, daß Energie beim ersten Punkt in einen Meridian einfließt und ihn am letzten Punkt wieder verläßt. Innerhalb dieser Kanäle gibt es Abzweigungen und eine Anzahl von Gräben, die wiederum ganz bestimmte Bereiche mit Wasser, in unserem Fall mit Energie, versorgen. Der „Wasserstand" dieser Seitenkanäle wird durch Ventile, die Akupunkturpunkte, reguliert. Alle diese Ventil-Akupunkturpunkte haben gemäß ihrer Wertigkeit bestimmte Indikationen und verantworten die Fülle oder die Leere in der ihnen zugeordneten Region. Das Augenmerk richtet sich bei der Behandlung mit dem Akupunkt-Impulser zunächst nicht auf alle Akupunkturpunkte, sondern auf den ersten und letzten Punkt eines Meridians. Damit kann man noch keine Krankheit heilen, man wird aber in sogenannten gesunden Tagen solche verhindern oder Bagatellerkrankungen mildern können. Bedenken wir noch einmal, daß das Leben des Menschen den universellen Gesetzen von Information und Energie unterworfen ist. Eine Information, die ruhig durch das Meridiansystem innerhalb der energetischen Potentiale getragen wird, kann niemals das Gesamtsystem in Unordnung bringen. Auf Grund unserer heutigen Lebensbedingungen, Umweltstreß, Ernährung etc. kommt es jedoch immer wieder zu Stauungen und leichten Blockierungen der fließenden Energie. Die Selbstheilungskräfte, mit ständig im Einsatz befindlichen Reparaturtrupps vergleichbar, haben im wahrsten Sinne des Wortes alle Hände voll zu tun, um das Gleichgewicht von Yin und Yang aufrechtzuerhalten.

Sie, meine Leser, sind durch die Anwendung des Akupunkt-Impulsers in der Lage, hinsichtlich Ihrer Gesundheit Hilfe zur Selbsthilfe zu leisten, um zu verhindern, daß als Folge von größeren Belastungen der Energiepotentiale möglicherweise Krankheiten erwachsen. Beginnen Sie also mit der vorgeschlagenen energetischen Hygiene, die aus den drei Säulen — wie vorher beschrieben — besteht. Der erste Schritt ist die Behandlung der Meridiane, so wie es Penzel gelehrt hat. Man stimuliert mit dem Akupunkt-Impulser den ersten und den letzten Punkt der Meridiane. Langjährige Erfahrungen mit kranken Menschen haben mir gezeigt, daß die Behandlungen der 12 Meridiane nach einer bestimmten Vorgehensweise viele sogenannte Bagatellbeschwerden beseitigen kann. Die Zusammenhänge und Maximalzeiten der einzelnen Meridiane sollten hierbei beachtet werden. Zur Stimulation der Meridiane bedarf es lediglich 3 x 1 Minute pro Tag. 3 Minuten, die sich — frühzeitig aufgebracht — ein ganzes Leben lang lohnen werden. Schon im Vorfeld von Unstimmigkeiten innerhalb der fließenden Vitalenergie betreibt man während dieser 3 Minuten energetische Hygiene. Wie bei einem Medikament, das man 3 x täglich einnimmt, werden die 12 Meridiane auf morgens, mittags und abends aufgeteilt. Dabei werden die Zusammenhänge der Meridiane untereinander berücksichtigt.

Gehen Sie folgendermaßen vor:
Die morgendlichen Impulse gelten den Meridianen Leber, Galle, Dickdarm und Lunge. Jeweils der erste und der letzte Punkt der Meridiane wird behandelt. Die Punkte sind paarig angelegt, also auf der rechten und linken Seite des Meridians. Man beginnt grundsätzlich bei allen Selbsttherapien mit dem Akupunkt-Impulser auf der linken Seite des Körpers.

Ich habe diese Punkte der Einfachheit halber durchnumeriert und die Bezeichnungen der Akupunkturpunkte in Klammern gesetzt.

Allgemeiner Ausgleich der fließenden Energie

Energetische Hygiene I
Energetische Hygiene II
Energetische Hygiene III

20 ENERGETISCHE HYGIENE | morgens

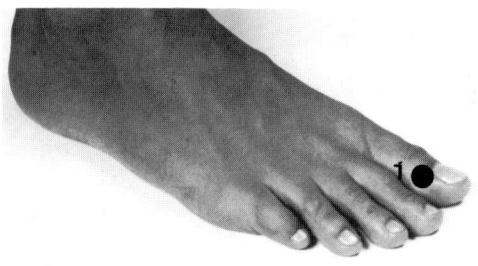

Punkt 1:
(Leber 1) links und rechts
Liegt auf der der 2. Zehe zugewandten Seite, 2 mm diagonal vom Nagelfalzwinkel entfernt.

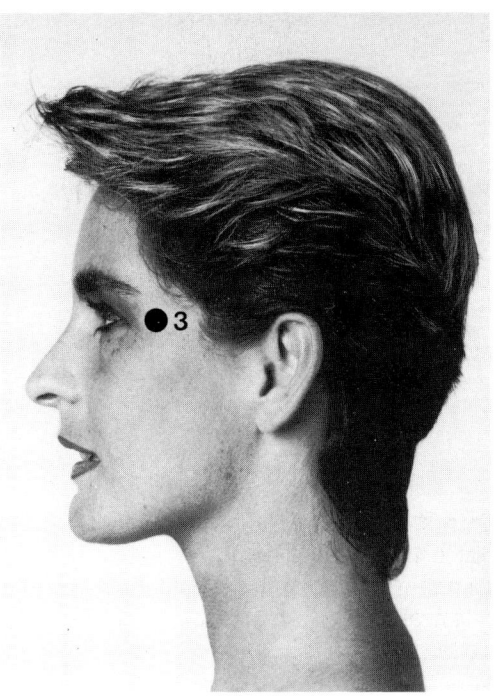

Punkt 3:
(Galle 1) links und rechts
Liegt in dem Winkel der vom äußeren Rand des Augenbogens und dem Jochbein gebildet wird.

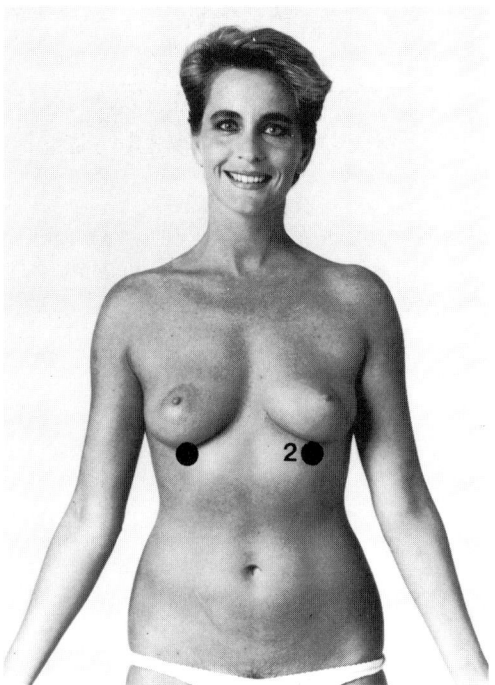

Punkt 2:
(Leber 14) links und rechts
Liegt in der Brustwarzenlinie im 5. Zwischenrippenraum.

ENERGETISCHE HYGIENE | morgens

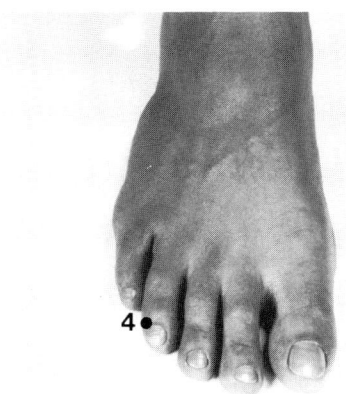

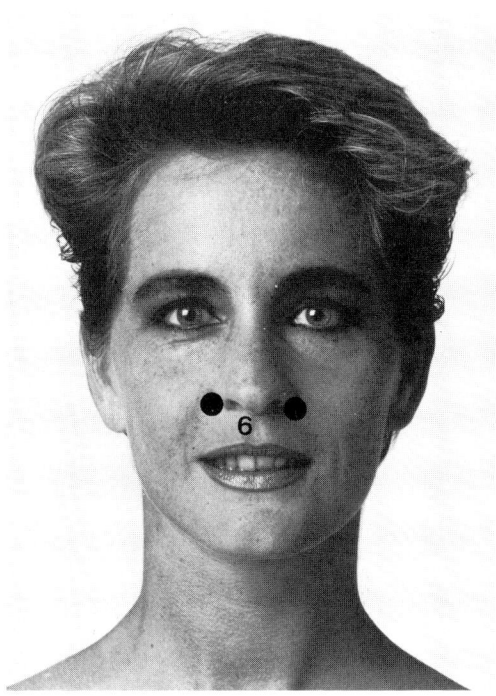

Punkt 4:
(Galle 44) links und rechts
Liegt am äußeren Nagelfalzwinkel der 4. Zehe (Kleinzehenseite), ca. 2 mm schräg nach außen.

Punkt 6:
(Dickdarm 20) links und rechts
Liegt seitlich der Nasenflügel einige Millimeter neben der Nasolabialfalte.

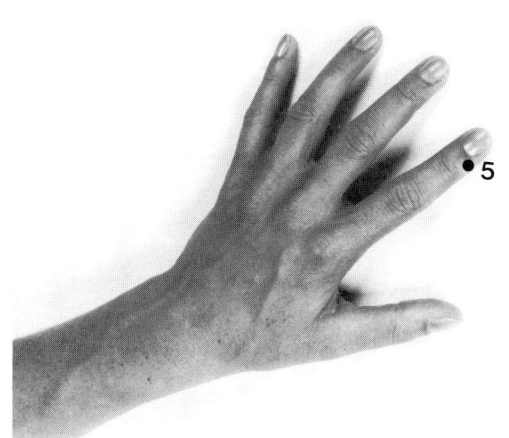

Punkt 5:
(Dickdarm 1) links und rechts
Liegt am Endglied des Zeigefingers (Daumenseite), ca. 2 mm schräg vom Nagelwinkel entfernt.

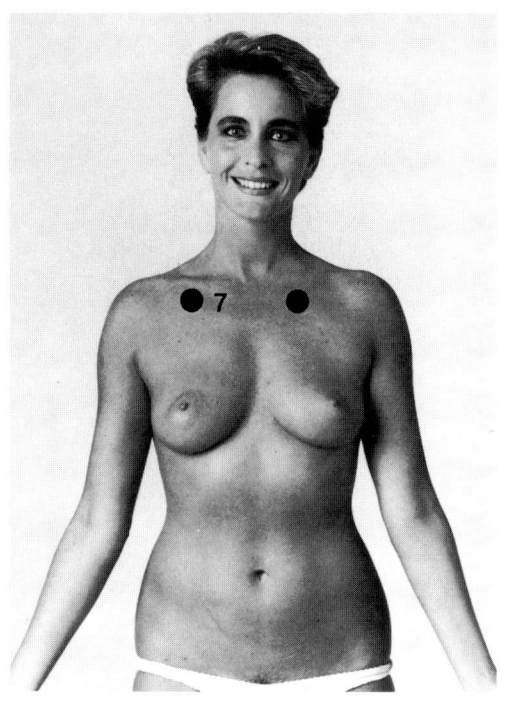

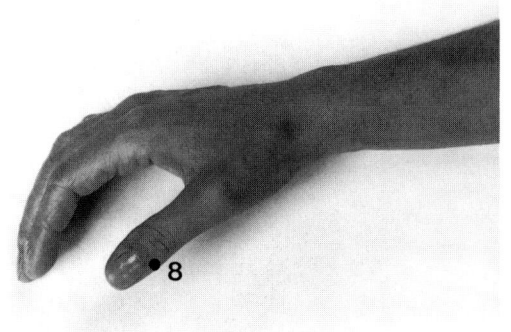

Punkt 7:
(Lunge 1) links und rechts
Liegt ca. 1 Querfinger vom unteren Rand des Schlüsselbeines im 1. Zwischenrippenraum in der Mitte.

Punkt 8:
(Lunge 11) links und rechts
Liegt am Endglied des Daumens (Außenseite), 2 mm vom Nagelfalzwinkel entfernt.

Orientieren Sie sich bitte an den Abbildungen, und geben Sie auf jeden dieser Punkte 10 Impulse im Sekundentakt.

Das Mittagsprogramm umfaßt die ersten und letzten Punkte der nachstehenden Meridiane.

ENERGETISCHE HYGIENE | mittags

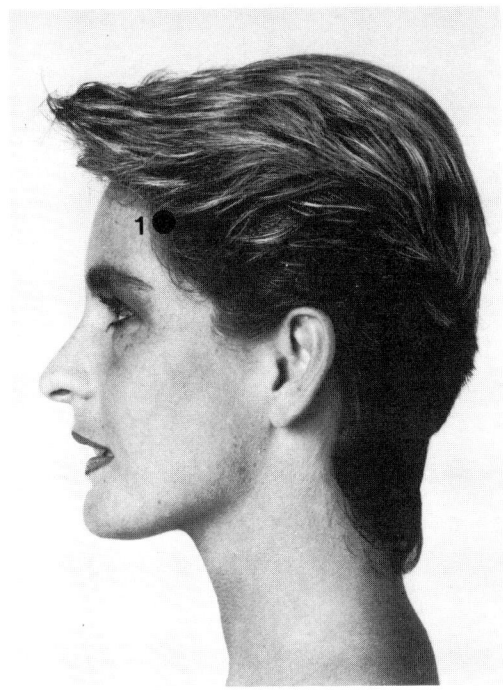

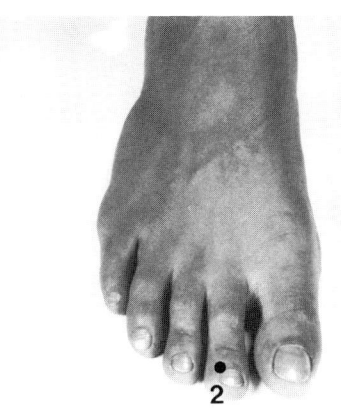

Punkt 2:
(Magen 45) links und rechts
Liegt am äußeren Nagelwinkel der 2. Zehe (Kleinzehenseite), ca. 2 mm schräg vom Nagelfalzwinkel entfernt.

Punkt 1:
(Magen 1) links und rechts
Liegt in der oberen Schläfenregion, 4 Querfinger oberhalb und 1 Querfinger hinter dem Orbitalrand.

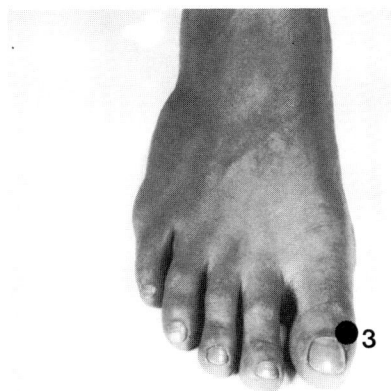

Punkt 3:
(Milz-Pankreas 1) links und rechts
Liegt am Endglied der großen Zehe auf der Innenseite, ca. 2 mm vom Nagelfalzwinkel entfernt.

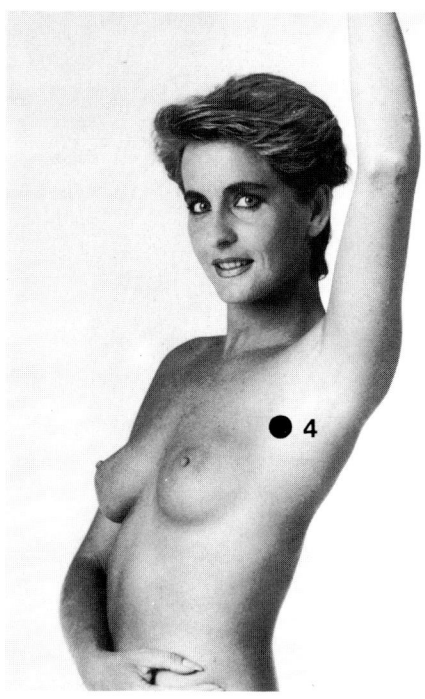 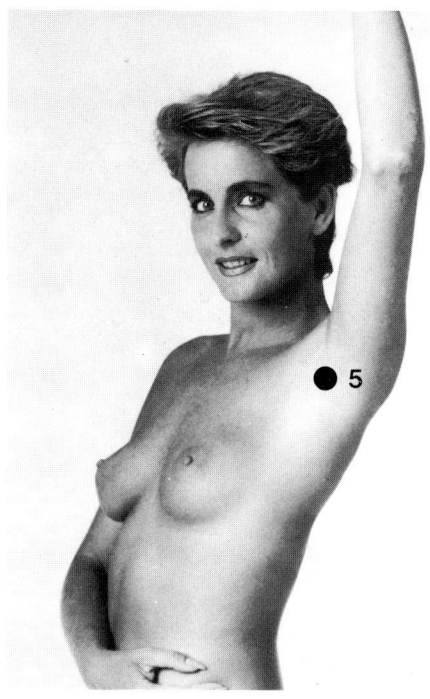

Punkt 4:
(Milz-Pankreas 21) links und rechts
Liegt im 6. Interkostalraum in der vorderen Axillarlinie.

Punkt 5:
(Herz 1) links und rechts
Liegt auf der inneren Axillarlinie am unteren Rand der 3. Rippe.

ENERGETISCHE HYGIENE | mittags

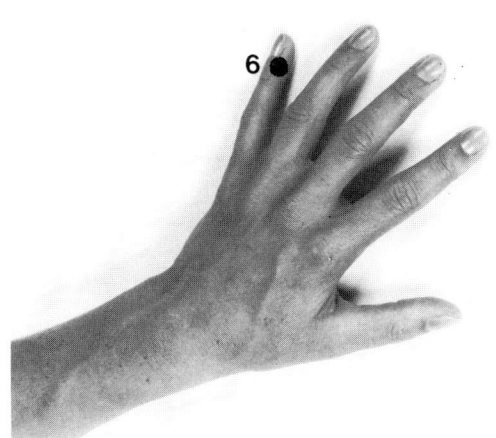

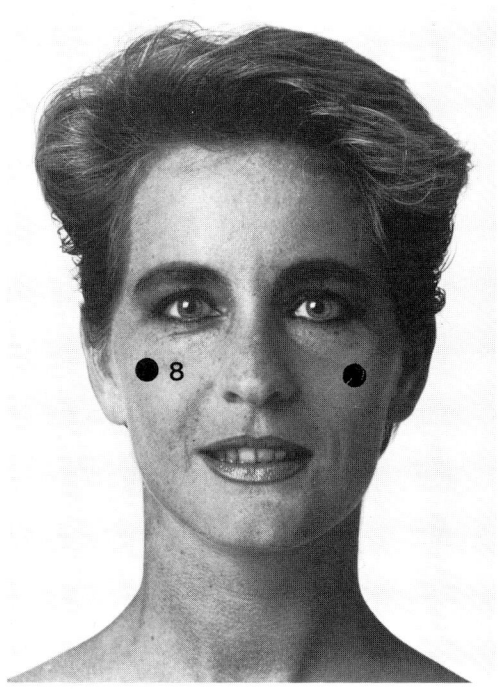

Punkt 6:
(Herz 9) links und rechts
Liegt am inneren Nagelwinkel des kleinen Fingers, ca. 2 mm diagonal entfernt.

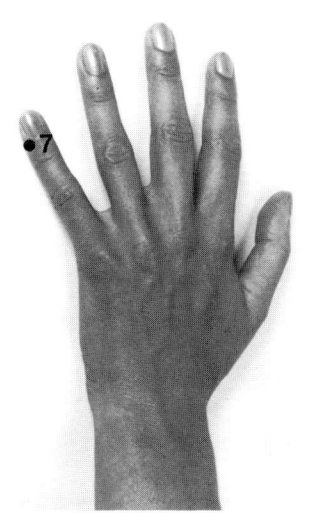

Punkt 8:
(Dünndarm 18) links und rechts
Liegt auf dem Wangenknochen in einer Senkrechten ausgehend vom äußeren Augenwinkel; man kann dort eine kleine Vertiefung tasten.

Auch hier werden pro Punktpaar 10 Impulse gegeben, wobei man wieder links beginnt.

Am Abend nun die verbleibenden Meridiane ebenfalls mit 10 Impulsen im Sekundentakt pro Punkt stimulieren und ebenfalls links beginnen:

Punkt 7:
(Dünndarm 1) links und rechts
Liegt am Endglied des kleinen Fingers außen, 2 mm vom äußeren Nagelfalzwinkel entfernt.

26 ENERGETISCHE HYGIENE | abends

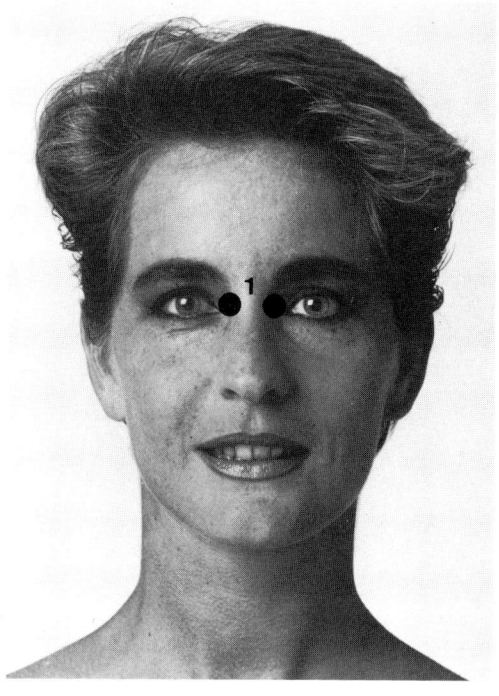

Punkt 1:
(Blase 1) links und rechts
Liegt am inneren oberen Winkel der Augenhöhle.

Punkt 3:
(Niere 1) links und rechts
Liegt an der Fußsohle zwischen Großzehen- und Kleinzehenballen in der Mitte.

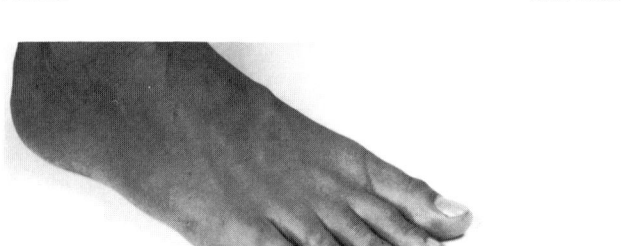

Punkt 2:
(Blase 67) links und rechts
Liegt am äußeren Nagelfalz der kleinen Zehe, 2 mm vom äußeren Nagelfalzwinkel entfernt.

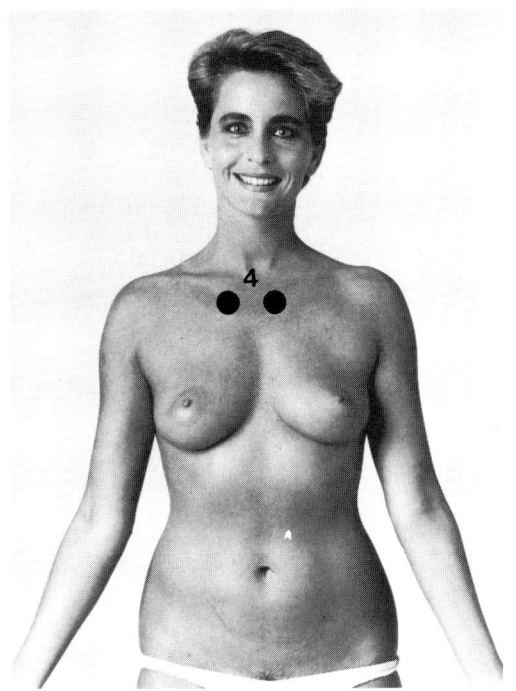 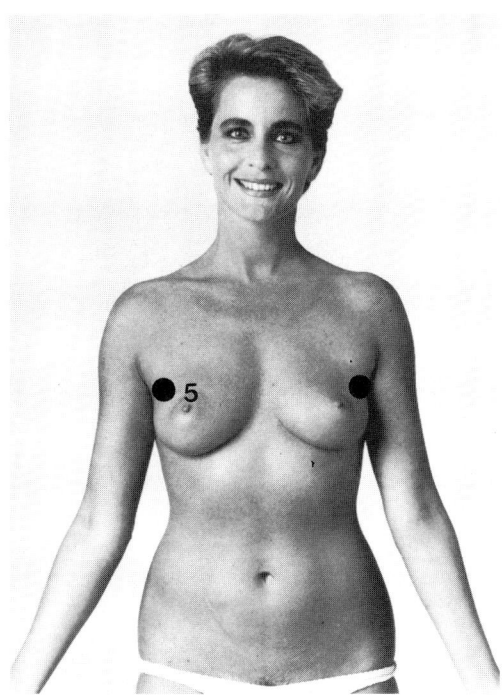

Punkt 4:
(Niere 27) links und rechts
Liegt am unteren Rand, dort wo das Schlüsselbein mit dem Brustbein ein Gelenk bildet.

Punkt 5:
(Kreislauf/Sexus 1) links und rechts
Liegt im 4. Interkostalraum, 1 Querfinger außerhalb der Brustwarze.

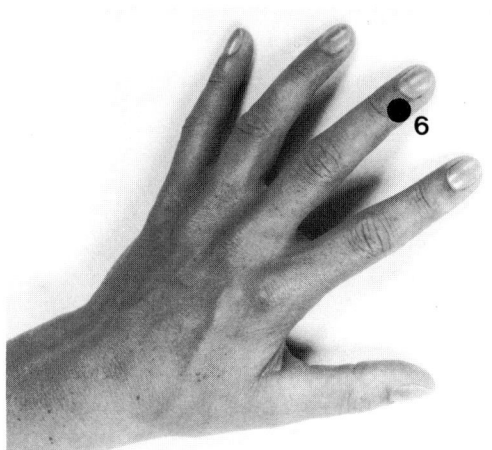

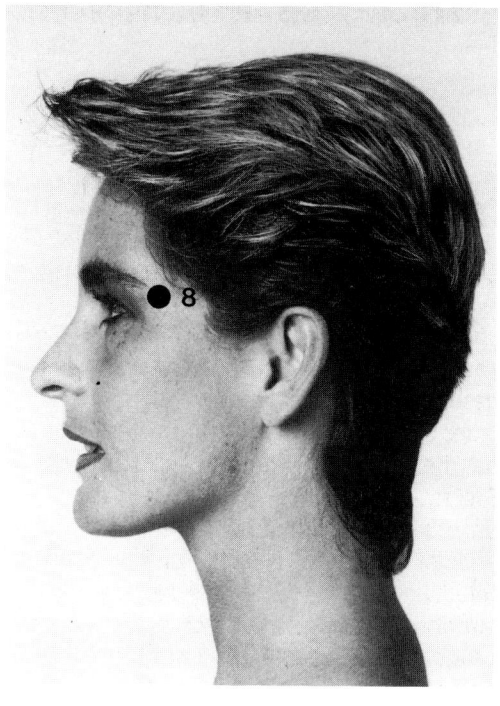

Punkt 6:
(Kreislauf/Sexus 9) links und rechts
Liegt am Endglied des Mittelfingers auf der Daumenseite, 2 mm vom Nagelfalzwinkel entfernt.

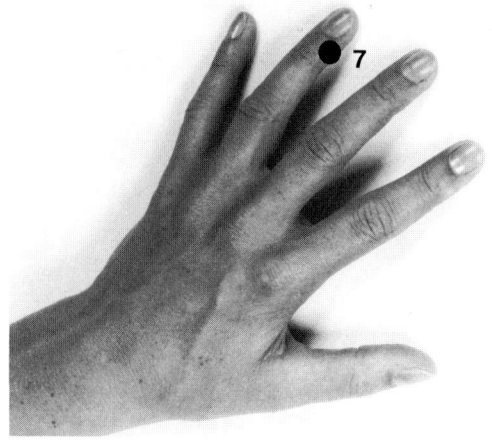

Punkt 8:
(Dreifacherwärmer 23 A) links und rechts
Liegt am äußeren Ende der Augenbraue.

Bedenken Sie — nur ein Zeitaufwand von zweimal wöchentlich ca. 3 Minuten für ein Programm, das für Sie von großem Nutzen sein kann! Nach allen Erfahrungen und Beobachtungen ist die Meridianbehandlung in der Tat eine hervorragende energetische Hygiene.

Punkt 7:
(Dreifacherwärmer 1) links und rechts
Liegt am Endglied des Ringfingers, ca. 2 mm vom äußeren Nagelfalzwinkel entfernt.

Stärkung des Immunsystems

Erst in letzter Zeit, seit Aids in aller Munde ist, beschäftigt sich die Wissenschaft verstärkt mit einem der wichtigsten Systeme unseres Körpers: dem Immunsystem. Es ist vergleichbar mit einer immerwährend einsatzfähigen Kampftruppe, die unser Leben erhält. Nun ist das Immunsystem kein Organ, sondern — wie jedes System — die Summe vieler Funktionen; das heißt, viele Zellen, Organe und andere Systeme sind daran beteiligt, die Abwehr in unserem Körper zu organisieren. So auch das — leider — von der Schulmedizin wenig beachtete Lymphsystem. Es ist vergleichbar mit der Müllabfuhr und nimmt, nach allen Beobachtungen der Naturheilkundigen, eine der wichtigsten Funktionen innerhalb des Immunsystems ein. Meine Forschungen mit dem Kirlian-Effekt und die daraus resultierende Methode, die „Energetische Terminalpunkt-Diagnose", rücken das Lymphsystem in eine der vorderen Stellungen innerhalb der energetischen Diagnostik. Ich konnte Zusammenhänge entdecken — oder wiederentdecken, die zu einem besseren Verständnis des Abwehrverhaltens unseres Körpers führen. Dies sind neue, von der Akupunktur unabhängige Zonen und Punkte; die daraus resultierenden Behandlungsvorschläge werden zwischenzeitlich in vielen Praxen mit Erfolg angewandt. Das Lymphsystem hat also einen hohen Stellenwert innerhalb der Funktionen unseres Körpers. Schon vor 10 Jahren habe ich mit piezo-elektrischen Impulsen eine Kombination von Punkten erarbeitet und mit Erfolg in die Behandlungen einbeziehen können. Die nachstehenden zusammenhängenden Punkte dienen zur Vorbeugung z.B. von Erkältungskrankheiten, Rheuma, allgemeinen Schwächezuständen und zur Entgiftung unseres Organismus. In den ersten 14 Tagen der Selbsttherapie sollte man täglich einmal am Morgen mit dem Akupunkt-Impulser stimulieren. Man gibt 10 Impulse im Sekundentakt in der nachstehenden Reihenfolge, wobei man wieder — wie bereits vorher gesagt — links beginnt:

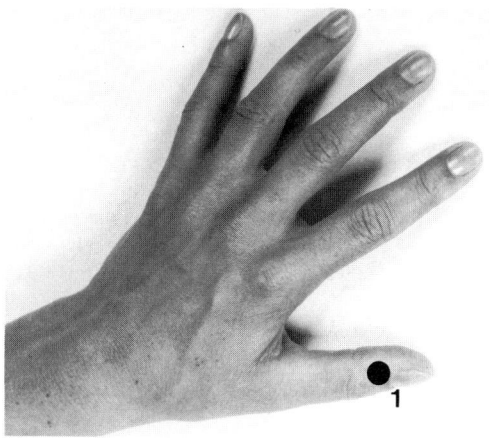

Punkt 1:
(Lymphe 1) links und rechts
Liegt an der Daumeninnenseite, ca. 2 mm schräg vom Nagelwinkel entfernt.

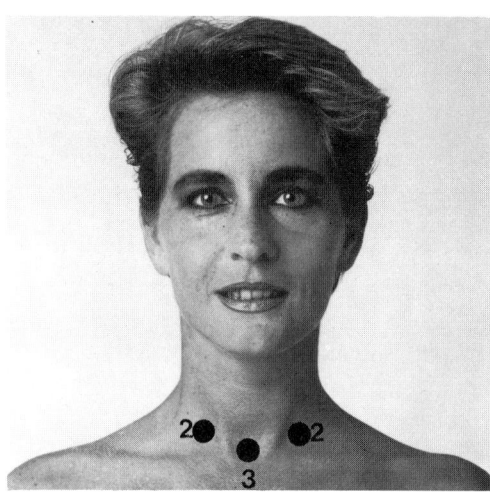

Punkt 2:
(Lymphe 11) links und rechts
Liegt am Hals, oberhalb des Schlüsselbeins, in einer kleinen Mulde.
Punkt 3:
(KG 22) Liegt in der Halsvertiefung oberhalb des Brustbeines.

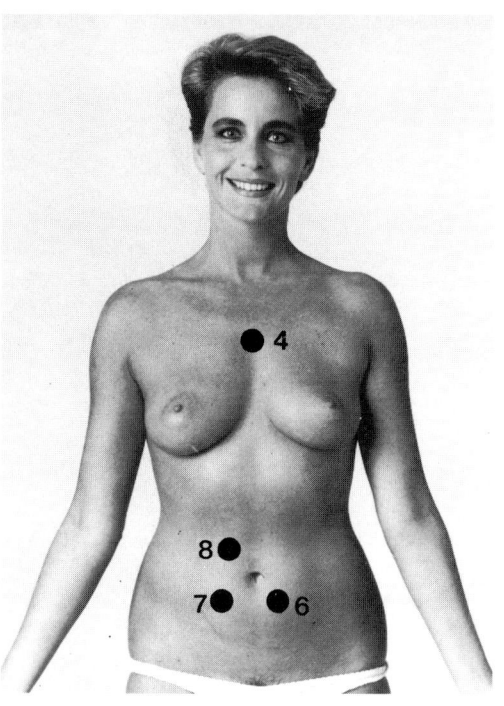

Punkt 4:
(KG 18)
Liegt auf der Mittellinie auf dem Brustbein in Höhe des 3. Zwischenrippenraumes.
Punkte 6, 7, 8:
(Aggressive Punkte) um den Nabel
Man zieht eine Diagonale direkt über den Nabel. Auf dieser Diagonalen findet man links unterhalb des Nabels — zwei Querfinger entfernt — den ersten Punkt; ebenso rechts unterhalb des Nabels, 2 Querfinger entfernt und rechts oberhalb des Nabels, 2 Querfinger entfernt. Man beginnt mit Punkt a) auf der linken Seite, dann Punkt b) auf der rechten Seite und Punkt c) auf der rechten Seite des Nabels.

ENERGETISCHE HYGIENE II

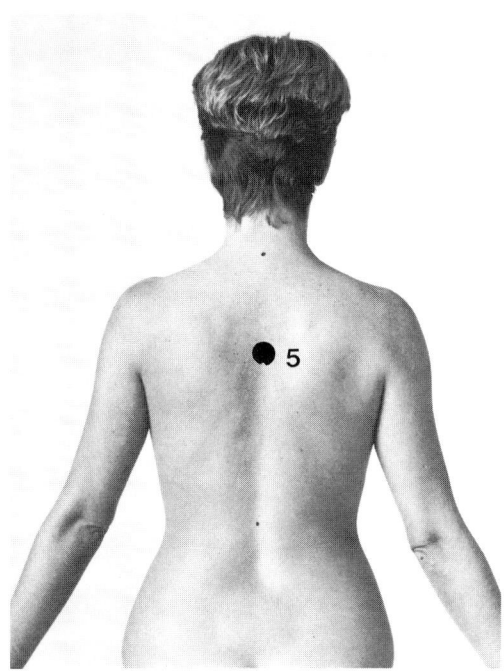

Punkt 5:
(GG-Punkt)
Dieser Punkt liegt genau gegenüber von Punkt 4 (KG 18) auf der Wirbelsäule.

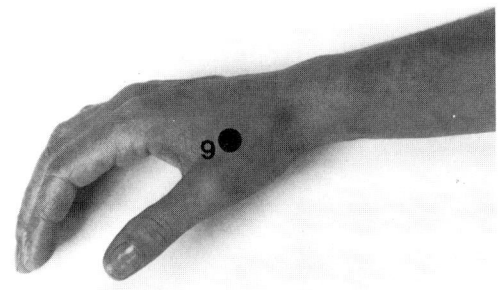

Punkt 9:
(Dickdarm 4) links und rechts
Liegt an der Daumenseite des Zeigefingers in dem Winkel, wo die Mittelhandknochen von Daumen und Zeigefinger zusammenkommen.

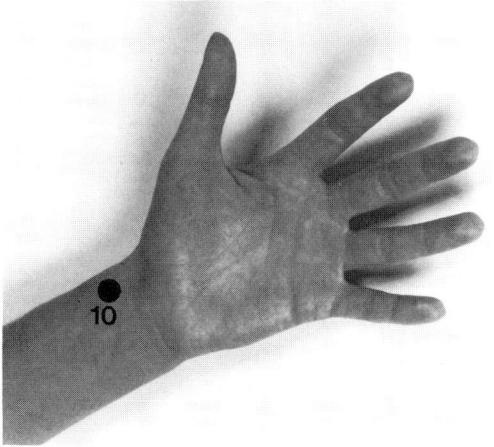

Punkt 10:
(Lunge 7) links und rechts
Liegt ca. 2 Querfinger von der 1. Handgelenksfalte in der sogenannten Radialisrinne.

Auch hier orientieren Sie sich bitte wieder an den Bildern, um sich die Lage der Punkte einzuprägen.

Selbst unklare akute Schmerzzustände lösen sich manchmal spontan auf, wenn man sich an diese Vorgehensweise hält. In jedem Fall aber stellt diese Kombination eine hervorragende energetische Behandlung zur Vorbeugung der hohen Anfeindungen dar, die unseren Körper von innen und außen treffen.

Regulierung von Steuerungsfunktionen unseres Gehirns

Immer noch eines der großen Geheimnisse unseres Lebens ist das menschliche Gehirn. Aufbau, Funktionszentren oder die Art der Kommunikation sind zwar weitgehend bekannt, doch über die Aktionen, die immerwährend und zu gleicher Zeit ablaufen, ist man sich noch weitestgehend im unklaren. Die nervalen Kommunikationen in der Peripherie sind größtenteils geklärt, ebenso wie der Sitz der einzelnen Zentren, die unser Leben bestimmen. Nicht geklärt sind die esoterischen Zusammenhänge, die aus Seele, Geist und Körper die Einheit unseres Wesens zusammenschweißen. Wenn man auch noch kein Organ oder einen Sektor im Gehirn für energetische Kommunikation gefunden hat, so liegen doch viele Theorien und Hypothesen namhafter Wissenschaftler vor. So glaubt Woltersdorf, daß es neben dem nervalen Weg der Information Elektronen sind, die quasi ohne Zeitverlust Informationen von oben in die Peripherie tragen und umgekehrt. In seinen Forschungen konnte Dr. Popp nachweisen, daß unsere Zellen Licht aussenden, das bei gesunden Zellen sehr harmonisch ist, bei kranken Zellen jedoch drastisch ansteigt. Nach der Einstein'schen Lehre von den Photonen, nach den Erkenntnissen von Hertz und Compton sind Photonen masselos und benötigen quasi ein Vehikel, um sich gezielt verbreiten zu können. Compton wies diese Annahme von Hertz nach: Trifft Licht auf Materie, schlägt es Elektronen heraus. Die Wellenlänge dieser Photonen ist maßgebend für die Beschleunigung, die diese Elektronen erfahren. Solche Erkenntnisse führten zur Entwicklung meiner Farbpunktur und bilden die Eckpfeiler jeglicher Farblichttherapie. Wenn also Photonen und Elektronen am Informationsgeschäft unseres Wesens beteiligt sind, dann müssen bestimmte Zentren unseres Gehirns diese Botschaften lesen und unmittelbar darauf reagieren können.

Reaktion ist die Folge von Information – auch in unserem Körper. Ohne nun sehr tief in die Materie eindringen zu wollen, steht theoretisch fest, daß die Hirngebiete unterhalb der Hemisphärenbrücke solche Lesegeräte besitzen. Sicher wird irgendwann auch wissenschaftlich eine solche Zentrale nachgewiesen und dadurch gleichzeitig das gesamte energetische System bewiesen.

Von lebenswichtiger Bedeutung sind, wie man weiß, die Hormone. Ohne diese permanent in unserem Blut vorhandenen Stoffe wäre Leben nicht möglich. Die Befehlszentrale für diese Hormone ist der Hypothalamus und die Hypophyse. Sie kontrollieren Ernährung, Kreislauf, Stoffwechsel, Salz-und Wasserhaushalt, Wachstum und Reifung des Individuums sowie die Fortpflanzung. Weiterhin sind das vegetative Nervensystem und alle somatischen Nervensysteme davon abhängig. Sie sehen, wie wichtig deshalb ein ausgeglichenes Hormonsystem ist und daß bei Unregelmäßigkeiten ein Weg zur Harmonisierung gefunden werden muß. Gerade dieses endokrine System nimmt in der Betrachtung der Steuerungsorgane unseres Gehirns eine gewichtige Rolle ein. Es gibt noch mehr solcher Systeme: sie alle aufzuführen und zu erklären würde den Rahmen dieses Buches sprengen. Tatsache ist: Man kann davon ausgehen, daß die Funktionen unserer Zellen und Organe von Zentren des Gehirns überwacht und gesteuert werden. Dazu sind in der Gegenrichtung Rückmeldungen aus der Peripherie notwendig. Die Polarität von Oben und Unten läßt das Bild einer Pyramide entstehen, an deren Spitze der vielleicht noch unbekannte „Chef" der Steuerungsorgane plaziert ist. In jedem Fall aber kann man von einer Hierarchie der Informationsabgabe sprechen. Es ist deshalb bei allen Unregelmäßigkeiten auch — und besonders — an das Steuerungsverhalten unseres Gehirns zu denken. Alles, was wir sehen und fühlen, hören oder auch unbewußt aufneh-

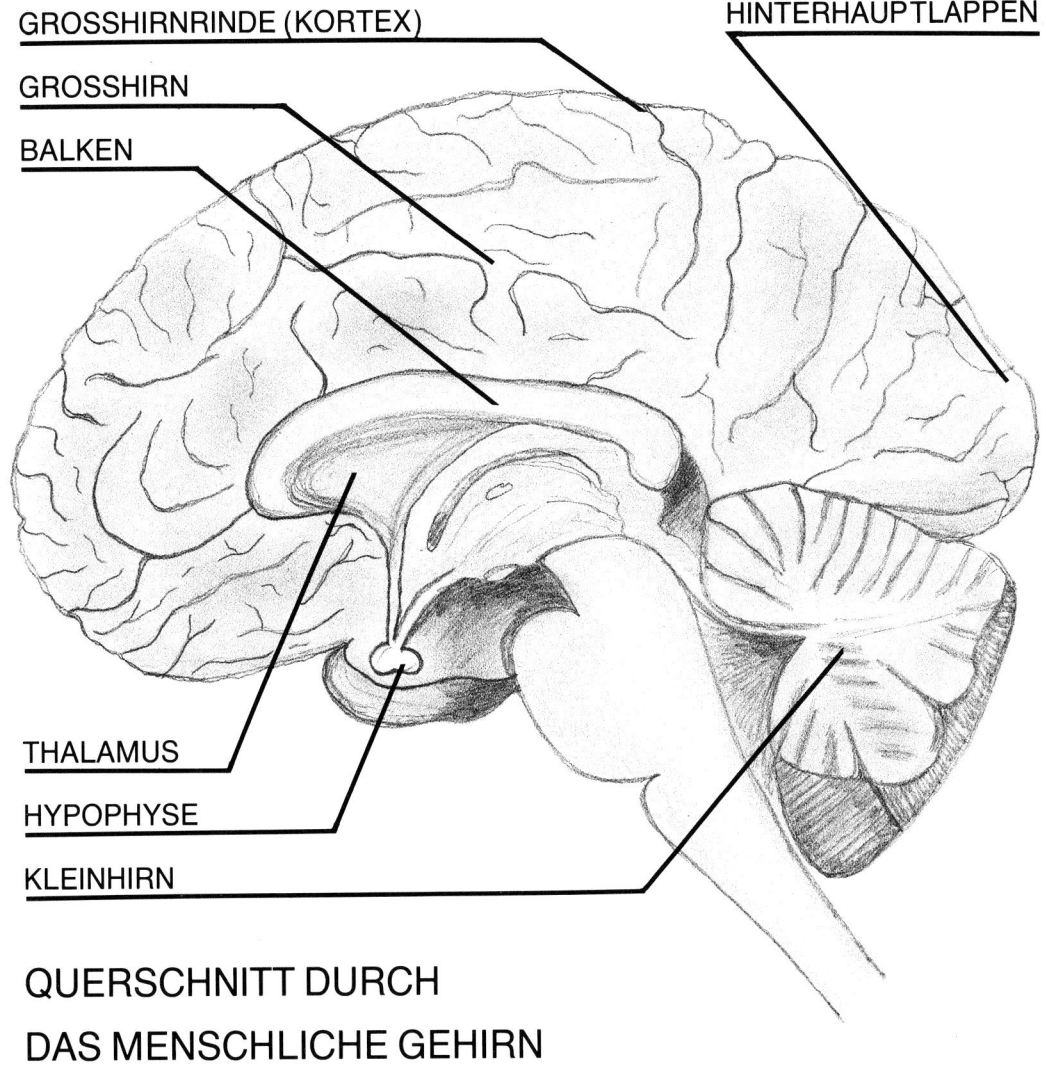

QUERSCHNITT DURCH DAS MENSCHLICHE GEHIRN

men, bedarf der Information und hat zwangsläufig Reaktionen zur Folge. Deshalb ist es sicher richtig, das gesamte Steuerungssystem unseres Gehirns in einem Zustand der Spannung zu halten, der zur Überwachung der milliardenfachen Zellen in ihren Funktionen notwendig ist.

Durch die Beschäftigung mit energetischen Phänomenen mittels der „Energetischen Terminalpunkt-Diagnose" fand ich eine Reihe von Punktkombinationen, die einen Einfluß auf dieses Steuerungsgebiet haben. Die Kontrollen, die ich mit Hilfe der Kirlianfotografie durchgeführt habe, gehen in die Zigtausende. Alle belegen, daß sich durch Manipulation dieser Punkte nicht nur das subjektive Befinden des Patienten verbesserte, sondern daß auch die negativen Steuerungsphänomene des ETD-Bildes gelöscht wurden. Langzeit-Versuche mit dem Akupunkt-Impulser haben gezeigt, daß ein Teil dieser Punkte ohne Gefahr und Nebenwirkungen harmonisierend auf die Steuerung und damit auf den menschlichen Organismus wirkt. Oftmals verschwinden Symptome, die eigentlich mit den Indikationen der behandelten Punkte nichts zu tun haben. So entstand eine grundsätzlich neue Therapieform, die sich in keinem Falle an Organen oder Symptomen orientiert, sondern ausschließlich das Gehirn in den Vordergrund therapeutischer Bemühungen setzt. Dieses neue Verfahren, das sich an den bekannten, vielfältigen und oft verwirrenden Impulsen unseres Gehirns orientiert, nenne ich „Steuerungstherapien". Für den Akupunkt-Impulser kommen aus der Vielfalt der Möglichkeiten vor allem zwei Kombinationen in Betracht, die man einmal wöchentlich im Wechsel durchführen sollte. Leidet man bereits an einer Erkrankung, die durch Arzt oder Heilpraktiker diagnostiziert wurde, so kann man, gleichgültig, um welche Krankheit es sich handelt, zur Unterstützung der Heilung täglich im Wechsel die beiden Kombinationen anwenden. Pro Punkt werden wieder 10 Impulse der Numerierung entsprechend gegeben. Der Einfachheit halber bezeichne ich die beiden Behandlungsvorschläge als Steuerung I und Steuerung II.

ENERGETISCHE HYGIENE III

STEUERUNG I

Punkte 1 – 6 hintereinander 10 Impulse – einmal wöchentlich als vorbeugende Maßnahme. Dadurch erreichen Sie eine Harmonisierung der permanenten Steuerungsimpulse des Gehirns. Dies ist inbesondere auch angezeigt bei Streß-Situationen oder bei vegetativen Verstimmungen. Bei letzteren ist zu empfehlen, sich täglich einmal in der beschriebenen Weise zu behandeln.

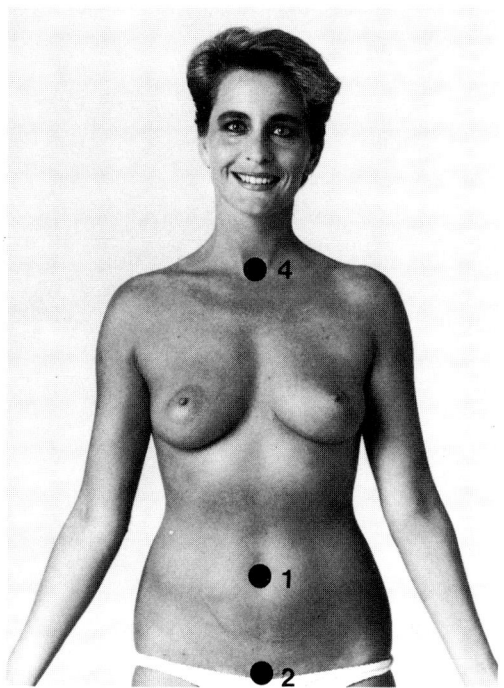

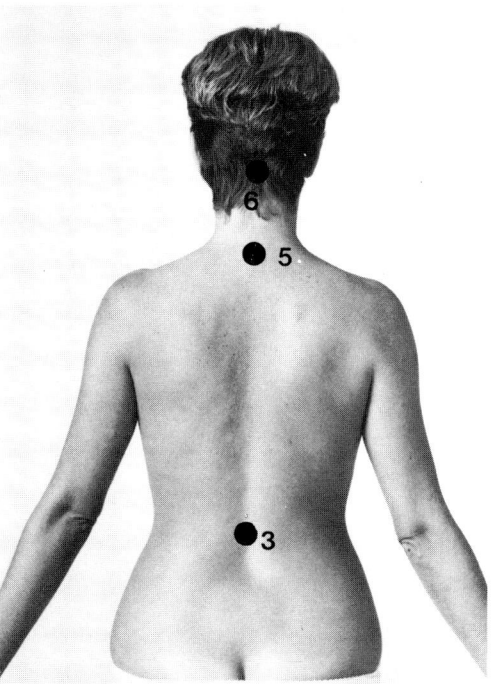

Punkt 1:
(KG 8)
Liegt genau in der Mitte des Nabels.

Punkt 2:
(KG 3)
Liegt 2 Querfinger oberhalb des Schambeines auf der Mittellinie.

Punkt 3:
Hierbei handelt es sich um einen Punkt, der genau gegenüber von Punkt 1 (KG 8) auf der Wirbelsäule liegt.

Punkt 4:
(KG 22) Liegt in der Halsvertiefung oberhalb des Brustbeins.

Punkt 5:
(GG 13)
Liegt direkt auf der Spitze des Dornfortsatzes des 7. Halswirbelkörpers.

Punkt 6:
(GG 16)
Liegt zwischen dem 1. Halswirbel und dem Schädel in einer kleinen Vertiefung.

STEUERUNG II

Diese Kombination hat ebenfalls stimulierende Wirkung auf das Gehirn, insbesondere auf die Steuerungsorgane. Auch hier werden die Punkte nach der angegebenen Numerierung mit dem Akupunkt-Impulser behandelt. Man beginnt mit den Punkten der linken Seite. Beispiel: Punkt 1 links, Punkt 1 rechts, dann Punkt 2 links, Punkt 2 rechts, usw.

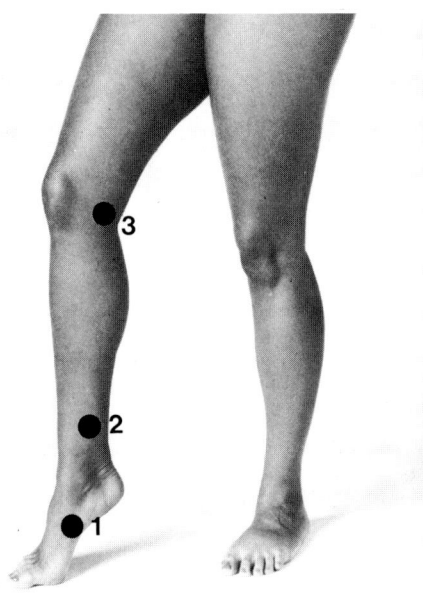

Punkt 1:
(MP 4) links und rechts
Liegt an der Innenseite des Fußes etwas unterhalb am Ende des 1. Mittelfußknochens.
Punkt 2:
(MP 6) links und rechts
Liegt ca. 3 Querfinger oberhalb des inneren Knöchels am inneren Rand des Schienbeines.
Punkt 3:
(Leber 8) links und rechts
Liegt auf der hinteren inneren Seite des Kniegelenksspaltes direkt hinter der dort zu tastenden Sehne.

Auch die Steuerung II kann bei vorliegenden Bagatellbeschwerden angewandt werden. Man wechselt hierbei mit Steuerung I im täglichen Rhythmus. Sind die Beschwerden abgebaut, so erweitert man die Abstände bis hin zu wöchentlichem Rhythmus, abwechselnd Steuerung I und Steuerung II.

Ich habe nun 3 Möglichkeiten der energetischen Hygiene beschrieben, wobei die erste Möglichkeit täglich durchgeführt werden kann. Möglichkeit Nummer 2 bezieht sich auf das Immunsystem, die Lymphe und die allgemeine Kraft. Sie hat außerdem entgiftende Wirkung auf den Organismus. Die dritte Möglichkeit versteht sich als regulierendes Moment in bezug auf übergeordnete Steuerungsmechanismen. Frühzeitig, das heißt in schmerz- oder krankheitsfreien Tagen, können die drei Vorschläge als echtes Prophylaktikum angesehen werden. Im weiteren Verlauf dieses Buches möchte ich nun Vorschläge machen, wie man sich bei alltäglichen Beschwerden helfen kann und Schmerzzustände schnell beseitigt. Ich orientiere mich dabei an den Erfahrungen mit kranken Menschen, denen ich in meiner Praxis immer „Hausaufgaben" stelle. Ohne den Willen des Kranken zur Gesundung werden auch noch so gute Therapien versagen. Deshalb ist es notwendig, daß der kranke Mensch dazu beiträgt, Krankheit zu überwinden, um dadurch wieder ein vollwertiges Mitglied der Gesellschaft und der unmittelbaren Umgebung zu sein. Der Gesunde aber verfügt damit über die Mittel, mit hoher Wahrscheinlichkeit vielen Krankheiten vorbeugen zu können. Denken Sie jedoch vordringlich daran, daß bei jeder Beschwerde, die man verspürt, am Anfang immer die Diagnose stehen muß, und diese kann nur der Arzt oder der Heilpraktiker erstellen.

Behandlung des Lymphsystems

1. **Lymphrhombus**
2. **Kopfpunkte der Lymphe**
3. **Verbesserung des Lymphabflusses über den Hals**
4. **Ableitung der Lymphe von oben**
5. **Bauchrhombus**

Außer der bereits beschriebenen energetischen Lymphhygiene gibt es eine Reihe wichtiger Punktkombinationen für die Behandlung. Sie stehen mit ganz bestimmten Beschwerden in Verbindung. Lymphbehandlungen sind unabdingbarer Bestandteil der Naturheilkunde. Die vorliegenden Kombinationen sollen als Unterstützung anderer Behandlungsmaßnahmen wie Medikamenten, Akupunktur oder Injektionen dienen. Wirbelsäulen- und Gelenkerkrankungen, rheumatische Beschwerden, Nebenhöhlen-, Stirnhöhlenerkrankungen, bestimmte Kopfbeschwerden reagieren sehr gut auf die angegebenen Lymph-Behandlungspunkte. Wie vorher bereits beschrieben, werden Lymphbehandlungen in meiner Praxis bei allen Erkrankungen mit einbezogen. Zu den Behandlungsvorschlägen mit dem Akupunkt-Impulser empfehle ich eine zusätzliche Therapie, die das Ganze erfaßt und zu schnellen Ergebnissen führt. Die homöopathischen Arzneimittel und Phytotherapeutika sind in der Praxis erprobt und haben sich in Kombination mit dem Akupunkt-Impulser bewährt.

1. Zellaufbau 1, 3 x 1 Tr., langsam steigern bis 3 x 10 Tropfen;
2. Drüsenstoffwechsel-Tabletten, 3 x 1;
3. Lymphaden-Hevert-Tox-Heweberberol, 3 x 15 Tr. vor dem Essen.

Selbstverständlich können entsprechende Mittel anderer Hersteller ebenso eingesetzt werden.

Anzuwenden bei Schulter/Armverspannungen, Nackenbeschwerden, Kribbeln in den Fingern, unterstützend bei Atemnot. Vier Punkte werden — entsprechend der Numerierung — behandelt. Man gibt 10 Impulse pro Punkt. Nach 5 Minuten nochmals wiederholen.

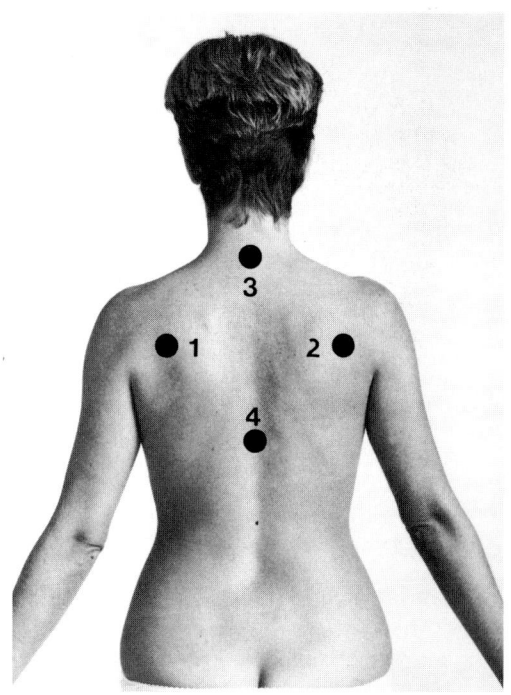

Punkt 1 + 2:
(Dünndarm 11) links und rechts
Liegt in der Mitte des Schulterblattes unterhalb einer zu tastenden Knochenleiste auf dem Schulterblatt.
Punkt 3:
(GG 13)
Liegt direkt auf der Spitze des Dornfortsatzes des 7. Halswirbelkörpers.
Punkt 4:
(GG 6)
Liegt direkt auf dem Dornfortsatz des 11. Brustwirbels.

KOPFPUNKTE DER LYMPHE

5 Punkte kommen für die Behandlung lymphatischer Belastungen des Kopfes in Frage. Sie wirken bei Neben- und Stirnhöhlenerkrankungen, Schwellungen der Nasenschleimhaut, bei Abfluß-Störungen der Lymphe und den dadurch bedingten Kopfschmerzen.

Punkt 4:
(Dünndarm 18) links und rechts
Liegt auf dem Wangenknochen, in einer Senkrechten ausgehend vom äußeren Augenwinkel; man kann dort eine kleine Vertiefung tasten.

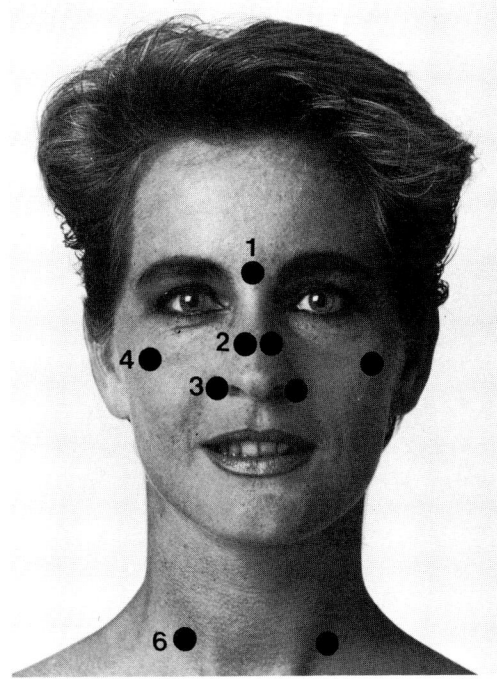

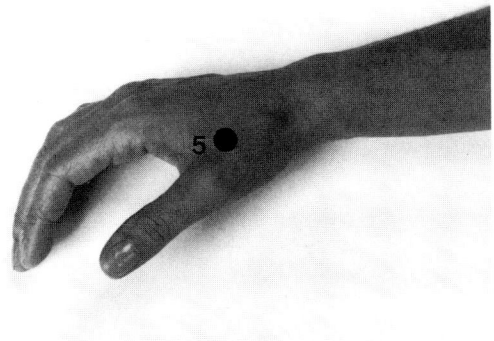

Punkt 5:
(Dickdarm 4) links und rechts
Liegt an der Daumenseite des Zeigefingers in dem Winkel, wo die Mittelhandknochen von Daumen und Zeigefinger zusammenkommen.

Punkt 6:
(Lymphe 11) links und rechts
Liegt am Hals oberhalb des Schlüsselbeines, in einer kleinen Mulde.

Punkt 1:
(Yin-Trang)
Dieser Punkt liegt genau in der Mittellinie zwischen den beiden Augenbrauen.

Punkt 2:
(Knorpelpunkt Nase)
Liegt in der Mitte der Nase, dort, wo der Knorpel beginnt.

Punkt 3:
(Dickdarm 20) links und rechts
Liegt seitlich der Naselflügel einige Millimeter neben der Nasolabialfalte.

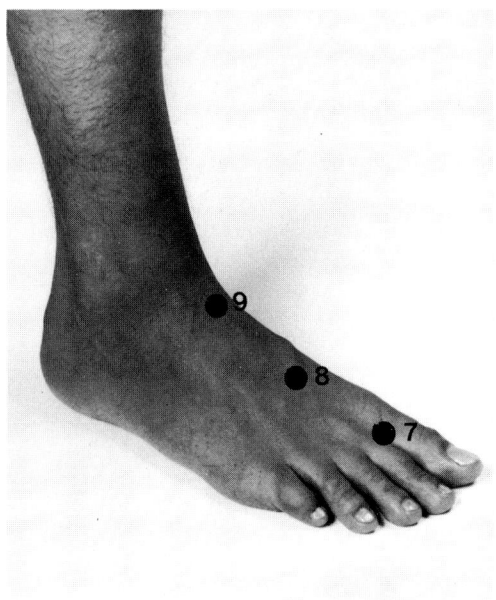

Nach dem Prinzip der Akupunktur kommen Punkte am entgegengesetzten Pol des Körpers hinzu. Es handelt sich um 3 paarig angelegte Zonen auf dem Fußrücken.

Punkt 7:
(Lymphpunkt Fuß A) links und rechts
Liegt in der Schwimmfalte zwischen 1. und 2. Zehe.

Punkt 8:
(Lymphpunkt Fuß B) links und rechts
Auf der Linie – ausgehend von Punkt A – nach oben in der Mitte des Vorfußes.

Punkt 9:
(Lymphpunkt Fuß C) links und rechts
Liegt in der Beugefalte des Fußgelenkes.

Alle angegebenen Punkte werden nach der numerierten Reihenfolge behandelt: 10 Impulse pro Punkt mit einer Wiederholung des Programmes nach 5 Minuten.

KOMBINATION 1

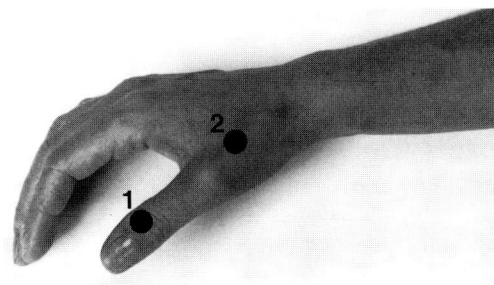

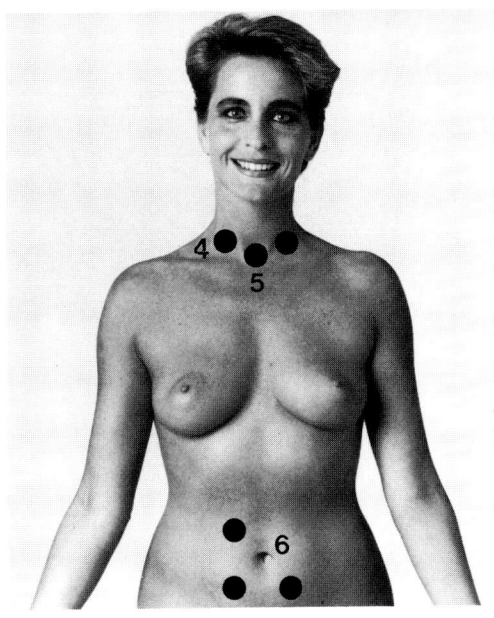

Punkt 1:
(Lymphe 1) links und rechts
Liegt an der Daumeninnenseite, ca. 2 mm schräg vom Nagelfalzwinkel entfernt.
Punkt 2:
(Dickdarm 4) links und rechts
Liegt an der Daumenseite des Zeigefingers in dem Winkel, wo die Mittelhandknochen von Daumen und Zeigefinger zusammenkommen.

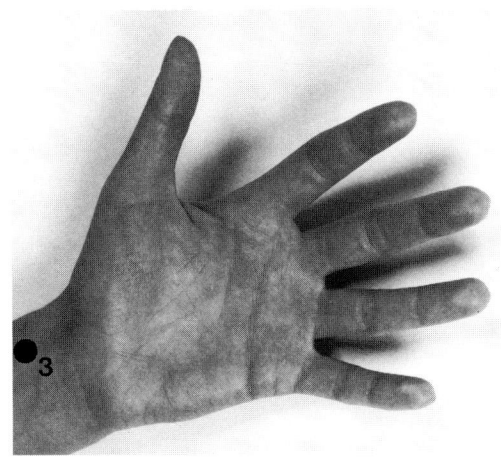

Punkt 3:
(Lunge 7) links und rechts
Liegt ca. 2 Querfinger von der 1. Handgelenksfalte in der sogenannten Radialisrinne.

Punkt 4: (Lymphe 11) links und rechts
Liegt am Hals oberhalb des Schlüsselbeines, in einer kleinen Mulde.
Punkt 5: (KG 22)
Liegt in der Halsvertiefung oberhalb des Brustbeines.
Punkt 6: (Aggressive Zonen)
Man zieht eine Diagonale direkt über den Nabel. Auf dieser Diagonalen findet man links unterhalb des Nabels — 2 Querfinger entfernt — den ersten Punkt. Danach rechts unterhalb des Nabels, 2 Querfinger entfernt, den 2. Punkt und rechts oberhalb des Nabels, 2 Querfinger entfernt, den 3. Punkt.

Die Kombination ist vor allem auch für Kinder geeignet, die unter permanenten Schwellungen der Lymphdrüsen des Halses leiden. Auch Ohrbelastungen und absteigende Verschleimungen der Bronchien werden günstig beeinflußt. Pro Punkt 10 Impulse, einmal wiederholen.

KOMBINATION 2

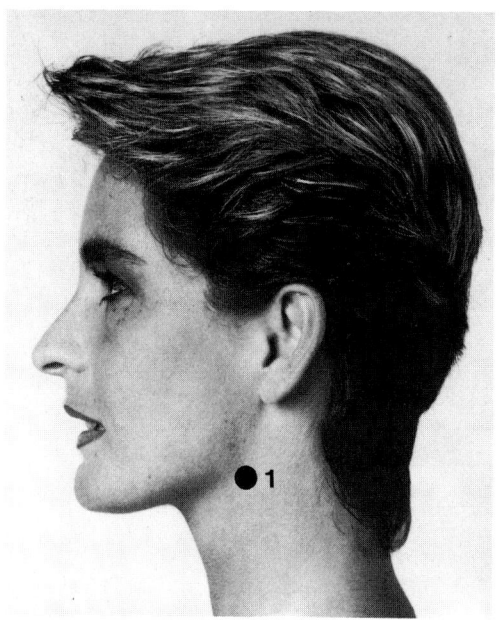

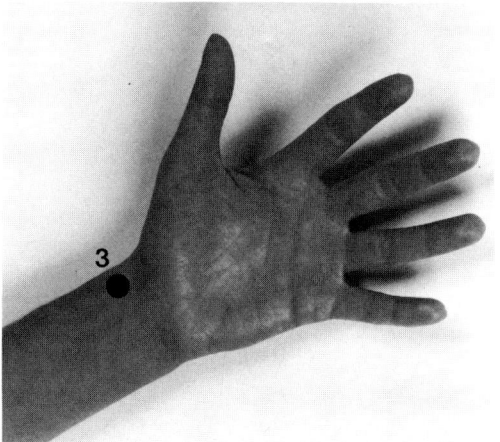

Punkt 3: (Lu 7) links und rechts
Liegt ca. 2 Querfinger von der 1. Handgelenksfalte in der sogenannten Radialisrinne.

Punkt 1:
(Mandelpunkt) links und rechts
Liegt zwischen Kieferwinkel und Hals

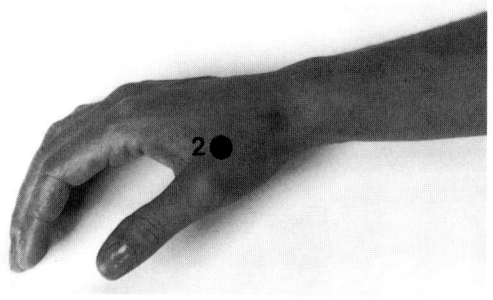

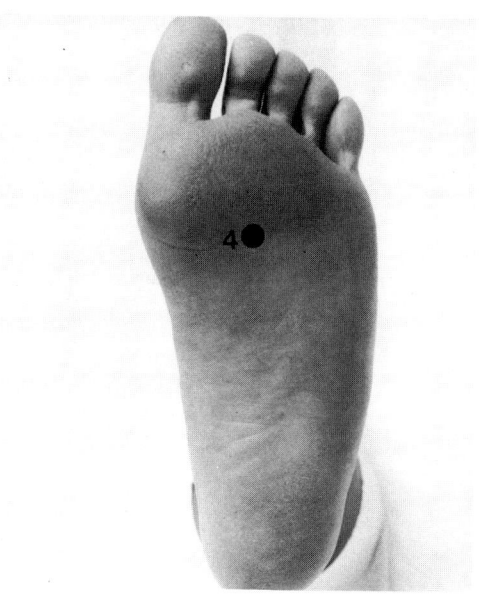

Punkt 2:
(Di 4) links und rechts
Liegt an der Daumenseite des Zeigefingers in dem Winkel, wo die Mittelhandknochen von Daumen und Zeigefinger zusammenkommen.

Punkt 4:
(Ni 1) links und rechts
Liegt an der Fußsohle zwischen Großzehen- und Kleinzehenballen in der Mitte.

LYMPHABFLUSS ÜBER DIE LYMPDRÜSEN DES HALSES

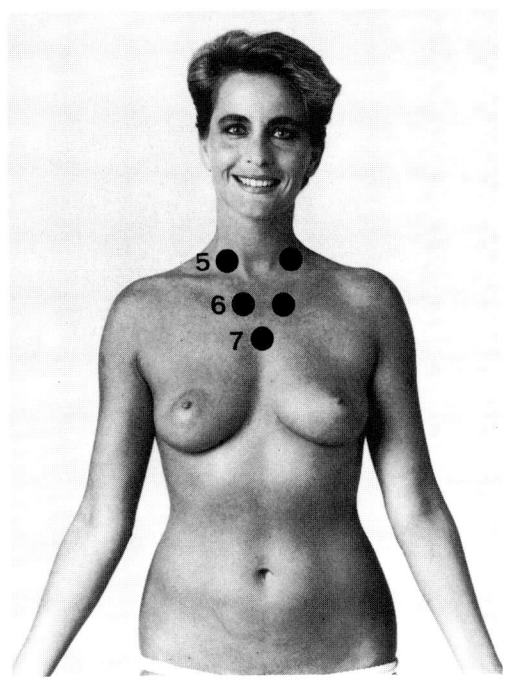

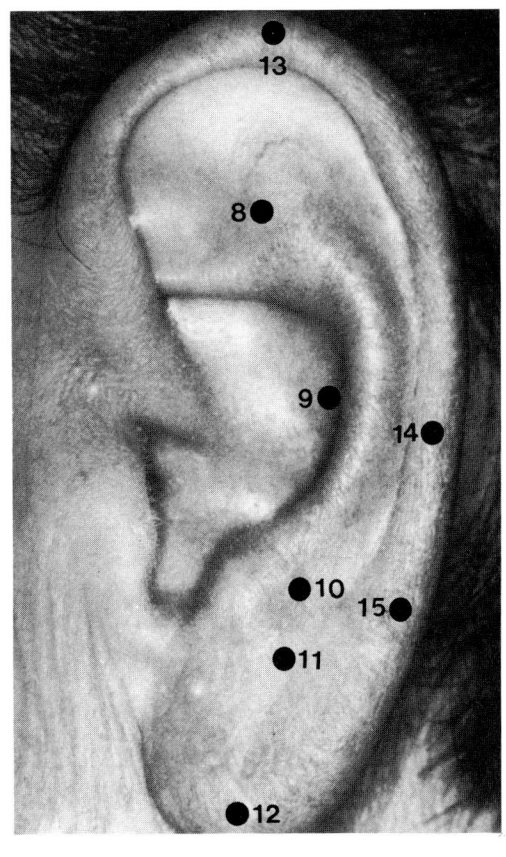

Punkt 5:
(Ly 11) links und rechts
Liegt oberhalb des Schlüsselbeines in einer kleinen Mulde.

Punkt 6:
(Ni 27) links und rechts
Liegt am unteren Rand, dort, wo das Schlüsselbein mit dem Brustbein ein Gelenk bildet.

Punkt 7:
(KG 18)
Liegt auf der Mittellinie auf dem Brustbein in Höhe des 3. Zwischenrippenraumes.

Ohrpunkte: 8 – 9 – 10 – 11 – 12 – 13 – 14 – 15

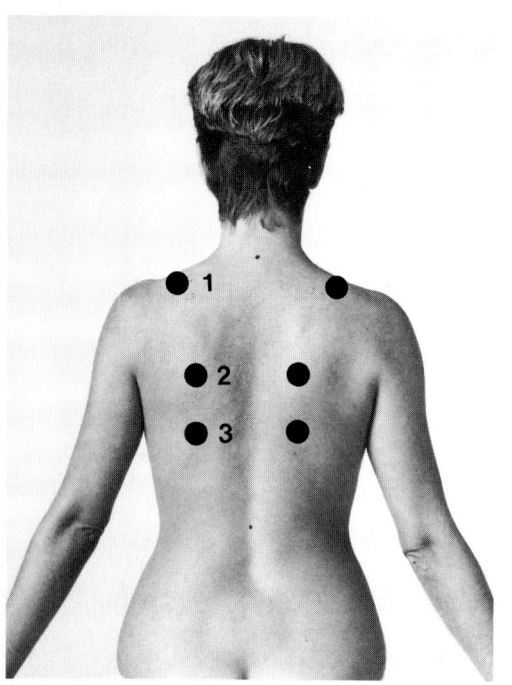

Eine sehr gute Möglichkeit, den Lymphfluß zu beschleunigen, fand ich bei der Therapie von Schmerzzuständen. Es handelt sich jeweils um die Anordnung von 4 Punkten in 4 Bereichen des Körpers. Die Punkte sind rhombenförmig angeordnet. Man findet sie im Brust-, Bauch-, Becken- und Brustwirbelsäulen-Bereich. Sie sind – wie bereits erwähnt – besonders bei Schmerzzuständen aller Art zu bevorzugen. Meiner Meinung nach spielt die Lymphe bei allen Schmerzen eine gewichtige Rolle, so daß auch zur Verhinderung von Schmerzzuständen die Rhombentherapie angewandt werden kann. Dies gilt auch für die Unterstützung von akuten Erkrankungen. Es werden 10 Impulse pro Punkt nach der vorgegebenen Numerierung mit einer Wiederholung gegeben.

Diese Kombination ist anzuwenden bei Stauungen im Unterbauch und im kleinen Becken.

Punkt 1:
(3 E 15) links und rechts
Liegt in der Mitte des oberen Randes des Kapuzenmuskels (Musculus trapezius) in der Mitte der Schulter.
Punkt 2:
(Blase 41) links und rechts
Liegt im 6. Zwischenrippenraum, 1 Handbreit von der Mittellinie entfernt.
Punkt 3:
(Blase 42) links und rechts
Liegt im 7. Zwischenrippenraum, 1 Handbreit von der Mittellinie entfernt.

RHOMBEN-KOMBINATION

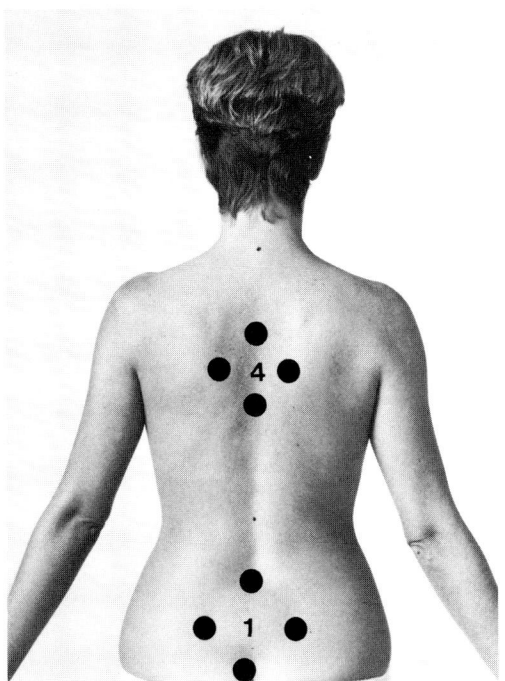
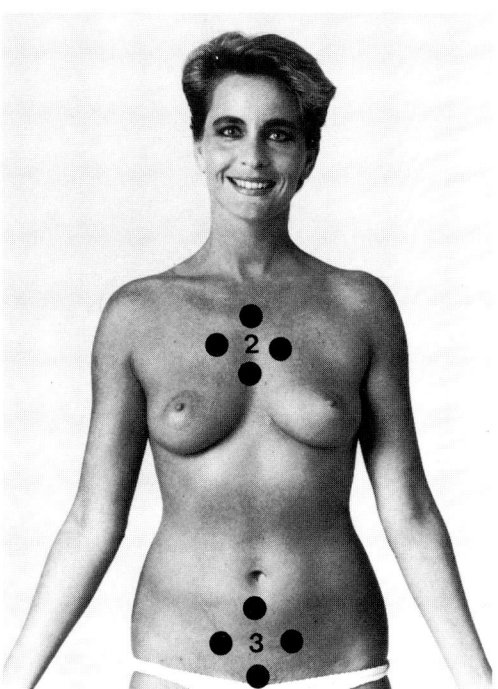

Punkt 1: (Beckenrhombus)
Die Punkte liegen – Analfalte – Übergang 5. Lendenwirbel – Kreuzbein – links und rechts Kreuzbeinende.

Punkt 2: (Brustrhombus)
Linie – Achselfalte links und rechts. Der Punkt in der Mitte auf dem Brustbein ist Ausgangspunkt. Der Abstand zu den Punkten beträgt 2 Querfinger.

Punkt 3: (Bauchrhombus)
Die Punkte 2 Querfinger unterhalb des Nabels und auf der Linie Schamhaargrenze bilden die Vertikale. Die zu behandelnden Punkte liegen links und rechts davon im gleichen Abstand.

Punkt 4: (Lebensrhombus)
Der Mittelpunkt liegt von der Schulterblattmitte aus auf der Wirbelsäule. Im Abstand von ca. 2 Querfingern gruppieren sich die 4 Punkte.

Lymphstauungen sind in der heutigen Zeit besonders oft anzutreffen. Schmerzen oder ein Druck in den Beckenorganen, Wirbelsäulenbeschwerden oder auch Kopfschmerzen, die vom Nacken aufsteigen, sind Indikationen der vier Rhomben.

Das nachfolgende Behandlungsschema ist ein Vorschlag, der sich in der Praxis bewährt hat und den man im Wechsel anwenden kann.

a) Becken- und Brustkombination
b) Bauch- und Thoraxkombination.

Beide Anwendungen wirken entstauend. Der Lymphumfluß kommt in Gang, und das energetische Gleichgewicht baut sich wieder auf.

Kopfschmerzen und Migräne

1. Grundkombination
2. Kopfschmerzen vom Nacken aufsteigend
3. Scheitelschmerz
4. Schläfenschmerz
5. Psychische Verkrampfungen im Kopf
6. Benommenheit im Kopf

48 KOPFSCHMERZEN UND MIGRÄNE

Viele Millionen Menschen in aller Welt leiden gelegentlich bis täglich unter unangenehmen Kopfbeschwerden.

Von Benommenheit, Druck, Brennen in den Augen bis hin zu den furchtbaren Migränen, die oft mit Erbrechen, Lichtempfindlichkeit und extremsten Schmerzen einhergehen, reicht die Palette. Der Schmerzmittelabusus ist schon deshalb bedenklich, weil alle Schmerzmittel auf Dauer Nebenwirkungen haben. Keines dieser Medikamente setzt an den Ursachen der Schmerzen an. Der Kreislauf des Leidens wird bestenfalls vorübergehend unterbrochen.

Es ist deshalb mein Anliegen, besonders bei diesen unangenehmen Beschwerden das uralte Wissen um die Therapie mit der Akupunktur, den Segmenten und Reflexzonen darzustellen. Mit Hilfe des Akupunkt-Impulsers, durch die Regulierung der energetischen Potentiale, läßt sich mit Sicherheit der Medikamentenverbrauch senken. Nach der Lokalisation der Kopfschmerzen und Beschwerden erhält man Rückschlüsse auf die Ursache. So entsprechen die vom Nacken aufsteigenden Kopfschmerzen oder Migränen dem Urogenital-Trakt. Schmerzen auf der Kopfplatte haben ihre Ursache im Unterleib. Schmerzen im rechten Stirnbereich deuten auf Leber/Galle, die im linken Stirnbereich auf die Bauchspeicheldrüse und den Darm hin. Bei Schmerzen in der Stirnmitte können akute oder chronische Stirnhöhlenentzündungen oder aber Magenerkrankungen ursächlich beteiligt sein. Denken Sie jedoch immer daran, daß Kopfschmerzen auch schlimmere Ursachen haben können; von Arterienverkalkungen oder anderen Gefäßbelastungen bis hin zu Tumoren. Jeder Kopfschmerz sollte in jede Richtung hin untersucht werden. Deshalb muß ich besonders bei Kopfschmerzen davor warnen, auf Dauer ohne eine Abklärung durch Arzt oder Heilpraktiker Behandlung zu betreiben.

In der Regel handelt es sich aber um rein energetische Blockierungen.

Nun konnte ich Punkte finden, die zusammengenommen ein Grundgerüst für die Behandlung von Kopfschmerzen darstellen. Diese nachstehenden Kombinationen stehen immer am Anfang einer Kopfschmerztherapie. Meist reichen sie aus, um die lästigen Schmerzen loszuwerden. Trotzdem habe ich je nach Lokalisation oder Art der Kopfschmerzen Einzelprogramme entwickelt, die dann jeweils angefügt werden können. Im akuten Fall sollte man mit der Grundkombination beginnen. Schon dadurch verschwinden meist die Schmerzen, oder werden zumindest erheblich gelindert. Im letzteren Fall kann man dann — je nach Lokalisation — die einzelnen spezifischen Programme ergänzend hinzunehmen. Pro Punkt werden — in der Reihenfolge der Numerierung — 10 Impulse gegeben. Bei Bedarf wird die Behandlung ein- bis zweimal wiederholt. Mit der Zeit werden in der Regel die Abstände des Auftretens der Schmerzzustände länger, so daß die spezifische Vorgehensweise kaum noch erforderlich ist. In der schmerzfreien Zeit sollte man die Programme der energetischen Hygiene einsetzen, insbesondere die Programme I und II im Wechsel. Es reicht aus, wenn man dies jeweils ein- bis zweimal wöchentlich durchführt. Beginnen Sie also, sich von diesen lästigen Schmerzen, die Ihr Leben beeinträchtigen, zu befreien.

GRUNDKOMBINATION KOPFSCHMERZEN

Man beginnt an den vom Kopf am weitesten entfernten Punkten mit der Impulsbehandlung (siehe Numerierung). Danach werden die Punkte an den Händen, als drittes die Punkte im Ohr und als letztes der Punkt am Kopf behandelt (jeweils 10 Impulse im Sekundentakt).

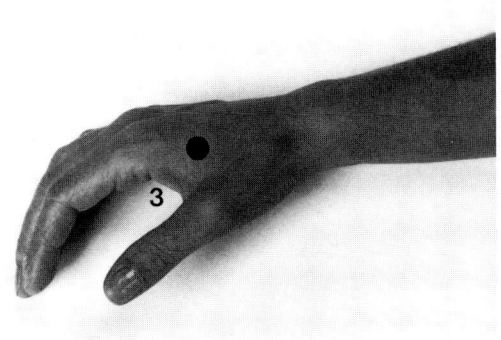

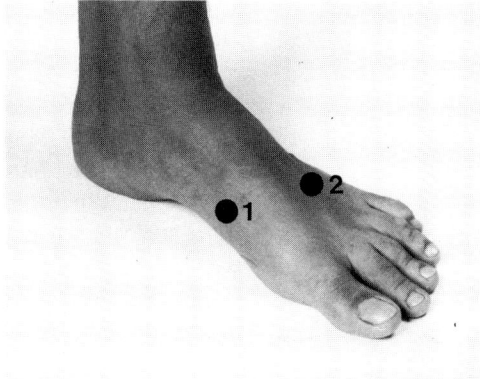

Punkt 3:
(Handpunkt Zeigefinger) links und rechts
Liegt ca. 2 Querfinger hinter dem Zeigefingergrundgelenk. Der Punkt schmerzt stark.

Punkt 1:
(MP 4) links und rechts
Liegt an der Innenseite des Fußes etwas unterhalb am Ende des 1. Mittelfußknochens.

Punkt 2:
(Fußreflexzonenpunkt der Galle), nur rechts
Liegt auf dem Fußrücken, Linie zwischen 4. und 5. Zehe, dort, wo die Mittelfußknochen enden.

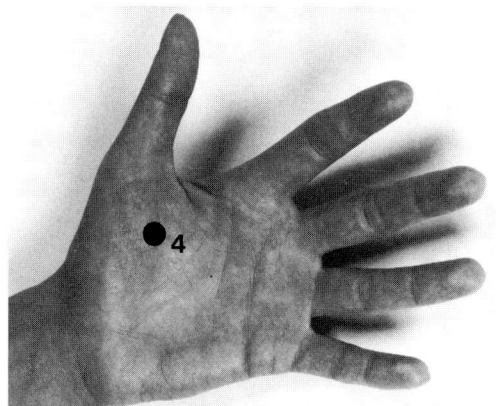

Punkt 4:
(Handpunkt Daumenballen) links und rechts
Liegt genau in der Mitte des Daumenballens. Punkt schmerzt auf Druck.

50 GRUNDKOMBINATION KOPFSCHMERZEN

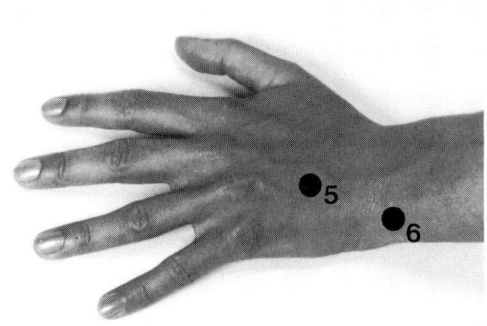

Punkt 5:
(Psychepunkt) linker Handrücken
Liegt zwischen dem 4. und 5. Finger, dort, wo die Mittelhandknochen enden.
Punkt 6:
(Durchblutungspunkt)
Handgelenk, Kleinfingerseite.

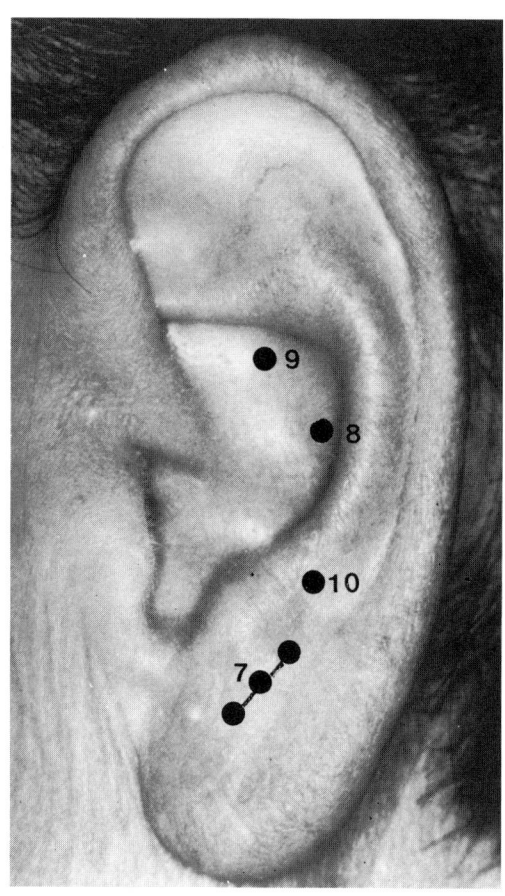

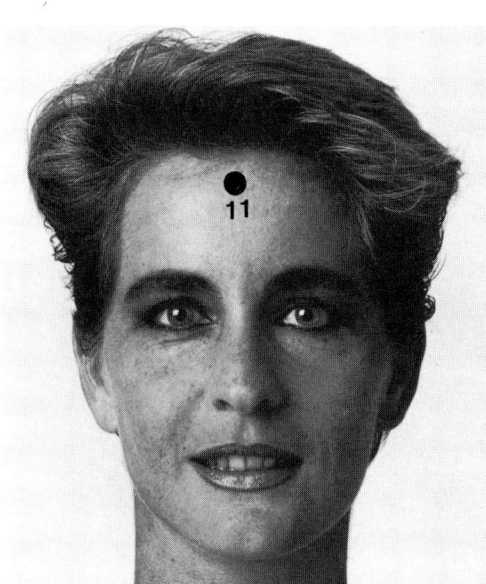

Punkt 7:
(Ohrpunkt) Kopfschmerzlinie im Ohr
Punkt 8:
(Ohrpunkt) Leberpunkt
Punkt 9:
(Ohrpunkt) Nierenpunkt
Punkt 10:
(Ohrpunkt) Nackenpunkt

Punkt 11:
Liegt 1 Querfinger unterhalb der Haargrenze auf der Mittellinie

KOPFSCHMERZEN, VOM NACKEN AUFSTEIGEND

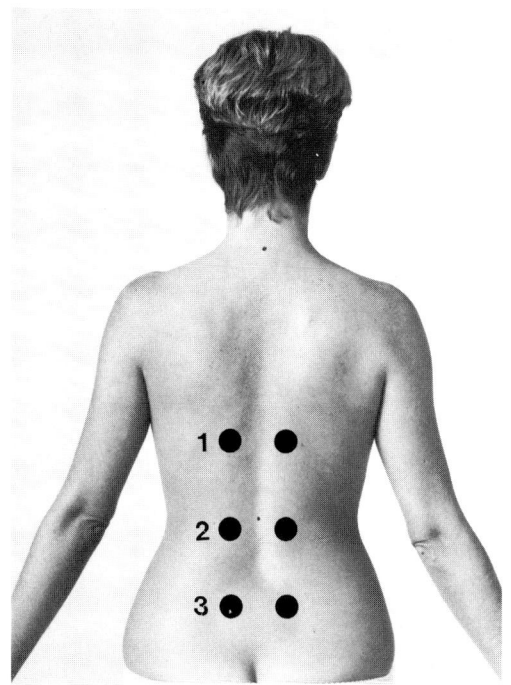 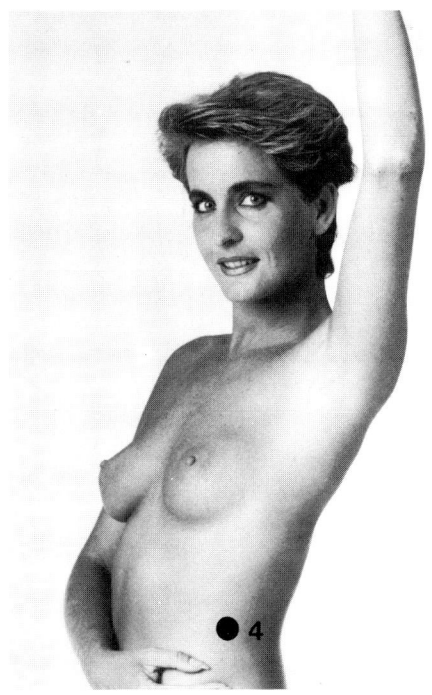

Punkt 1:
(Blase 18) links und rechts
Liegt im 9. Zwischenrippenraum, 2 Querfinger von der Mittellinie entfernt.

Punkt 2:
(Blase 23) links und rechts
Liegt zwischen dem 2. und 3. Lendenwirbel, 2 Querfinger von der Mittellinie entfernt.

Punkt 3:
(Blase 31) links und rechts
Liegt an der Innenseite des 1. Sakralloches.

Punkt 4:
(Gallenblase 25) links und rechts
Liegt am freien Ende der zwölften Rippe.

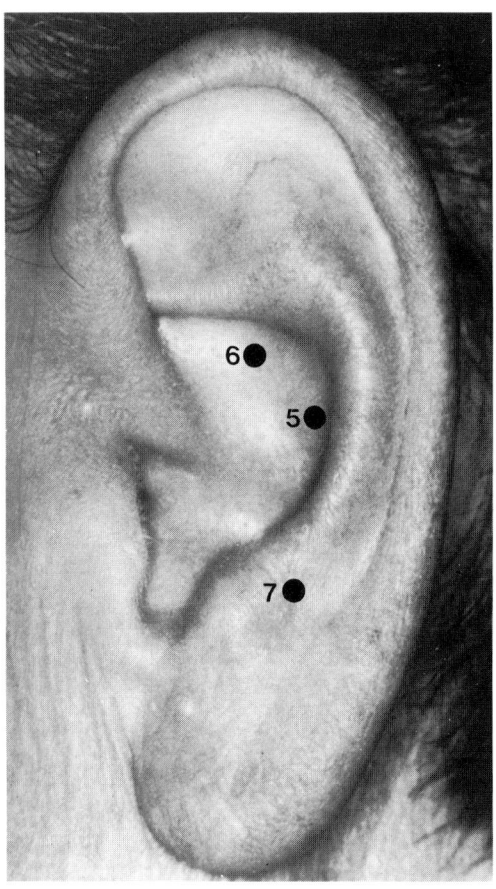

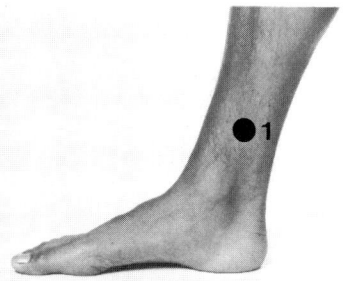

Punkt 1: (MP 6) links und rechts
Liegt ca. 3 Querfinger oberhalb des inneren Knöchels am inneren Rand des Schienbeines.

Punkt 5:
(Ohrpunkt) Leber
Punkt 6:
(Ohrpunkt) Niere
Punkt 7:
(Ohrpunkt) Nacken

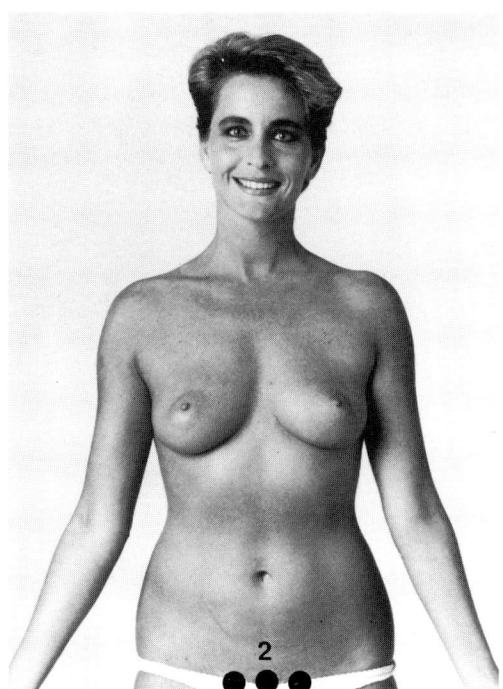

Punkt 2: (Kundalini-Linie)
Alle 3 Punkte liegen direkt an der Schamhaargrenze. Vom Mittelpunkt (senkrecht unterhalb des Nabels) aus liegen die beiden übrigen Punkte ca. 2 Querfinger links und rechts.

SCHEITELSCHMERZ

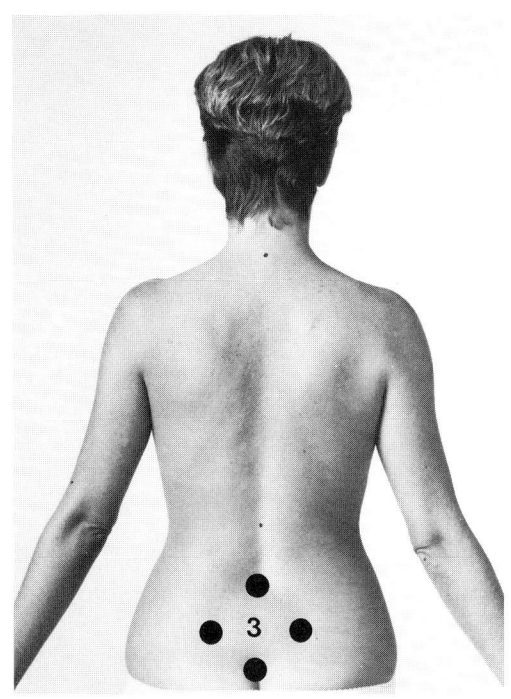

Punkt 3:
(Beckenrhombus)
Die Punkte liegen: Analfalte – Übergang 5. Lendenwirbel – Kreuzbein – links und rechts Kreuzbeinende.

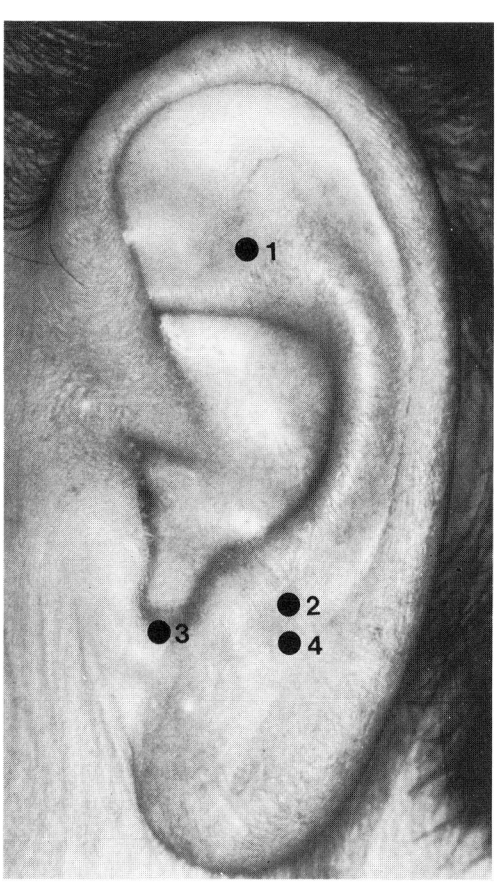

Punkt 4:
Ohrpunkte 1 – 4

54 SCHLÄFENSCHMERZEN

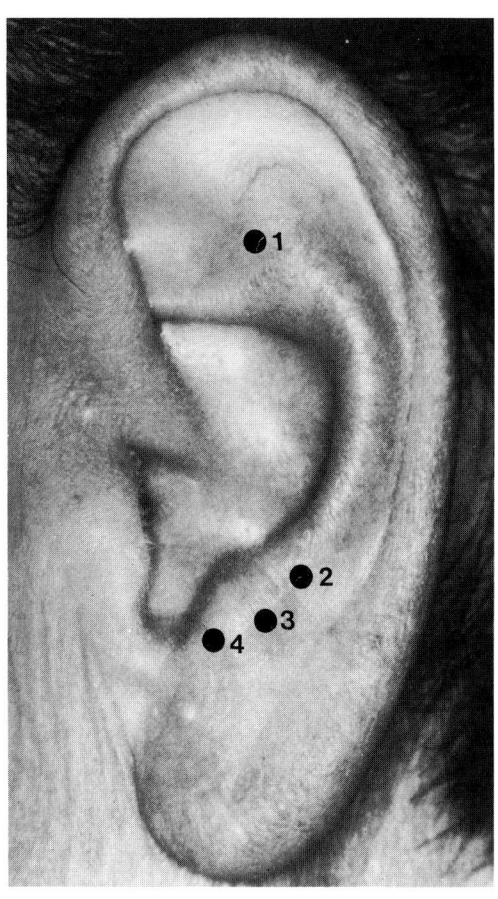

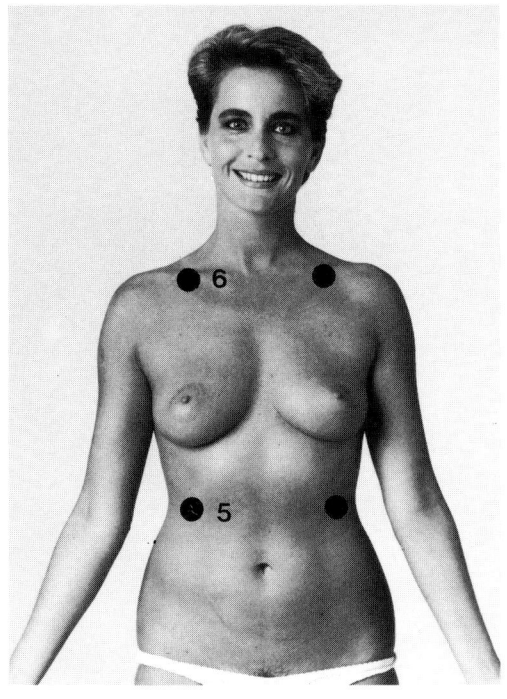

Punkt 1: Ohrpunkt
Punkt 2: Ohrpunkt
Punkt 3: Ohrpunkt
Punkt 4: Ohrpunkt

Punkt 5:
(Leber 13) links und rechts
Liegt an der 11. Rippe etwas entfernt von deren freiem Ende.
Punkt 6:
(Magen 12) links und rechts
Liegt in der Brustwarzenlinie am oberen Rand des Schlüsselbeins, ca. 4 Querfinger von der Mittellinie entfernt.

SCHLÄFENSCHMERZ — PSYCHISCHE VERKRAMPFUNGEN

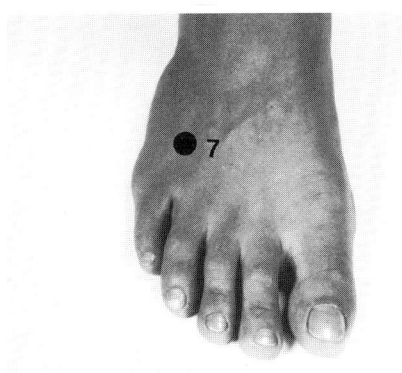

Punkt 7:
(Fußreflexzone Galle) rechter Fußrücken
Linie zwischen 4. und 5. Zehe, dort, wo die Mittelfußknochen enden.

Sehr verbreitet sind die Kopfschmerzen durch Streß oder seelisch-psychische Verstimmungen. Gerade Menschen, die wissen, daß sie ein schwaches Vegetativum haben und auf jede Aufregung mit Kopfverkrampfungen reagieren, sollten regelmäßig die nachstehenden Kombinationen von Punkten in der angegebenen Reihenfolge behandeln. Dazu haben sich im Wechsel die unter „energetischer Hygiene" angegebenen Steuerungstherapien I und II bewährt. Diese Steuerungen entkrampfen generell und sind in der Lage, auf lange Sicht auch eine Stabilität der Psyche zu bewirken.

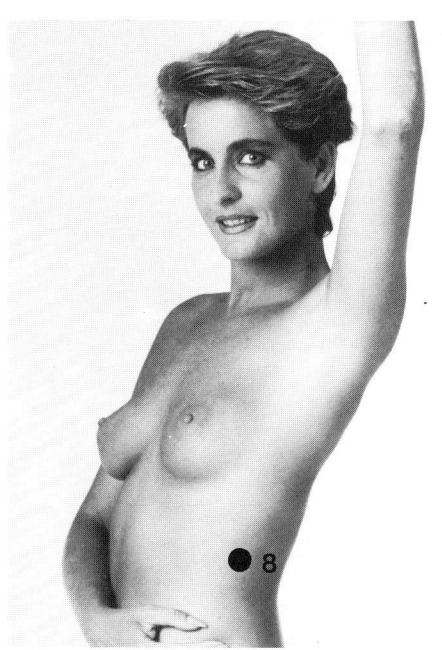

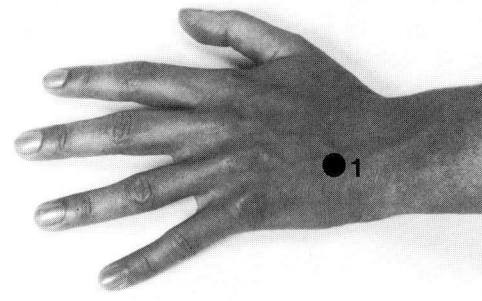

Punkt 1:
(Psychepunkt linke Hand)
Liegt zwischen dem 4. und 5. Finger, dort, wo die Mittelhandknochen enden.

Punkt 8:
(Gallenblase 25) links und rechts
Liegt am freien Ende der 12. Rippe.

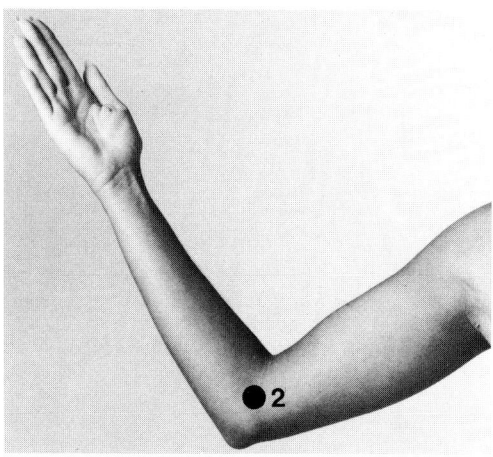

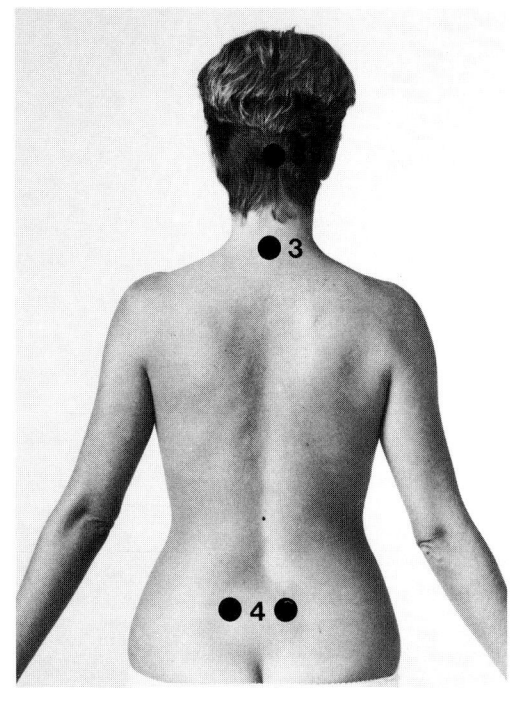

Punkt 2:
(Herz 3) links und rechts
Liegt bei angewinkeltem Unterarm am äußeren Ende der Ellenbogenfalte.

Punkt 3:
(GG 13)
Liegt direkt auf der Spitze des Dornfortsatzes des 7. Halswirbelkörpers.
Punkt 4:
(Blase 31) links und rechts
Liegt an der Innenseite des 1. Sakralloches.
Punkt 5:
(GG 16)
Liegt zwischen dem 1. Halswirbel und dem Schädel in einer kleinen Vertiefung.

PSYCHISCHE VERKRAMPFUNGEN

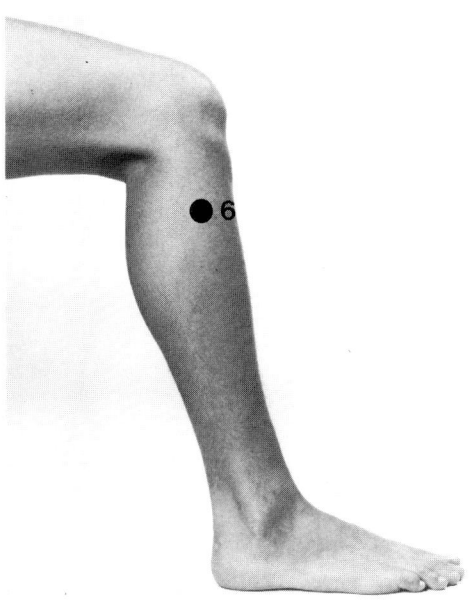

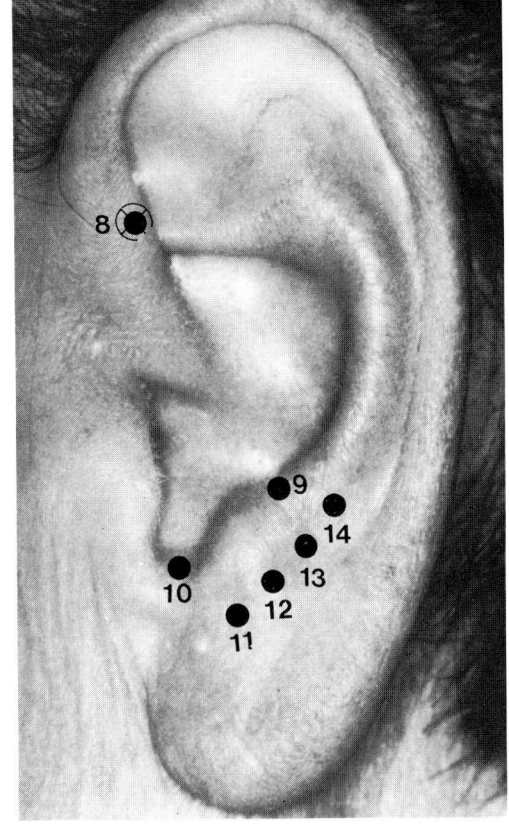

Punkt 6: (Magen 36) links und rechts
Liegt an der Beinvorderseite, 3 Querfinger unterhalb des Knies in der Mitte auf dem Schienbein. Diesen Punkt findet man auch, wenn man die Handinnenfläche auf die Kniescheibe legt; dabei zeigt die Mittelfingerspitze auf diesen Punkt.

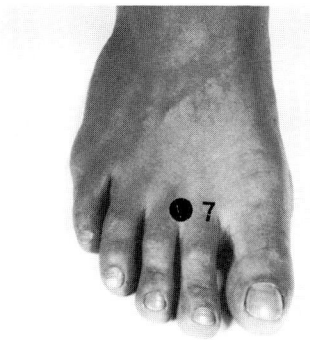

Punkt 8: Ohrpunkt
Punkt 9: Ohrpunkt
Punkt 10: Ohrpunkt
Punkt 11: Ohrpunkt
Punkt 12: Ohrpunkt
Punkt 13: Ohrpunkt
Punkt 14: Ohrpunkt

Punkt 7: (Magen 44) links und rechts
Liegt an der Außenseite der 2. Zehe unmittelbar neben dem Grundgelenk.

In der Regel handelt es sich um Abflußstörungen aus dem Kopf. Aber auch Durchblutungsstörungen sind anzutreffen. Bei letzteren sollte die Impulstherapie täglich durchgeführt werden; 10 Impulse pro Punkt mit ein- bis zweimaliger Wiederholung.

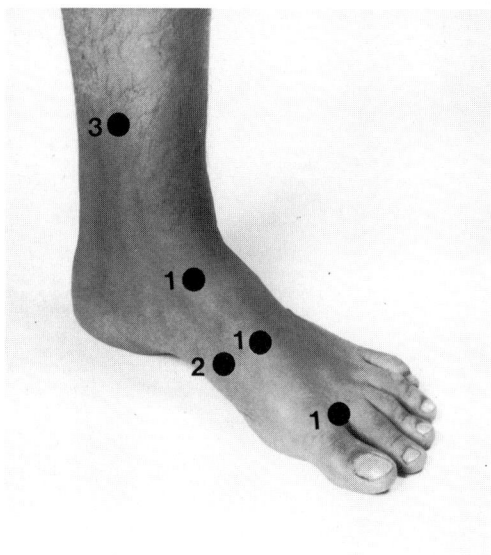

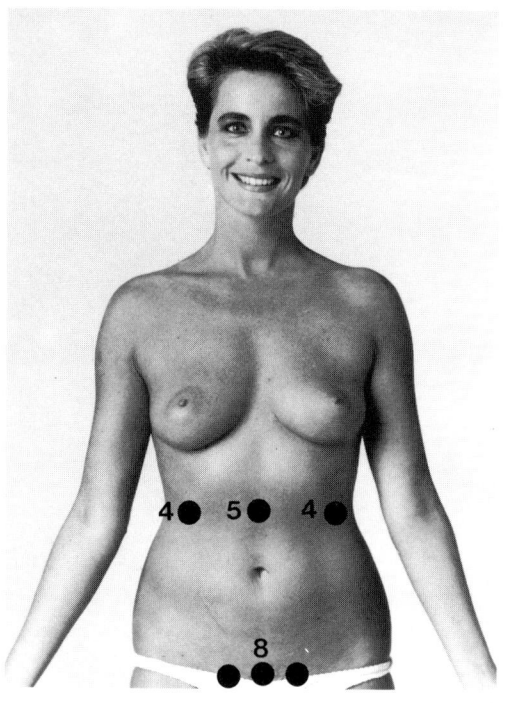

Punkt 1:
(Lymphzonen A – C) links und rechts
A) Liegt in der Schwimmfalte zwischen 1. und 2. Zehe.
B) Liegt auf der Linie — von Punkt A) ausgehend — nach oben in der Mitte des Vorfußes.
C) Liegt in der Beugefalte des Fußgelenks.

Punkt 2:
(MP 4) links und rechts
Liegt an der Innenseite des Fußes etwas unterhalb am Ende des 1. Mittelfußknochens.

Punkt 3:
(MP 6) links und rechts
Liegt ca. 3 Querfinger oberhalb des inneren Knöchels am inneren Rand des Schienbeines.

Punkt 4:
(Leber 13) links und rechts
Liegt an der 11. Rippe etwas entfernt von deren freiem Ende.

Punkt 5:
(KG 12)
Liegt in der Mitte der Verbindungslinie Brustbeinspitze und Nabel.

Punkt 8:
(Kundalini-Linie)
A) Liegt auf der Schamhaargrenze senkrecht unterhalb des Nabels.
B) Von Punkt A ausgehend auf der Linie 3 Finger breit nach links.
C) Von Punkt A ausgehend auf der Linie 3 Finger breit nach rechts.

BENOMMENHEIT IM KOPF

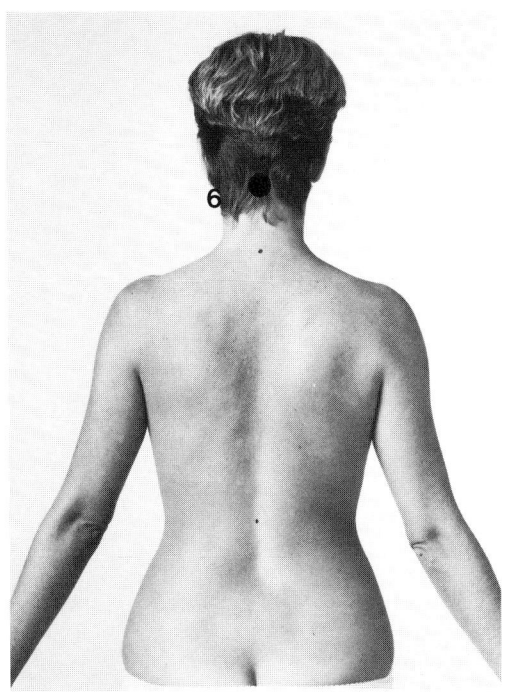

Punkt 6:
(GG 15)
Liegt direkt auf der Spitze des Dornfortsatzes des 2. Halswirbels.

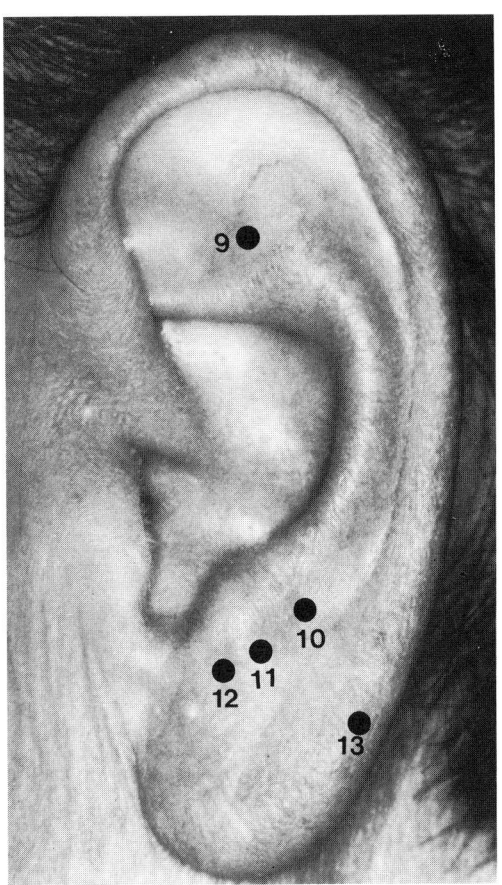

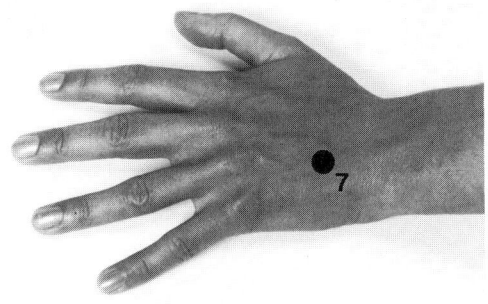

Punkt 9: Ohrpunkt
Punkt 10: Ohrpunkt
Punkt 11: Ohrpunkt
Punkt 12: Ohrpunkt
Punkt 13: Ohrpunkt

Punkt 7:
(Psychepunkt) linker Handrücken
Liegt zwischen dem 4. und 5. Finger, dort wo die Mittelhandknochen enden.

KOPFSCHMERZEN

Das Kapitel Kopfschmerz möchte ich mit Hinweisen zur Ergänzungstherapie abschließen. Diese besteht aus langwierig erprobten Medikamenten, die man ohne Gefahr zu den Manipulationen einnehmen kann. Es sind dies

1. Mischung aus Schwöneural 50,0 + Hewemigräne-Tropfen N + Hevertoplex 134, 3 x 30 Tropfen vor dem Essen.
2. Zellaufbau II, 3 x 10 Tropfen vor dem Essen.
3. Kreislauftabletten, 3 x 2 nach dem Essen, und
4. Drüsenstoffwechseltabletten, 3 x 1 nach dem Essen.

Bewährt haben sich auch ganz simple Dinge wie heiße Wickel auf Leber oder Nieren, oder bei Frauen vor und nach der Periode Wärme auf das untere Lendenwirbelsäulen- und Kreuzbeingebiet.

Kopfschmerzen muß man nicht haben. Vielfach dauert es nur 3 – 4 Monate, bis man durch den regelmäßigen Ausgleich des Energiesystems Kopfschmerzen dauerhaft beseitigt hat. Bei der Migräne dauert es allerdings oft länger. Bedenken Sie aber, daß durch Schmerztabletten Kopfschmerzen nur momentan beseitigt werden und oft ein Leben lang immer wiederkehren. So gesehen ist die einfache Anwendung des Akupunkt-Impulsers und die wenige Zeit, die man zur Behandlung braucht, ein Vorteil gegenüber allen anderen Manipulationen. Sorgen Sie so selbst dafür, daß der Schmerz nicht mehr entstehen kann.

Wirbelsäulen-Beschwerden

1. Schmerzen in der Halswirbelsäule
2. Schmerzen in der Brustwirbelsäule und den Schulterpartien
3. Schmerzen in der Lendenwirbelsäule

Fast ebenso häufig wie Kopfschmerzen sind in der Bevölkerung Wirbelsäulenerkrankungen anzutreffen. Die unangenehmen Belastungen reichen vom Hexenschuß bis zu den gravierenden Ischiasschmerzen oder Nervenschmerzen der Arme. Bei der Betrachtung der Wirbelsäule wird immer wieder vergessen, wie eng gerade hier die Verbindung zu den inneren Organen ist. Organe und Rückenmark sind über die Spinalnerven miteinander verbunden. Deshalb bewirken vielfach schon energetische Funktionsstörungen Verspannungen der Muskulatur im zugeordneten Segment. Ein Muskelstatus vor Beginn der Behandlung zeigt jedem gut ausgebildeten Physiotherapeuten, welche Organe belastet und Funktionsstörungen unterworfen sind. Die Zusammenhänge wurden schon um die Jahrhundertwende beschrieben. Mackenzie, Head, Putkamer, Kiebeler, Mozer, Dicke und Leube — um nur einige bekannte Erforscher der Verbindungen von Körperoberfläche und Innenorganen zu nennen — haben unabhängig voneinander diese Beziehungen beschrieben. Ihre Ergebnisse und Erkenntnisse sind heute aus der Diagnostik nicht mehr wegzudenken. In der Körperflächen- oder Segmentdiagnostik erlaubt der Tastbefund Rückschlüsse auf Dysfunktionen der Innenorgane. Solche Dysfunktionen belasten immer die Wirbelsäule und führen schließlich zum Verschleiß. Dies ist deshalb schon logisch, weil sich Wirbel oder Knochen nicht selbst verschleißen können. Sie werden diesem Prozeß durch Druck der Muskulatur ausgesetzt. Ganzheitlich betrachtet wird man deshalb den Verbindungen, die die Wirbelsäule zu allen Bereichen unseres Körpers hat, unbedingt Rechnung tragen müssen. Als weitere Ursachen von WS-Beschwerden lassen sich noch Beinverkürzungen, Blokkierungen der Kreuz/Darmbeingelenke, sogenannte Fokaltoxikosen ((Herde, z. B. Zähne, oder das gesamte Lymphsystem), berufsbedingte Haltungsschäden und vor allem psychische Unregelmäßigkeiten anführen. Penzel schreibt in einem seiner Bücher: „Die Wirbelsäule ist die Mitte unseres Körpers und unserer Persönlichkeit. Ist die Achse aus dem Lot, verbogen, wird auch unsere Persönlichkeit verrückt." Eine anschauliche Darstellung der Verbindungen von Körperachse und Seelenachse. So bedingen Wirbelsäulenerkrankungen psychische Beschwerden und umgekehrt. Die Akupunkt-Impulstherapie der Wirbelsäule ist ein besonders wichtiges Kapitel, da man hier ebenfalls auf den ganzen Körper und seine Funktionen einwirken kann. Es hat sich gezeigt, daß die Kombination der Akupunkt-Impulstherapie mit einer gezielten Wirbelsäulen-Gymnastik besonders gute und vor allen Dingen anhaltende Erfolge bringt. Schon seit 1969 erhalten viele meiner Patienten Anweisungen für eine spezifische Wirbelsäulengymnastik. In letzter Zeit haben wir in Zusammenarbeit mit hervorragenden Musikern, die eine neue Form von Klangstrukturen entwickelt und produziert haben, diese Gymnastik verbessert. Die andere Seite dieser Cassette aus dem Audio-Energetik-Programm ermöglicht dem Zuhörer auf meditativem Wege eine Entspannung der Wirbelsäule und den Ausgleich des gestörten Energieflusses. Aus dem Zusammenspiel dieser drei Behandlungsmethoden — Akupunkt-Impulser, Gymnastik und Entspannung — haben wir die Erfahrung gewonnen, daß nicht nur Schmerzzustände der Wirbelsäule beseitigt werden, sondern daß darüber hinaus jeder Mensch positive Anregungen für sein körperliches wie auch vegetativ-psychisches Wohlbefinden erhält. Wenn Sie im Besitz dieser Cassette sind, können Sie die Behandlung kombinieren. Beginnen Sie immer erst mit dem Akupunkt-Impulser, und behandeln Sie die nachstehenden Punkte mit 10 Impulsen unter Beachtung der Zahlenfolge; anschließend hören Sie — falls vorhanden — beide Seiten der Cassette. Die eine Seite gibt Ihnen Anleitung für eine Bewegungstherapie in einfachster Form, die andere Seite vermittelt eine Tiefenentspannung, die in alle Bereiche des Seins hineinreicht.

Zusammenfassend muß man sagen, daß auch Rückenschmerzen vermieden werden können. Vergessen Sie bitte niemals, daß am Anfang der Behandlung die Diagnose des Arztes oder Heilpraktikers stehen muß, damit nicht verborgene schwere Erkrankungen übersehen werden.

Nachstehend nun die Punkte, über die man Schmerzzustände der Wirbelsäule lindern oder beseitigen kann.

Man beginnt mit dem 2. Vorschlag der energetischen Hygiene, der Lymphbehandlung. Danach wählt man, je nachdem, wo die Schmerzen lokalisiert sind, eine der drei angegebenen Punktkombinationen aus.

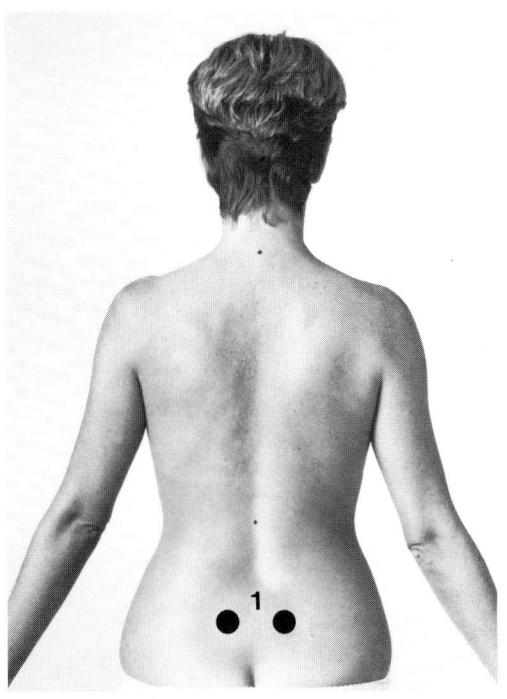

Punkt 1:
(Blase 31) links und rechts
Liegt an der Innenseite des 1. Sakralloches.

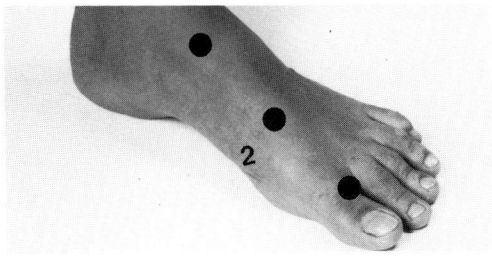

Punkt 2:
(Lymphpunkte Fuß) links und rechts
A) Liegt in der Schwimmfalte zwischen 1. und 2. Zehe.
B) Liegt auf der Linie — ausgehend von Punkt A — nach oben in der Mitte des Vorfußes.
C) Liegt in der Beugefalte des Fußgelenks.

64 SCHMERZEN IN DER HALSWIRBELSÄULE

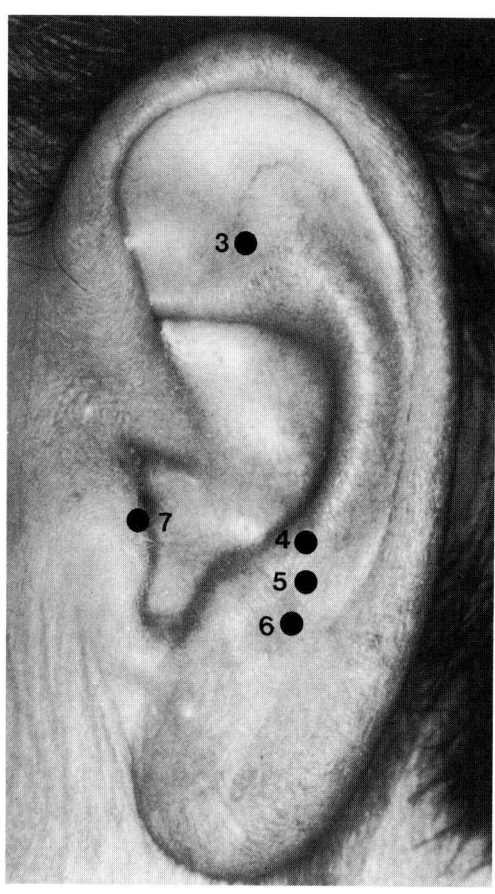

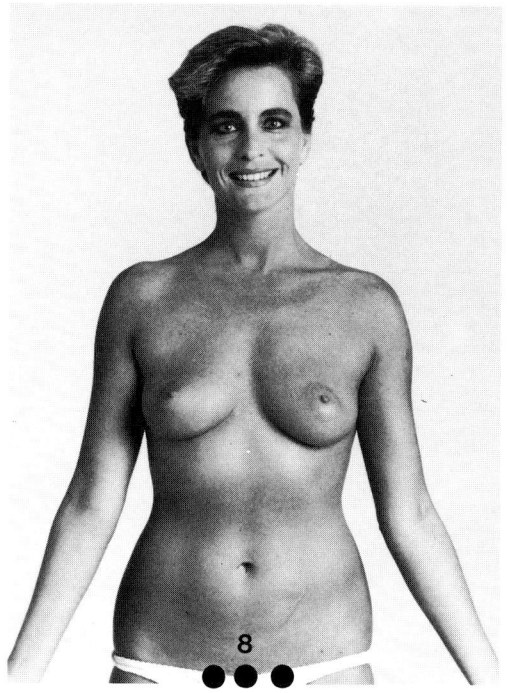

Punkt 3: Ohrpunkt
Punkt 4: Ohrpunkt
Punkt 5: Ohrpunkt
Punkt 6: Ohrpunkt
Punkt 7: Ohrpunkt

Punkt 8:
(Kundalinie-Linie)
Die 3 Punkte liegen auf der Linie Schamhaargrenze.
A) Liegt auf dieser Linie in einer Senkrechten unterhalb des Nabels.
B) Liegt von Punkt A ausgehend 2 Finger breit links.
C) Liegt von Punkt A ausgehend 2 Finger breit rechts.

SCHMERZEN IN DER HALSWIRBELSÄULE

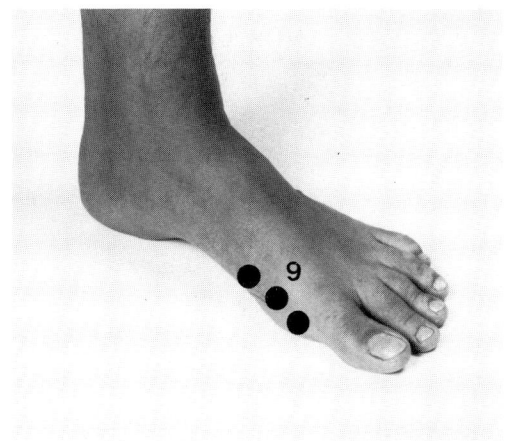
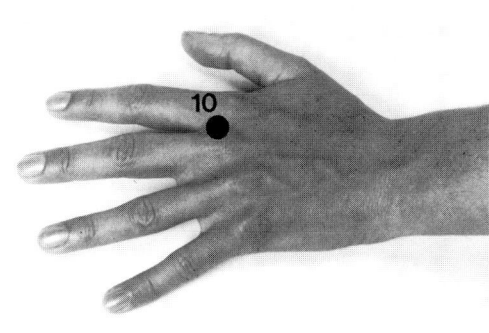

Punkt 9:
(Fußreflexzone HWS) links und rechts
Liegt am Innenfuß in der Nähe der großen Zehe.

Punkt 10:
Liegt am Grundgelenk des Zeigefingers, Kleinfingerseite, in der Schwimmfalte; links und rechts.

66 SCHMERZEN DER BRUSTWIRBELSÄULE UND DER SCHULTERPARTIEN

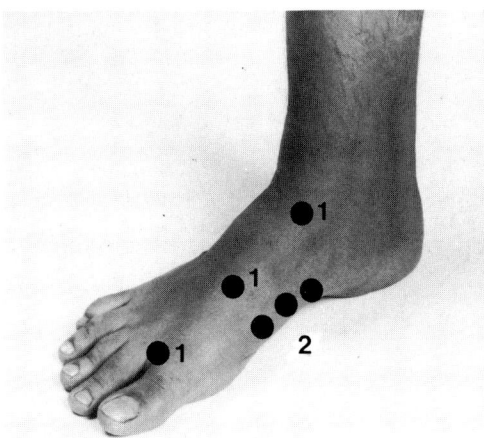

Punkt 1:
(Lymphpunkte am Fuß) links und rechts
A) Liegt in der Schwimmfalte zwischen 1. und 2. Zehe.
B) Liegt auf dieser Linie — ausgehend von Punkt A — nach oben in der Mitte des Vorfußes.
C) Liegt in der Beugefalte des Fußgelenks.

Punkt 2:
(Fußreflexzone BWS) links und rechts
Liegt an der Fußinnenseite im Gebiet, wo sich die Längswölbung des Fußes zeigt.

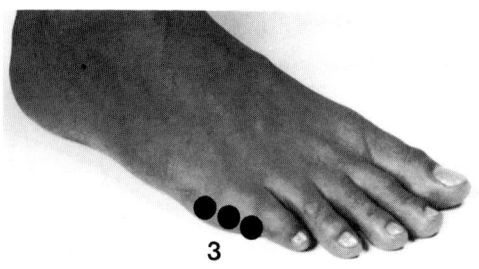

Punkt 3:
(Reflexzone Schulter Fuß) links und rechts
Liegt an der Fußaußenseite, in der Nähe des Kleinzehengrundgelenks.

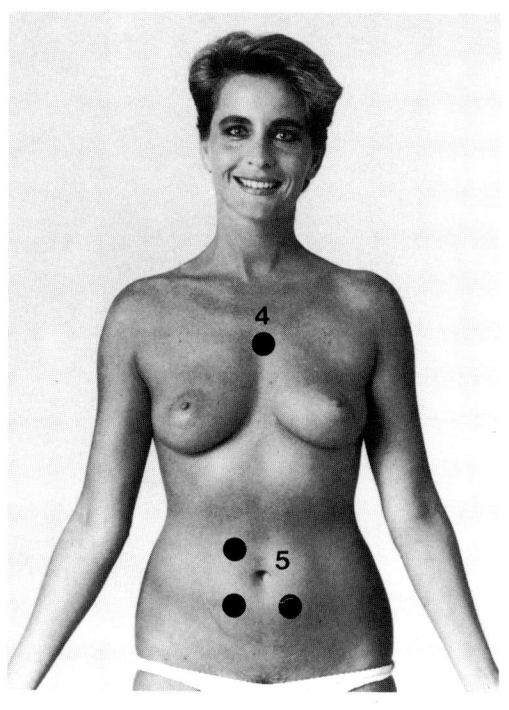

Punkt 4:
(KG 18)
Liegt auf der Mittellinie auf dem Brustbein in Höhe des 3. Zwischenrippenraumes.

Punkt 5:
(Aggressive Zonen)
Man zieht eine Diagonale direkt über den Nabel. Auf dieser Diagonalen findet man links unterhalb des Nabels — 2 Querfinger entfernt — den ersten Punkt; ebenso rechts unterhalb des Nabels, 2 Querfinger entfernt, und rechts oberhalb des Nabels, ebenfalls 2 Querfinger entfernt.

SCHMERZEN DER BRUSTWIRBELSÄULE UND DER SCHULTERPARTIEN

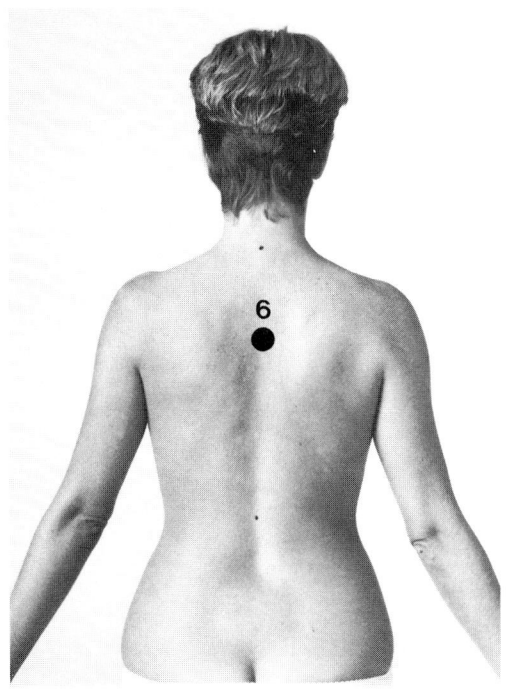

Punkt 6:
(GG-Punkt)
Liegt gegenüber Punkt 4 (KG 18) auf der Wirbelsäule.

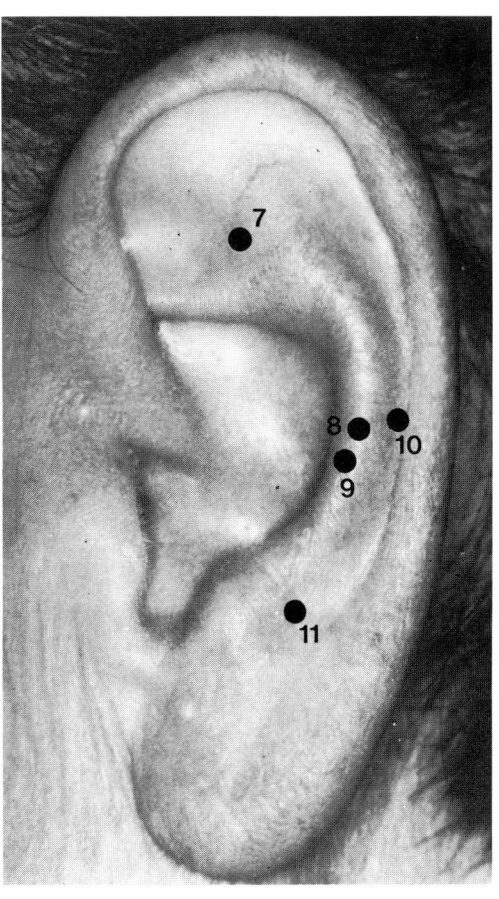

Punkt 7: Ohrpunkt
Punkt 8: Ohrpunkt
Punkt 9: Ohrpunkt
Punkt 10: Ohrpunkt
Punkt 11: Ohrpunkt

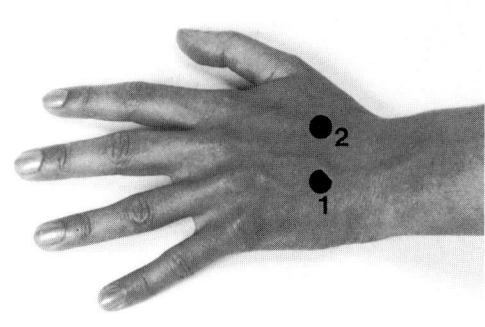

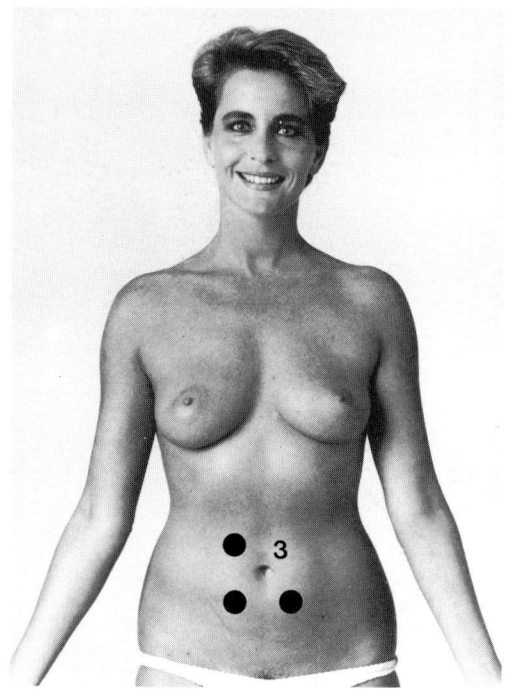

Punkt 1 + 2:
(Handpunkte LWS) links und rechts
Die Punkte liegen in einer Linie Zeigefinger/Mittelfinger und Ringfinger/kleiner Finger auf dem Handrücken.

Punkt 3:
(Aggressive Zonen)
Man zieht eine Diagonale direkt über den Nabel. Auf dieser Diagonalen findet man links unterhalb des Nabels – 2 Querfinger entfernt – den ersten Punkt. Danach rechts unterhalb des Nabels, 2 Querfinger entfernt, den 2. Punkt und rechts oberhalb des Nabels, 2 Querfinger entfernt, den 3. Punkt.

SCHMERZEN IN DER LENDENWIRBELSÄULE

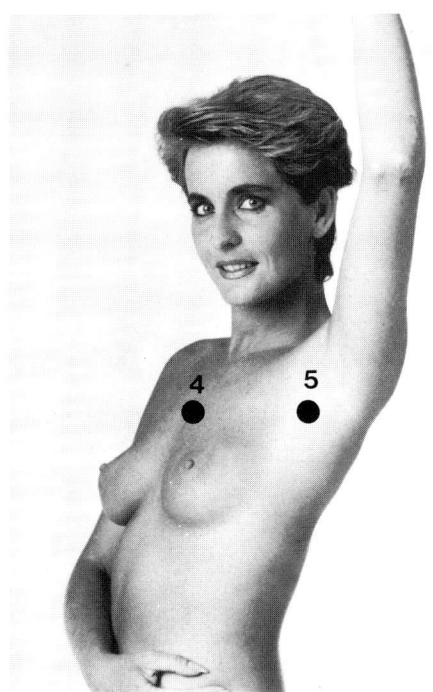
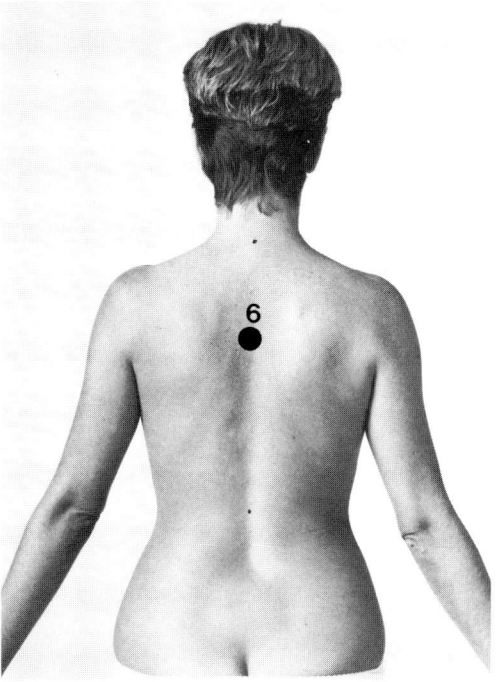

Punkt 4, 5, 6 und 7
(Punkt 7 ist nicht abgebildet, liegt gegenüber von Punkt 5.)
T-Kreuz, besteht aus 4 Punkten.
Der 1. Punkt liegt in der Mittellinie auf dem Brustbein in Höhe des 3. Zwischenrippenraumes. Von dort zieht sich eine horizontale Linie. Auf dieser Linie liegen die weiteren Punkte, in der Achselhöhle links und rechts und gegenüber dem Brustpunkt auf der Wirbelsäule.

SCHMERZEN IN DER LENDENWIRBELSÄULE

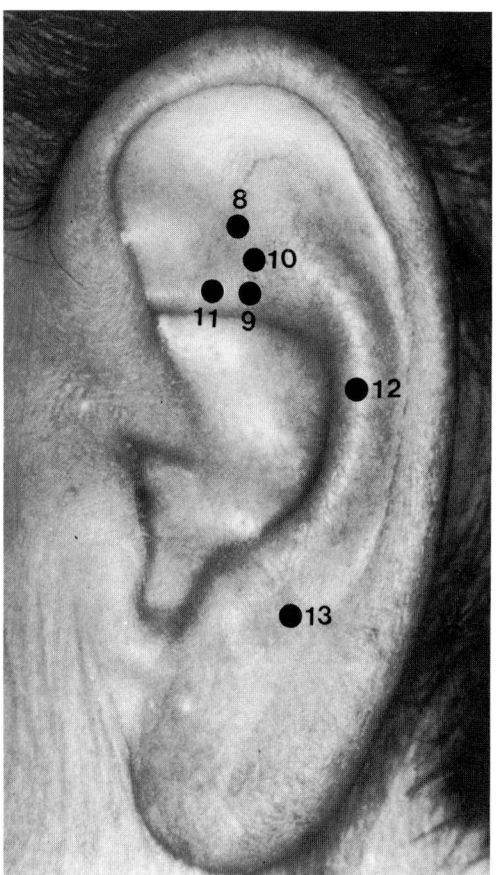

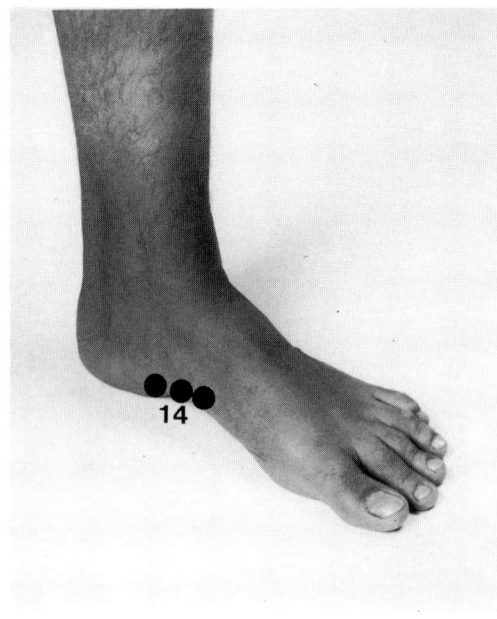

Punkt 14: Fußreflexzonen LWS
Punkte liegen an der Fußinnenseite in der Nähe der Ferse.

Punkt 8: Ohrpunkt
Punkt 9: Ohrpunkt
Punkt 10: Ohrpunkt
Punkt 11: Ohrpunkt
Punkt 12: Ohrpunkt
Punkt 13: Ohrpunkt

ISCHIALGIE
(Nervenschmerz des Beines)

Brachialgie
(Nervenschmerz des Armes)

72 ISCHIALGIE

Beim sogenannten Ischias handelt es sich um eine äußerst schmerzhafte Erkrankung. Erkältungen, Bandscheibenvorfälle, aber auch ein fauler Zahn können unter anderem Ursache sein. Jeden Ischias muß man medizinisch abklären lassen, denn es kommen auch andere ernsthafte Erkrankungen als Ursache in Betracht; denkt man nur an Osteoporosen oder Metastasen eines Krebses, so wird klar, daß diese Erkrankung in die Hände des Arztes oder Heilpraktikers gehört. Parallel jedoch leistet der Akupunkt-Impulser Erstaunliches.

Durch seine Anwendung lassen sich oft spontan die furchtbaren Schmerzen lindern oder gar ganz lösen. In allen Fällen eines Ischias kann man somit den Versuch unternehmen, parallel zur Diagnostik die Beschwerden selbst zu behandeln. Nachstehende Punkte stehen in bewährter Kombination zur Verfügung. Man beginnt hierbei immer mit den Punkten der gesunden Seite und gibt 10 Impulse pro Punkt.

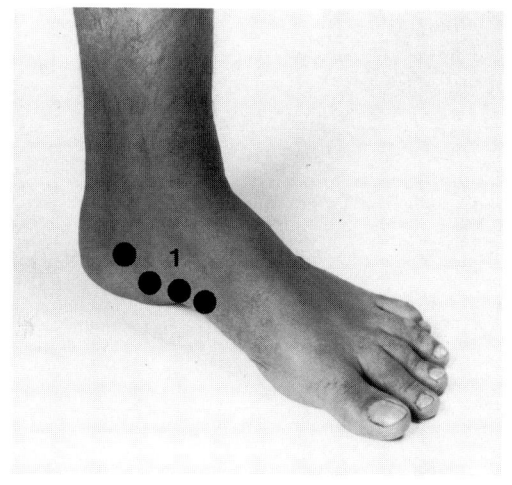

Punkt 1:
(Fußreflexzone)
Liegt auf der Fußinnenseite auf dem Fersenbein. Punkte schmerzen bei Abtastung.

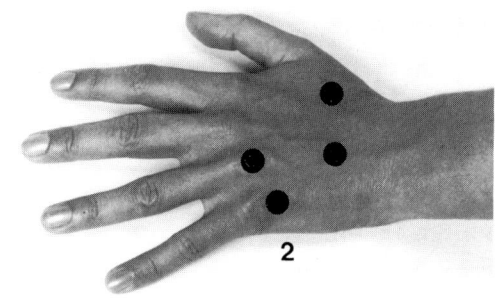

Punkt 2:
(Handreflexzone) — Handrücken
Besteht aus 4 Punkten:
A) Liegt auf dem Kleinfingergrundgelenk
B) und C) Liegen auf einer Linie Zeigefinger — Mittelfinger sowie Ringfinger — kleiner Finger.
D) Liegt auf dem Grundgelenk des Ringfingers.

ISCHIALGIE

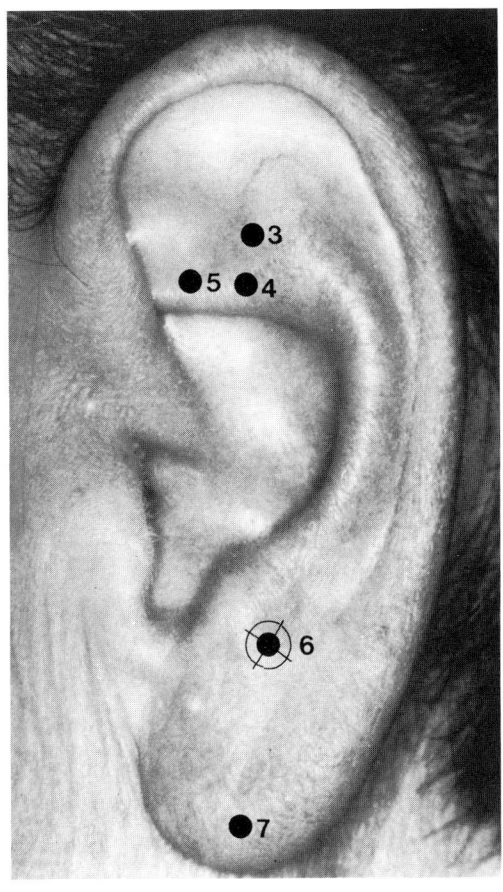

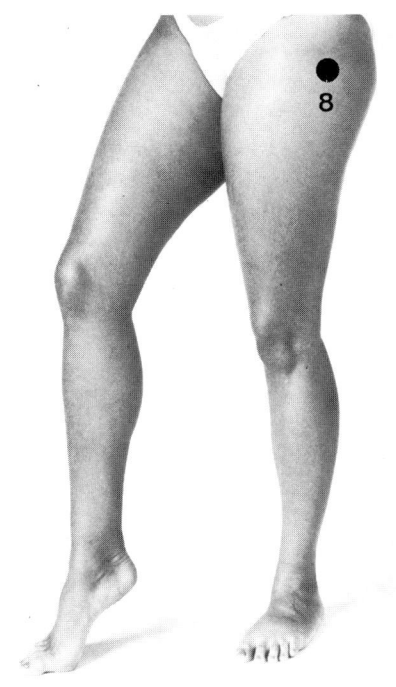

Punkt 8:
(Gallenblase 30) links und rechts
Liegt auf der höchsten Erhebung, die man am Hüftgelenk tastet.

Punkt 3: Ohrpunkt
Punkt 4: Ohrpunkt
Punkt 5: Ohrpunkt
Punkt 6: Ohrpunkt
Liegt auf der Innenseite des Ohres und ist ein Schmerzpunkt.
Punkt 7: Ohrpunkt

74 ISCHIALGIE

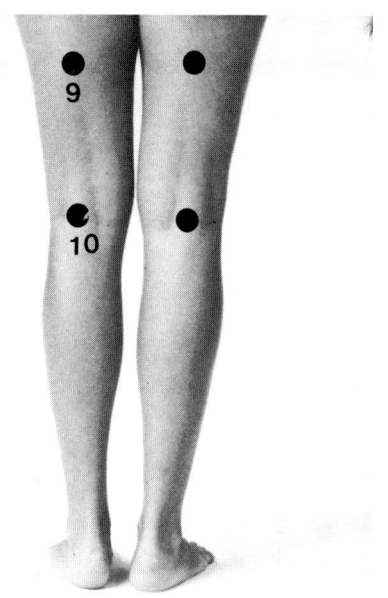

Punkt 9:
(Blase 51) links und rechts
Liegt 1 Handbreit unterhalb der Falte, die der Gesäßmuskel bildet.

Punkt 10:
(Blase 54) links und rechts
Liegt in der Mitte der Kniekehle.

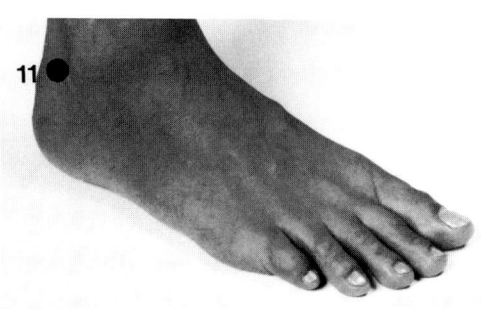

Punkt 11:
(Blase 60) links und rechts
Liegt an der Außenseite des Fußes zwischen der Knöchelspitze und der Achillessehne.

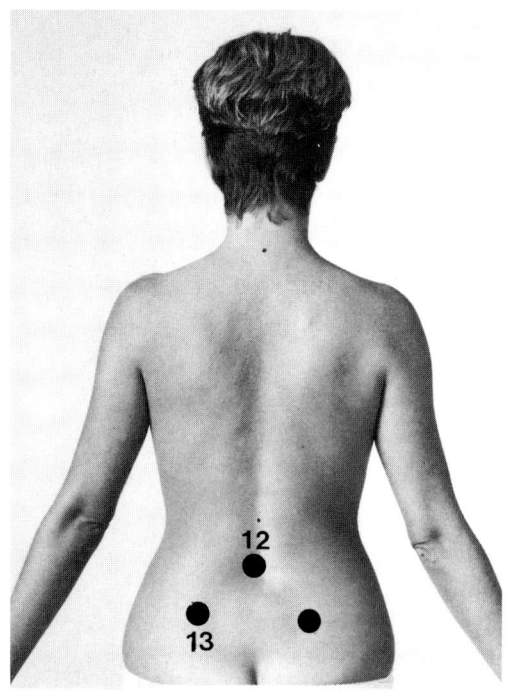

Punkt 12:
(L5 – S1)
Liegt auf der Mittellinie zwischen Dornfortsatz des 5. Lendenwirbels und dem Kreuzbein.

Punkt 13:
(Beckenpunkt)
Liegt auf der Kreuz-Darmbeinlinie in der Mitte.

ISCHIALGIE

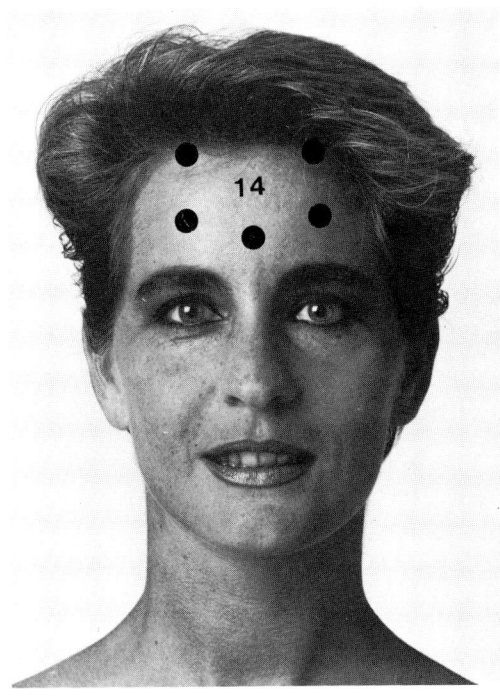
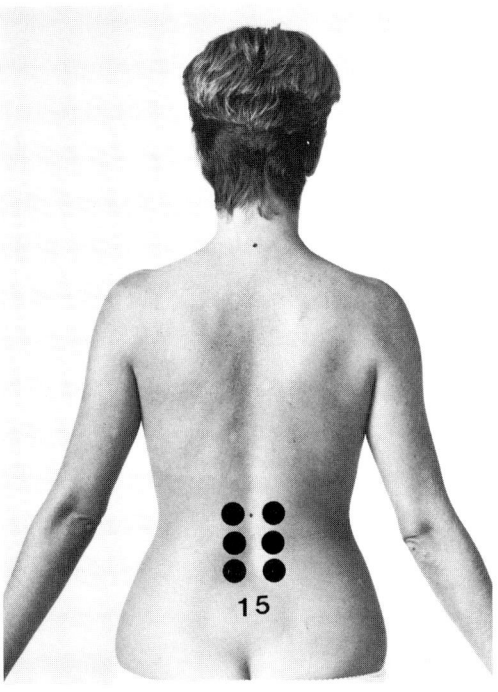

Punkt 14:
A. (Thalamuspunkt)
B. (Hypothalamuspunkt)
  Beide Punkte liegen auf einer Linie, die von der Mitte des Auges zum Haaransatz zieht.
C. (Limbisches System)
  Liegt 2 Querfinger oberhalb des Zwischenaugenbrauenpunktes und in der Verlängerung 1 Querfinger von der Haargrenze entfernt.

Punkt 15: (Paravertebral)

Die Punkte liegen 1 Querfinger von der Mitte der Wirbelsäule aus links und rechts.

76 NERVENSCHMERZEN DES ARMES (BRACHIALGIE)

Wie der Ischias, so sind die oft furchtbaren nervalen Schmerzen aus dem Schultergürtel in den Arm und bis in die Finger hinein von zermürbender Dauer. Ursachen liegen in der Regel in der Halswirbelsäule und in der oberen Brustwirbelsäule. Sehr oft lassen sich aber auch Herde und Fernstörungen aus dem gastrointestinalen Trakt und den Nierenbereichen als Ursache ausmachen. Die Punkte, die ich hier angebe, haben sich bewährt. Es kommt jedoch, wie bei der Ischiaserkrankung, auf die Geduld des Patienten an. In der Regel kann man darauf vertrauen, daß die Impulse des Akupunkt-Impulsers ein Abfließen der blockierten oder gestauten Energie herbeiführen werden und damit den Schmerz nehmen. Auch hier immer mit der gesunden Seite beginnen und 10 Impulse pro Punkt geben.

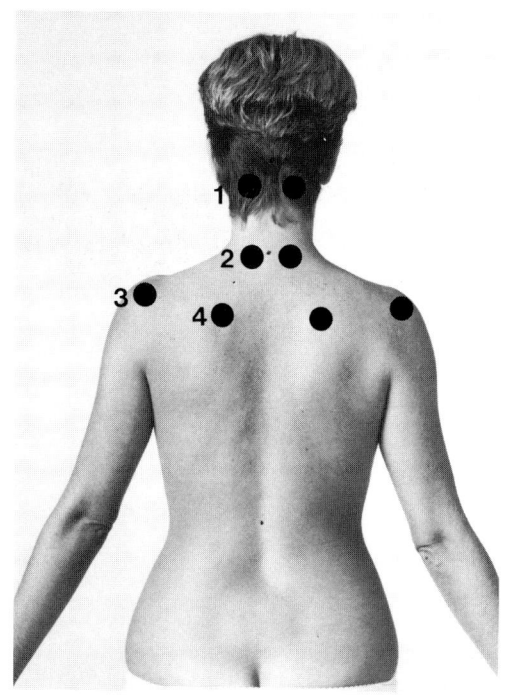

Punkt 1:
(1. HWS)
Liegt 1 Querfinger von der Mittellinie entfernt rechts und links zwischen 1. Halswirbel und dem Schädel.

Punkt 2:
(C 7), links und rechts
Liegt dort, wo die Halswirbelsäule die höchste Erhebung hat. Rechts und links ca. 1 Querfinger neben der Wirbelsäule.

Punkt 3:
(Dickdarm 15) links und rechts
Liegt am äußeren Schulterrand; hebt man den Arm bis zur Horizontalen, so liegt der Punkt genau in einer kleinen Mulde.

Punkt 4:
Liegt an der Spitze des Schulterblattes, welche zur Wirbelsäule zeigt.

NERVENSCHMERZEN DES ARMES (BRACHIALGIE)

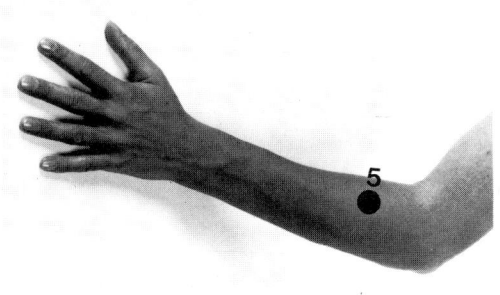
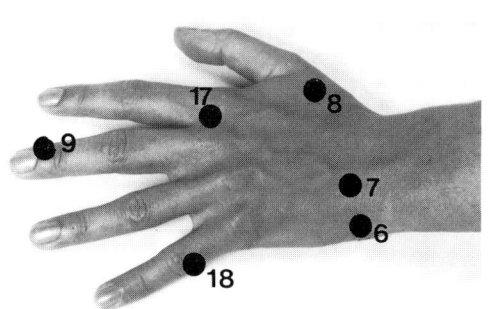

Punkt 5:
(Dickdarm 10) links und rechts
Liegt ca. 2 Querfinger unterhalb der Ellenbogenfalte (Außenseite). Der Punkt ist sehr schmerzempfindlich und daher sehr leicht zu finden.

Punkt 6:
(Dünndarm 4) links und rechts
Liegt am äußeren Rand der Hand. Man tastet dort einen kleinen Gelenkspalt.

Punkt 7:
(3E 4) links und rechts
Liegt auf der Handgelenksfalte des Handrückens zwischen Ringfinger und kleinem Finger.

Punkt 8:
(Dickdarm 4) links und rechts
Liegt an der Daumenseite des Zeigefingers in dem Winkel, wo die Mittelhandknochen von Daumen und Zeigefinger zusammenkommen.

Punkt 9:
(KS 9)
Liegt am Endglied des Mittelfingers auf der Daumenseite, 2 mm vom Nagelfalzwinkel entfernt.

Punkt 17 + 18:
(Handreflexzone)
Punkt 17 liegt an der Außenseite des Zeigefingergrundgelenks.
Punkt 18 liegt an der Außenseite Mittelgelenk kleiner Finger.

78 NERVENSCHMERZEN DES ARMES (BRACHIALGIE)

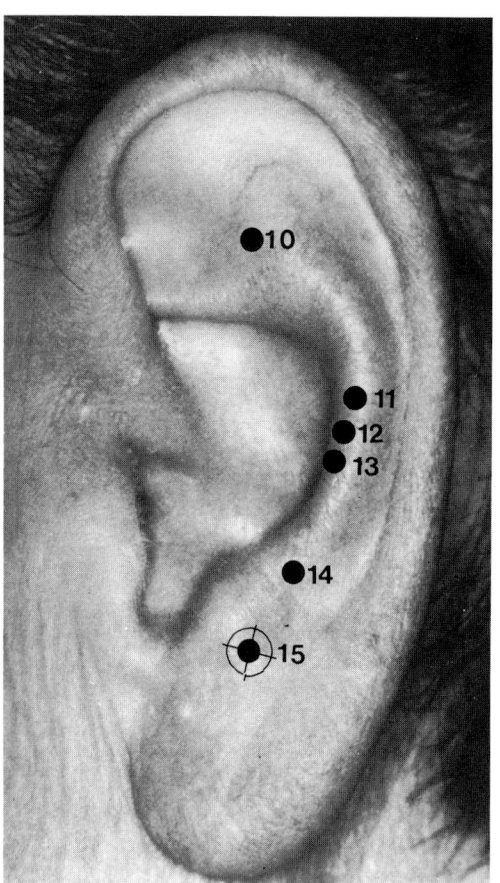

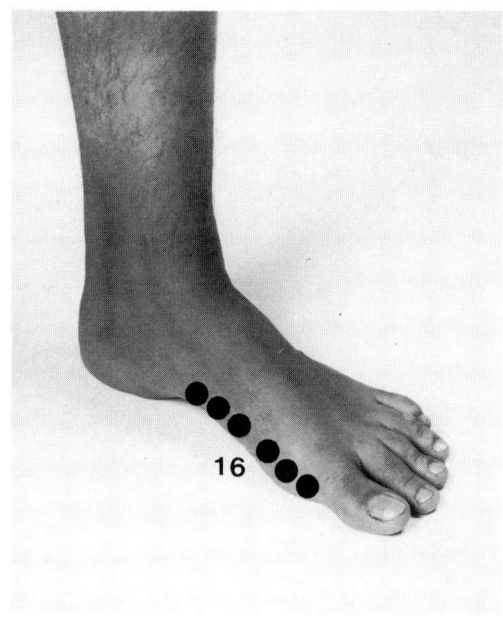

Punkt 16:
(Fußreflexzone)
Liegt an der Fußinnenseite am Großzehengrundgelenk und dort, wo sich die Längswölbung des Fußes befindet.

Punkt 10: Ohrpunkt
Punkt 11: Ohrpunkt
Punkt 12: Ohrpunkt
Punkt 13: Ohrpunkt
Punkt 14: Ohrpunkt
Punkt 15: Ohrpunkt (Liegt auf der Innenseite des Ohres)

Gelenkerkrankungen

1. **Stoffwechselaktivierung**
2. **Rheumatische Gelenkbeschwerden**
3. **Gichtische Gelenkbeschwerden**
4. **Arthrose**
5. **Tennisellenbogen**
6. **Vier-Punkte-Gelenkbehandlung**
7. **Allgemeine leichte Gelenkbeschwerden**
8. **Akuter Lumbago oder Hexenschuß**

GELENKERKRANKUNGEN

Auch die Gelenkerkrankungen gehören zu den verbreitetsten Krankheitsbildern. Hilfesuchende Menschen wenden sich deshalb zu Tausenden an Schulmediziner und Heilpraktiker.

Man unterscheidet die rheumatisch-entzündlichen Veränderungen, gichtische Gelenkentzündungen, Arthritis und Arthrosen. Alle haben aber eines gemeinsam: sie können nur entstehen durch Stoffwechselverschiebungen, Veränderungen der chemischen Fabrik des Körpers oder durch Herde, die hier eine besondere Rolle spielen. Abwehrschwächen sind ebenfalls mögliche Ursachen.

Grundsätzlich darf der Blick nicht auf dem oder den befallenen Gelenken alleine ruhen. Vielmehr ist es gerade bei dieser Art von Erkrankungen wichtig, das Zusammenspiel aller Kräfte in unserem Organismus zu beachten. Am Anfang steht die Überprüfung der Ernährungsgewohnheiten des Patienten. Süßigkeiten, zu viel Fleisch, Alkohol- und Nikotinabusus sind bei fast allen Patienten anzutreffen. Der Mülleimer wird immer mehr gefüllt und läuft irgendwann über, was dann eine allgemeine flächige Belastung zur Folge hat. Rheuma und Gelenkerkrankungen gehören grundsätzlich in die Hand des Arztes oder Heilpraktikers.

Trotzdem ist es besonders hier notwendig, daß der kranke Mensch mithilft, immerwährende Schmerzen und Bewegungseinschränkungen selbst zu lindern und abzubauen. Das kann er, indem er seine Ernährung radikal umstellt. Vollwertkost ist hier angezeigt. Der Verzicht auf Süßes und Alkohol ist dabei dringend erforderlich. Bäder und Packungen können zuhause durchgeführt werden, ebenso Gymnastik und Einreibungen. Der Satz eines bekannten deutschen Arztes paßt ganz besonders gut in dieses Kapitel: „Schmerz ist der Schrei des Gewebes nach flutender Energie".

Deshalb habe ich meine Therapie schon sehr früh mit den Anweisungen zur Selbstbehandlung gekoppelt. Die einfachen Manipulationen mit dem Akupunkt-Impulser sind hier besonders segensreich. Die Behandlung zuhause setzt nun nicht am einzelnen Gelenk an, sondern erkennt die Komplexität besonders bei Gelenkerkrankungen. Deshalb steht zunächst die Müllabfuhr des Körpers, die Lymphe, im Vordergrund. Man beginnt mit der beschriebenen energetischen Hygiene, die auf das Immunsystem und die Lymphe zielt. Diese führt man täglich ca. 2 Wochen lang durch. Danach kommt der zweite Schritt: die Behandlung von Stoffwechselpunkten mit besonderer Beziehung zu den Muskeln und Gelenken. Auch hier 14 Tage im täglichen Wechsel mit der Lymphhygiene therapieren. Erst nach 4 Wochen sollte die spezifische Gelenkbehandlung durchgeführt werden.

In den ersten 4 Wochen ist es notwendig, die Ernährung umzustellen und ausreichend (2 Liter Wasser tägl.) zu trinken. In der Regel vermindern sich die Beschwerden nach allen Beobachtungen in der Praxis in dieser Zeit oft schon ganz erheblich, so daß die gezielte, spezifische Gelenktherapie dann auf einen Körper trifft, dessen Regenerationsbereitschaft bereits ausgeprägt ist. Gehen Sie also nach folgendem Schema vor:

1. 14 Tage Lymphhygiene
2. 14 Tage im täglichen Wechsel Stoffwechselpunkte und die Punkte der Lymphhygiene.
3. Stellen Sie in dieser Zeit die Ernährung in Richtung Vollwertkost um. Essen Sie nichts Süßes, und trinken Sie keinen Alkohol: machen Sie heiße Leberwickel und auf eventuell entzündete Gelenke kühle Umschläge, oder reiben Sie die befallenen Gelenke mehrmals täglich mit Wildkräuteröl (St. Johanser, Gauting) ein.

STOFFWECHSELAKTIVIERUNG

4. Nach 4 Wochen können Sie dann die nachstehenden Punktkombinationen in Ihre Selbsttherapie einbauen, wobei je einmal wöchentlich die Lymphhygiene und die Stoffwechselkombination beibehalten werden.

Wenn Sie nun die nötige Geduld aufbringen, die man bei „Reparaturen" immer haben muß, so werden Sie mit großer Wahrscheinlichkeit die Schmerzen nicht nur lindern können, sondern sehr oft ganz verlieren.

(Lymphhygiene — siehe Seite 37)

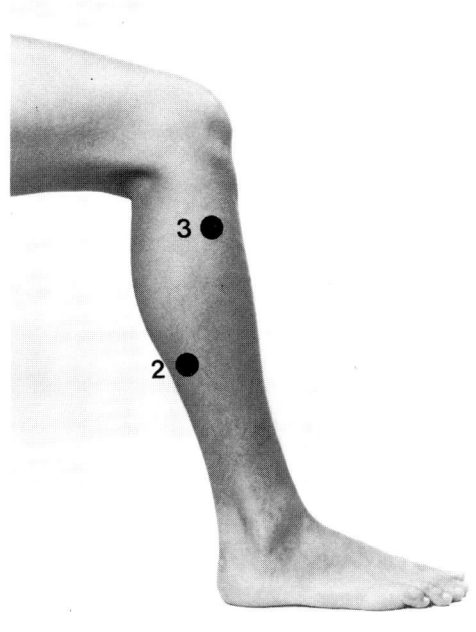

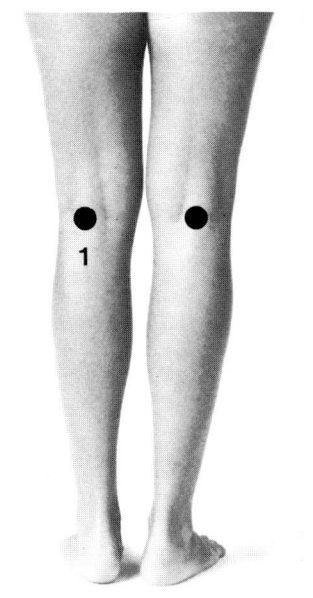

Punkt 2:
(Blase 58) links und rechts
Liegt in der Mitte der Wade an deren Außenseite.

Punkt 3:
(Magen 36) links und rechts
Dieser Punkt liegt an der Beinvorderseite, 3 Querfinger unterhalb des Knies in der Mitte auf dem Schienbein. Diesen Punkt findet man auch, wenn man die Handinnenfläche auf die Kniescheibe legt; dabei zeigt die Mittelfingerspitze auf diesen Punkt.

Punkt 1:
(Blase 54) links und rechts
Liegt in der Mitte der Kniekehle.

82 STOFFWECHSELAKTIVIERUNG

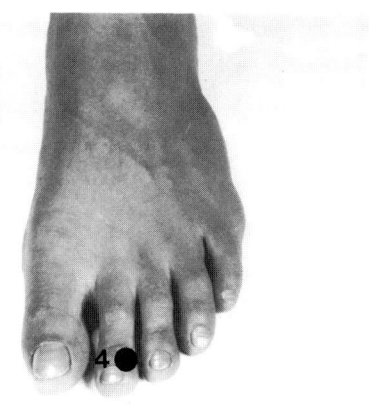

Punkt 4:
(Magen 45) links und rechts
Liegt am äußeren Nagelwinkel der 2. Zehe (Kleinzehenseite), ca. 2 mm schräg vom Nagelfalzwinkel entfernt.

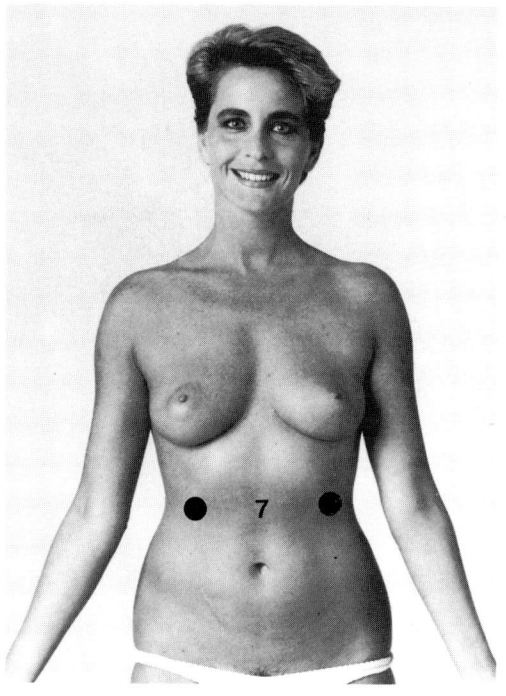

Punkt 7:
(Leber 13) links und rechts
Liegt an der 11. Rippe, etwas entfernt von deren freiem Ende.

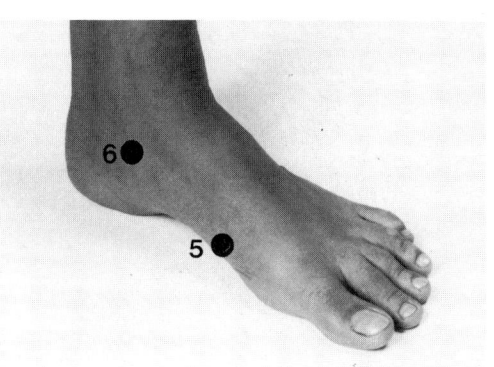

Punkt 5:
(Niere 2) links und rechts
Liegt ca. in der Mitte des Fußes, Innenseite
Punkt 6:
(Niere 6) links und rechts
Liegt ca. 1 Querfinger von der Knöchelspitze entfernt in Richtung große Zehe.

STOFFWECHSELAKTIVIERUNG

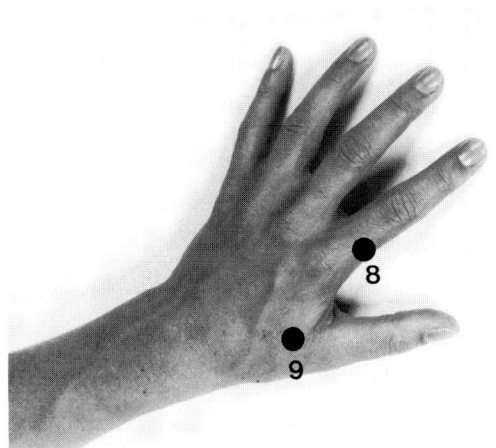

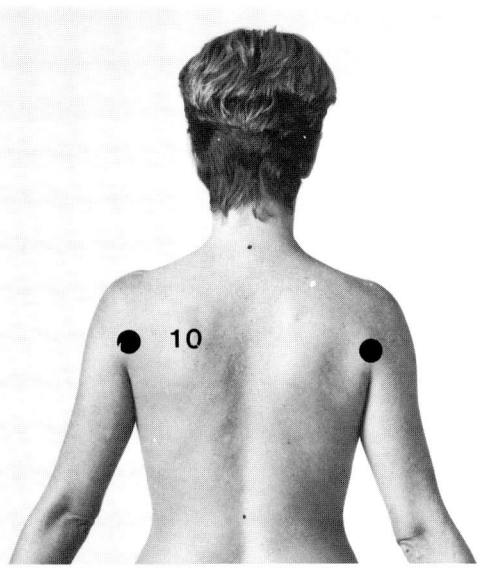

Punkt 8:
(Dickdarm 2) links und rechts
Liegt ca. 1 Querfinger vom Grundgelenk des Zeigefingers entfernt (Daumenseite).

Punkt 9:
(Dickdarm 4) links und rechts
Liegt an der Daumenseite des Zeigefingers in dem Winkel, wo die Mittelhandknochen von Daumen und Zeigefinger zusammenkommen.

Punkt 10:
(Dünndarm 9) links und rechts
Liegt 2 Querfinger oberhalb der Achselfalte.

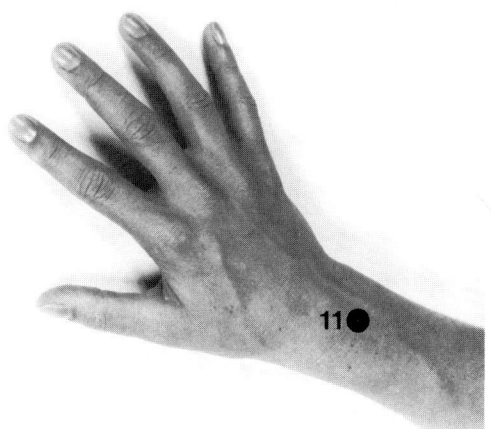

Punkt 11:
(3E 5) links und rechts
Liegt etwa 2½ Querfinger oberhalb der Handwurzelquerfalte, in der Mitte zwischen den Knochen Elle und Speiche.

RHEUMATISCHE GELENKBESCHWERDEN

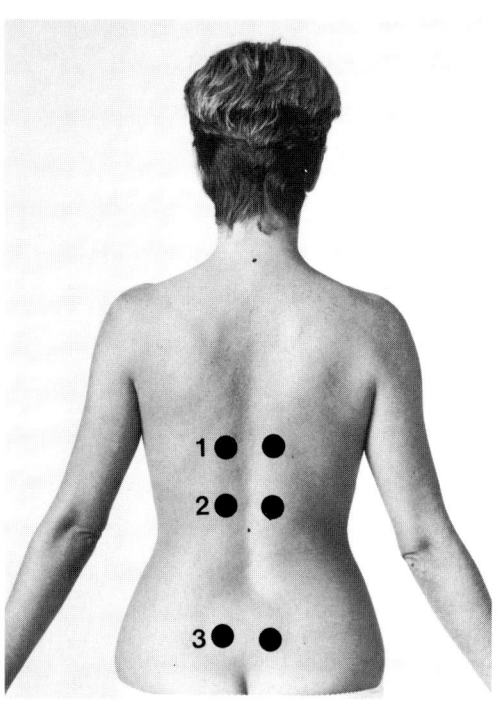

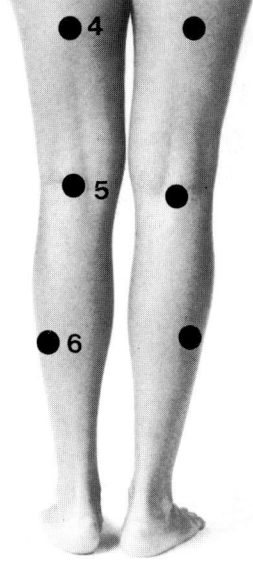

Punkt 1:
(Blase 17) links und rechts
Liegt im 7. Zwischenrippenraum 2 Querfinger von der Mittellinie entfernt.
Punkt 2:
(Blase 21) links und rechts
Liegt im 12. Zwischenrippenraum, 2 Querfinger von der Mittellinie entfernt.
Punkt 3:
(Blase 29) links und rechts
Liegt in Höhe des 3. Kreuzbeinloches, ca. 3 Querfinger von der Mittellinie entfernt.

Punkt 4:
(Blase 51) links und rechts
Liegt 1 Handbreit unterhalb der Falte, die der Gesäßmuskel bildet.
Punkt 5:
(Blase 54) links und rechts
Liegt in der Mitte der Kniekehle.
Punkt 6:
(Blase 58) links und rechts
Liegt in der Mitte der Wade an deren Außenseite.

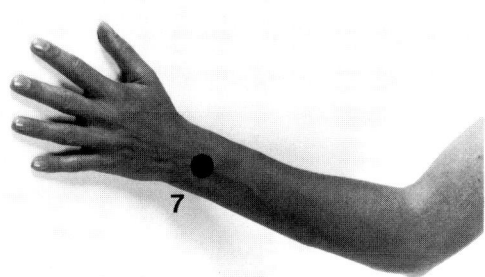

Punkt 7:
(3E 5) links und rechts
Der Punkt liegt etwa 2½ Querfinger oberhalb der Handwurzelquerfalte, in der Mitte zwischen den Knochen Elle und Speiche.

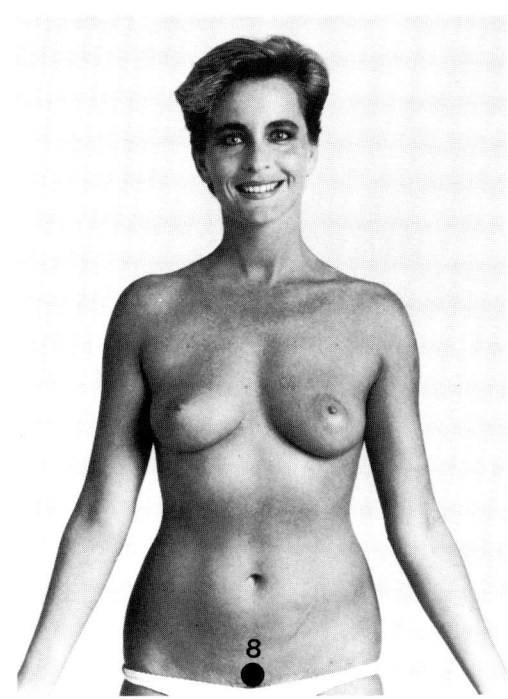

Punkt 8:
(KG 3)
Liegt 2 Querfinger oberhalb des Schambeines auf der Mittellinie.

86 GICHTISCHE GELENKBESCHWERDEN

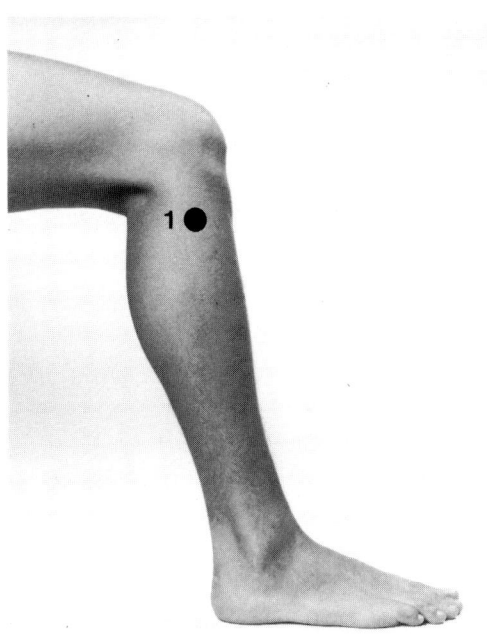

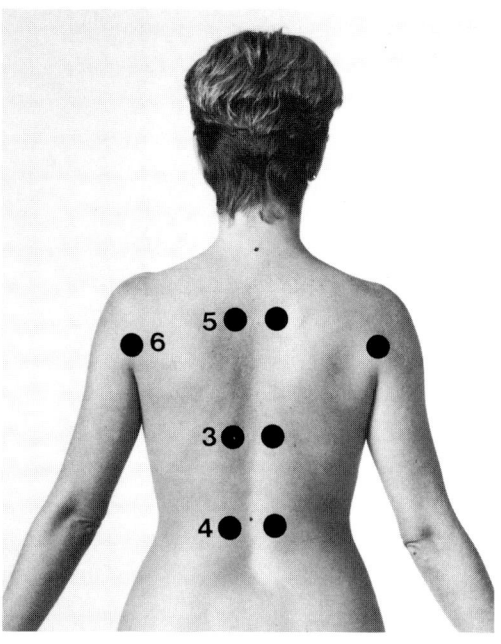

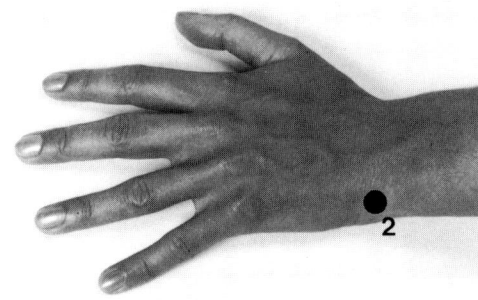

Punkt 1:
(Gallenblase 34) links und rechts
Liegt an der Außenseite des Unterschenkels, dort, wo bei gebeugtem Knie eine kleine Mulde entsteht.

Punkt 2:
(Dünndarm 4) links und rechts
Liegt am äußeren Rand der Hand; man tastet dort einen kleinen Gelenkspalt.

Punkt 3:
(Blase 18) links und rechts
Liegt im 9. Zwischenrippenraum 2 Querfinger von der Mittellinie entfernt.

Punkt 4:
(Blase 23) links und rechts
Liegt zwischen dem 2. und 3. Lendenwirbel, 2 Querfinger von der Mittellinie entfernt.

Punkt 5:
(Blase 13) links und rechts
Liegt 2 Querfinger entfernt von der Mittellinie im 3. Zwischenrippenraum.

Punkt 6:
(Dünndarm 9) links und rechts
Liegt 2 Querfinger oberhalb der Achselfalte.

GICHTISCHE GELENKBESCHWERDEN

ARTHROSE

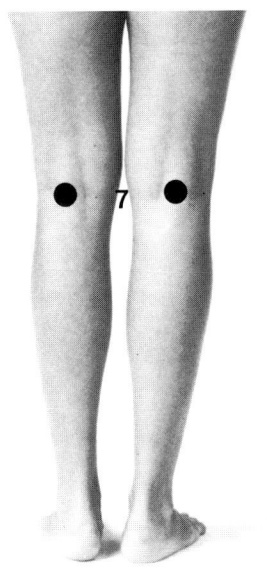

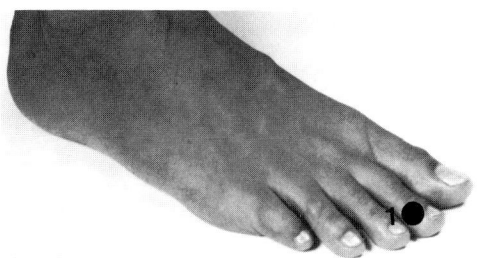

Punkt 1:
(Magen 45) links und rechts
Liegt am äußeren Nagelwinkel der 2. Zehe (Kleinzehenseite), ca. 2 mm schräg vom Nagelfalzwinkel entfernt.

Punkt 7:
(Blase 54) links und rechts
Liegt in der Mitte der Kniekehle.

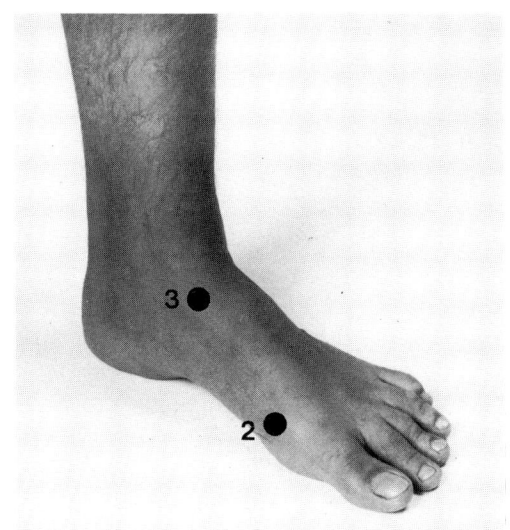

Punkt 2:
(MP 3) links und rechts
Liegt an der Innenseite des Fußes, ca. 1. Querfinger vom Großzehengrundgelenk entfernt.

Punkt 3:
(MP 5) links und rechts
Liegt ca. 2 Querfinger unterhalb des Fußgelenks auf der Innenkante des Fußrückens.

88 ARTHROSE

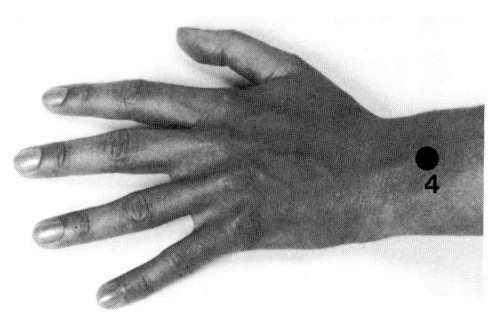

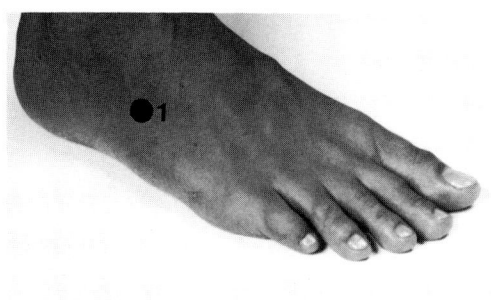

Punkt 4: (3E 5) links und rechts
Liegt etwa 2½ Querfinger oberhalb der Handwurzelquerfalte in der Mitte zwischen den Knochen Elle und Speiche.

Punkt 1:
(Gbl 41) links und rechts
Liegt auf dem Fußrücken zwischen den Fußwurzelknochen der 4. und 5. Zehe, an deren oberem Ende.

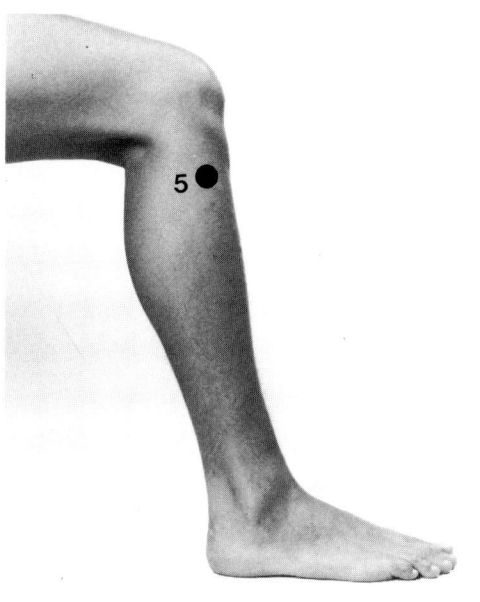

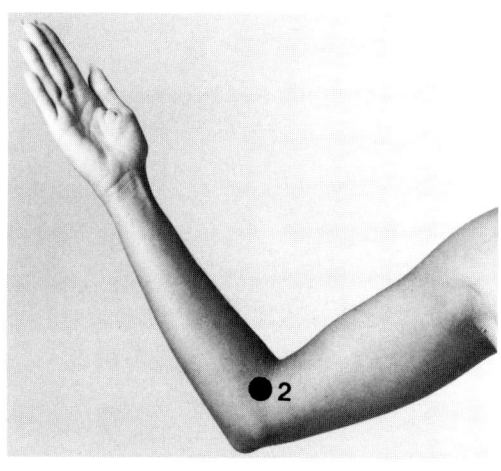

Punkt 5: (Magen 36) links und rechts
Liegt an der Beinvorderseite, 3 Querfinger unterhalb des Knies in der Mitte auf dem Schienbein. Diesen Punkt findet man auch, wenn man die Handinnenfläche auf die Kniescheibe legt; dabei zeigt die Mittelfingerspitze auf diesen Punkt.

Punkt 2:
(He 3) links und rechts
Liegt bei angewinkeltem Unterarm am äußeren Ende der Ellenbogenfalte.

TENNISARM

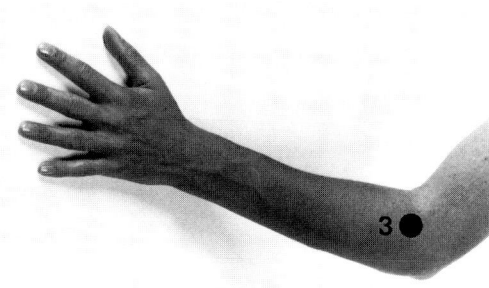

Punkt 3:
(Di 11) links und rechts
Liegt am Ende der äußeren Ellenbogenfalte.

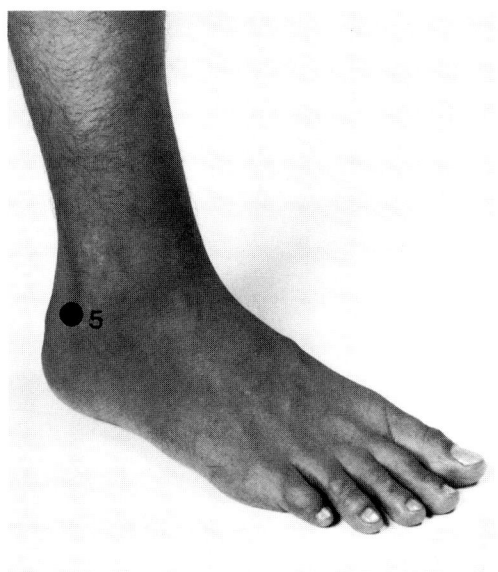

Punkt 5: (Bl 60) links und rechts
Liegt an der Außenseite des Fußes zwischen der Knöchelspitze und der Achillessehne.

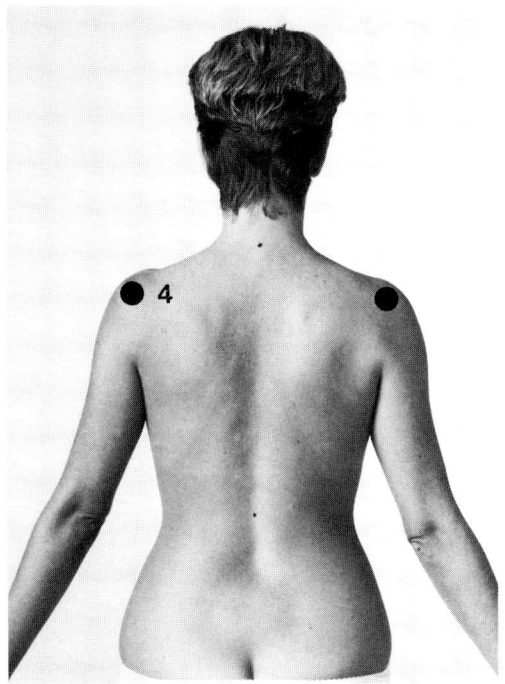

Punkt 4:
(Di 15) links und rechts
Liegt am äußeren Schulterrand. Hebt man den Arm bis zur Horizontalen, so liegt der Punkt genau in einer kleinen Mulde.

TENNISARM

VIER-PUNKTE-GELENKBEHANDLUNG

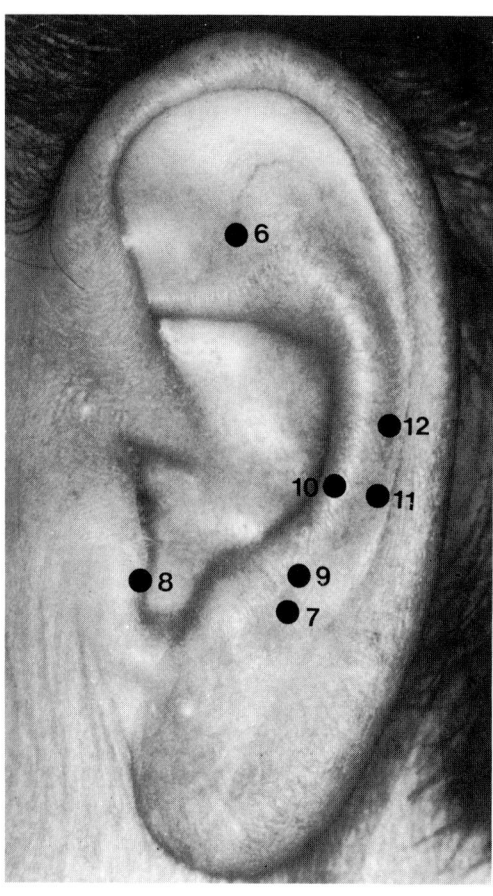

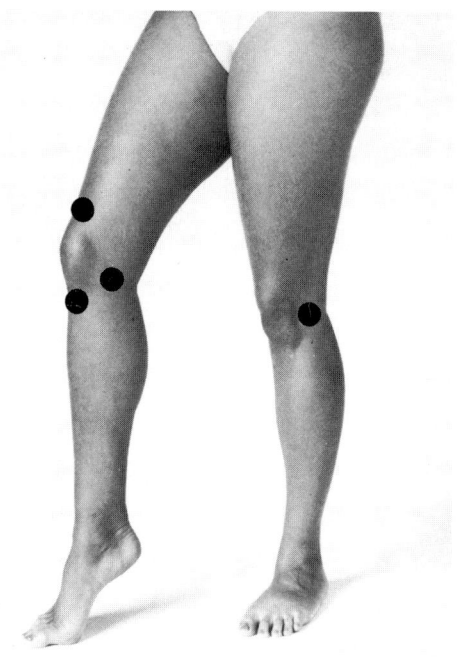

Punkt 6: Ohrpunkt
Punkt 7: Ohrpunkt
Punkt 8: Ohrpunkt
Punkt 9: Ohrpunkt
Punkt 10: Ohrpunkt
Punkt 11: Ohrpunkt
Punkt 12: Ohrpunkt

Besonders gut eigenen sich diese Punkte für Menschen, die ihren entsprechenden Arm immer stark belasten (Tennisspieler). Hier kann die Behandlung auch als vorbeugende Maßnahme durchgeführt werden.

Bei Verschleißerkrankungen der Gelenke, also ohne akute Entzündung, habe ich bei meinen Arbeiten zur Farbpunktur eine neue Punktkombination gefunden. Diese Punkte zeigen sich in Rhombenform, wobei immer nur ein Punkt besonders schmerzt. Das hier gezeigte Beispiel in bezug auf das Kniegelenk soll dies verdeutlichen. Man tastet also, wie es die Skizze zeigt, die 4 Punkte ab und markiert die schmerzenden Stellen. Die 3 Punkte, die weniger weh tun, behandelt man vorrangig, indem man sie 10 mal pro Punkt stimuliert und diese Maßnahme im Abstand von 3 Minuten zweimal wiederholt. Zum Schluß gibt man auf den einen besonders schmerzhaften Punkt noch 10 Impulse und schließt damit die Therapie ab. Die Arthrosenbehandlung kann täglich bis zur Besserung wiederholt werden. Je mehr sich der Zustand des Gelenks bessert, desto größer werden die Abstände der einzelnen Behandlungen.

ALLGEMEINE LEICHTE GELENKBESCHWERDEN

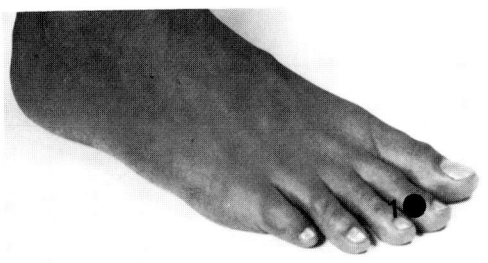

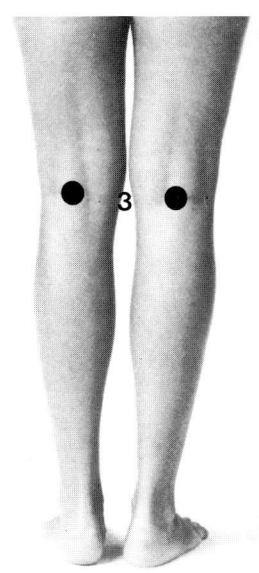

Punkt 1:
(Magen 45) links und rechts
Liegt am äußeren Nagelwinkel der 2. Zehe (Kleinzehenseite), ca. 2 mm schräg vom Nagelfalzwinkel entfernt.

Punkt 3:
(Blase 54) links und rechts
Liegt in der Mitte der Kniekehle.

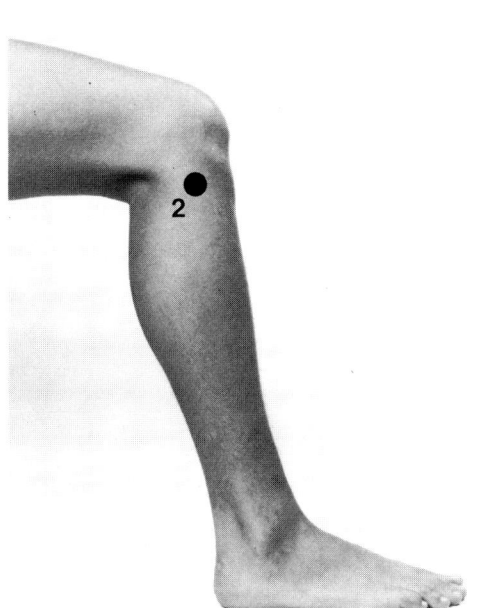

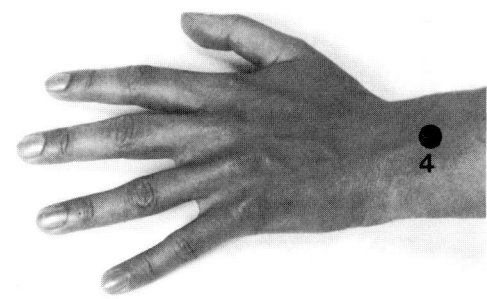

Punkt 2:
(Gallenblase 34) links und rechts
Liegt an der Außenseite des Unterschenkels dort, wo bei gebeugtem Knie eine kleine Mulde entsteht.

Punkt 4:
(3E 5) links und rechts
Liegt etwa 2½ Querfinger oberhalb der Handwurzelquerfalte in der Mitte zwischen den Knochen Elle und Speiche.

AKUTER LUMBAGO ODER HEXENSCHUSS

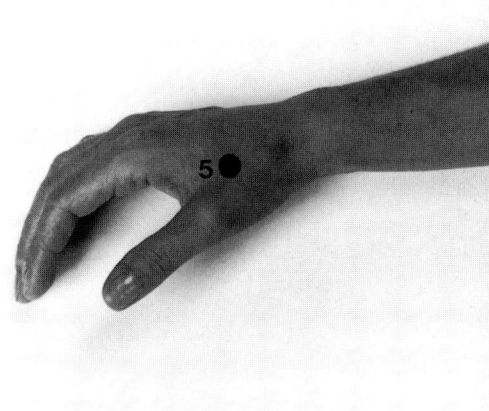

Punkt 5:
(Dickdarm 4) links und rechts
Liegt an der Daumenseite des Zeigefingers in dem Winkel, wo die Mittelhandknochen von Daumen und Zeigefinger zusammenkommen.

Der plötzliche Schmerzanfall in den unteren Rückenpartien ist vielen Menschen bekannt. Wurde man einmal damit konfrontiert, vergißt man diese akuten Beschwerden nicht so schnell. Vielleicht hat man schlecht gelegen, sich verhoben oder sich aber verkühlt. Sofortmaßnahme ist das Impulsen der nachstehenden Punkte. Helfen kann man sich auch, indem man sich in eine bestimmte Lage begibt, wie es die Skizze auf Seite 94 verdeutlichen soll. Eventuell sollte sofort das Kreuz und die Lendenwirbelsäule gewärmt werden, vielleicht so, wie es unsere Großmütter bereits getan haben – mit ein paar abgekochten Kartoffeln. Auch das Wildkräuteröl St. Johanser ist dabei sehr hilfreich.

Die Punkte für den akuten Fall sind:

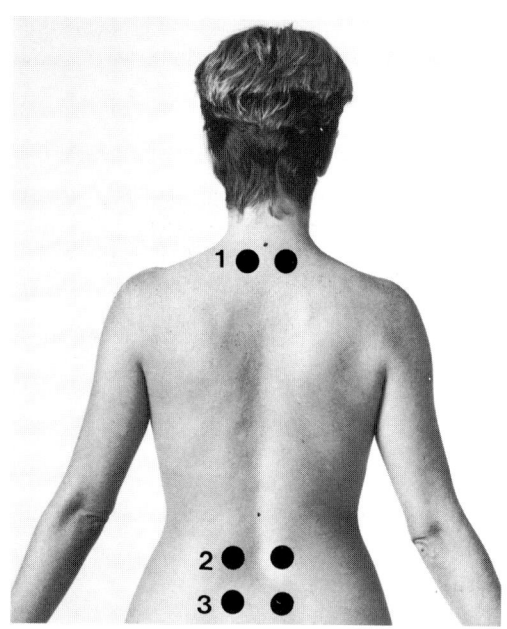

Punkt 1:
(Blase 11) links und rechts
Liegt 2 Querfinger von der Mittellinie entfernt im 1. Zwischenrippenraum.

Punkt 2:
(Blase 25) links und rechts
Liegt zwischen dem 4. und 5. Lendenwirbel, 2 Querfinger von der Mittellinie entfernt.
Punkt 3:
(Blase 31) links und rechts
Liegt an der Innenseite des 1. Sakralloches.

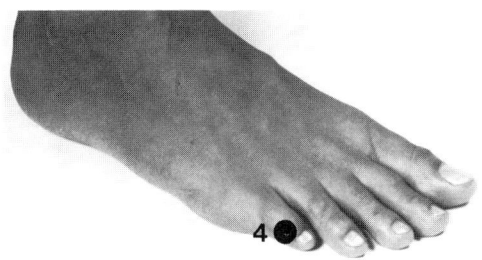

Punkt 4:
(Blase 67) links und rechts
Liegt am äußeren Nagelfalz der kleinen Zehe, 2 mm vom äußeren Nagelfalzwinkel entfernt.

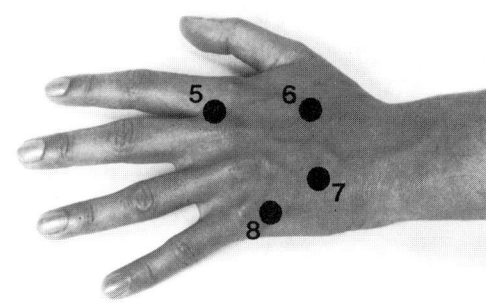

Punkt 5:
(Schwimmfalte) links und rechts
Liegt zwischen Zeigefinger und Mittelfinger.
Punkt 6 + 7:
Diese Punkte liegen auf dem Handrücken auf der Linie Zeigefinger — Mittelfinger und Ringfinger — kleiner Finger.
Punkt 8:
Dieser Punkt liegt auf dem Kleinfingergrundgelenk.

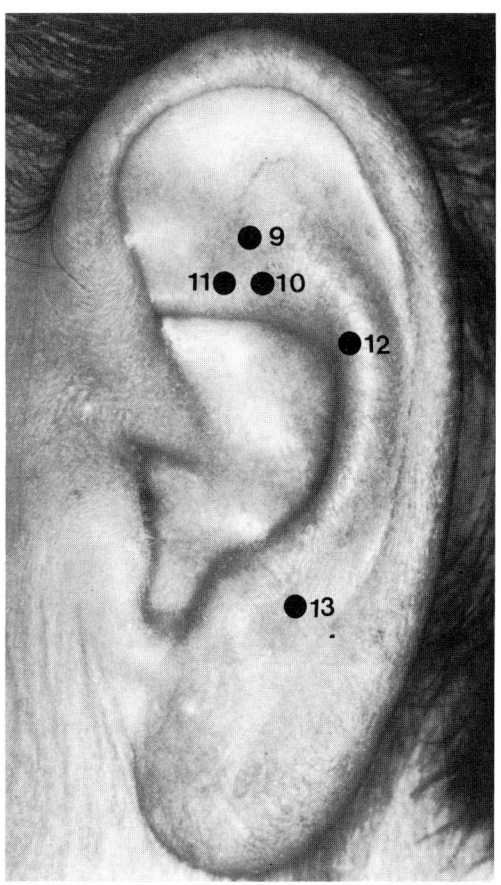

Punkt 9: Ohrpunkt
Punkt 10: Ohrpunkt
Punkt 11: Ohrpunkt
Punkt 12: Ohrpunkt
Punkt 13: Ohrpunkt

Man gibt der Reihenfolge nach 10 Impulse pro Punkt und wiederholt 3 bis 4 mal. Liegt jedoch ein nachweislicher Schaden der Bandscheibe vor und sollen die Beschwerden zunächst konservativ behandelt werden, gibt man folgende Punkte hinzu:

94 AKUTER LUMBAGO ODER HEXENSCHUSS

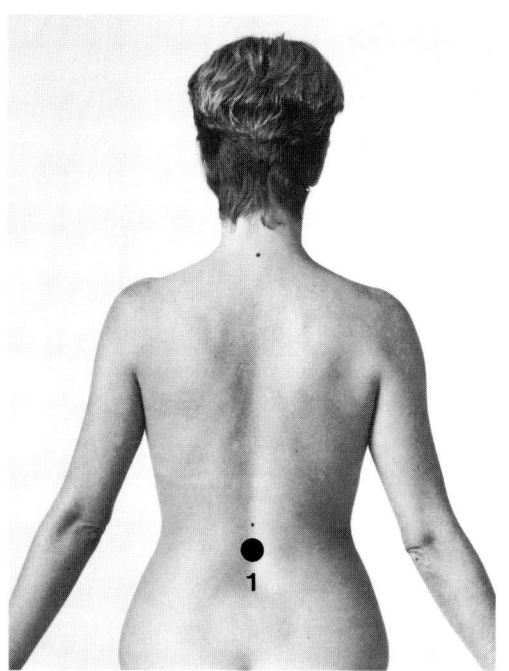

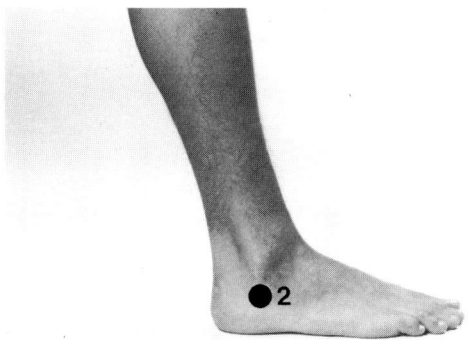

Punkt 2:
(Blase 62) links und rechts
Liegt 2 Querfinger unterhalb des äußeren Knöchels.

Punkt 1:
(GG 4)
Liegt auf dem Dornfortsatz des 2. Lendenwirbels.

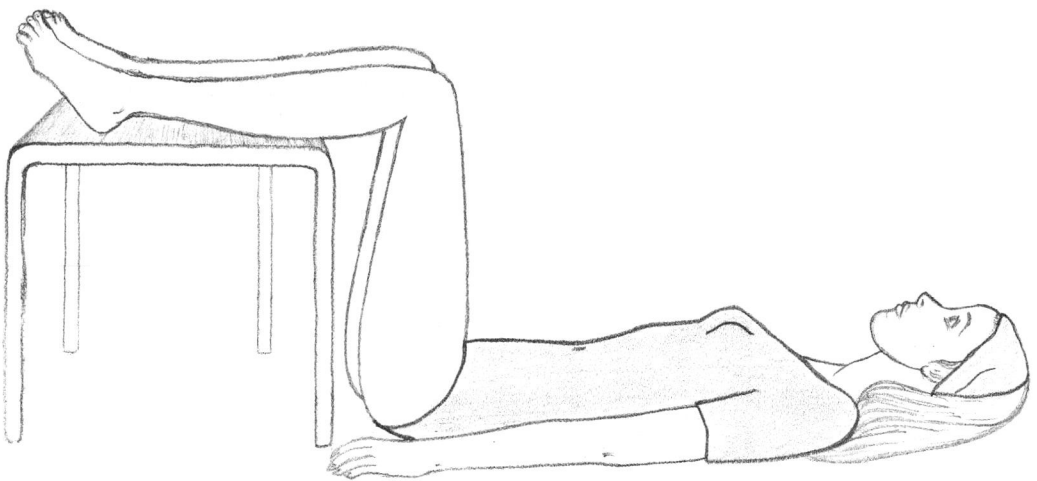

Lagerung bei akutem Lumbago

Nun habe ich im Vorhergehenden die Anwendung des Akupunkt-Impulsers anhand von besonders häufigen Krankheiten und Schmerzformen erklärt.

Im zweiten Teil nun eine weitere Reihe von alltäglich vorkommenden Unregelmäßigkeiten, die für eine Behandlung mit dem Akupunkt-Impulser in Frage kommen. Wichtig ist, daß Sie sich an die Anweisungen halten, die Impulsfolge nach der angegebenen Numerierung einhalten und eventuell Wiederholungen durchführen. Denken Sie aber auch daran, daß mehr zur Gesundheit gehört als die allgemeine Regulation der energetischen Potentiale. Wohlbefinden hat auch mit vielen anderen Komponenten zu tun, auf die man zwar durch die Stimulierung mit dem Akupunkt-Impulser einwirken kann, aber die auch durch den Menschen geübt werden müssen. Ernährungsgewohnheiten, übertriebener Egoismus sich selbst und anderen gegenüber sowie immerwährendes vegetatives Fehlverhalten müssen abgebaut werden. Selbst die beste Therapie kann ohne den Willen des kranken Menschen zur Veränderung nichts erreichen. Es ist deshalb notwendig, sich Gesundheit vorstellen zu können. Glück und Zufriedenheit und eine gewisse Demut gegenüber allen anderen Individuen sollten erstrebenswerte Ziele für den Menschen sein. Sich Gedanken machen über die Schöpfung, gleichgültig, welchem Glauben man angehört, ist — wie ich glaube — ebenso Pflicht des Menschen. Das harmonische Leben ist gefordert, ebenso wie der Abbau von Feindbildern und Aggressionen. „Das, was ich denke, das bin ich" — lautet der alte Satz. Und hüten wir uns vor permanent schlechten Gedanken; wir werden daran zugrunde gehen.

Nun will ich in keinem Fall dieses Buch zu einem Missionarswerk umgestalten. Es ist dazu da, energetische Potentiale zu regulieren und zu beruhigen. Das energetische System aber ist, ebenso wie die Materie, ohne Substanz, wenn nicht die immateriellen Informationen — woher sie auch letztlich stammen mögen — es zu dem Leben erwecken, das unser Sein dann erst möglich macht. Es ist müßig, danach zu fragen, woher diese Informationen stammen. Ich glaube, sie werden bei jedem Menschen harmonisch dem Energiesystem übergeben, sind also so angelegt, daß im Prinzip Unregelmäßigkeiten oder Krankheit unmöglich sind.

So fragte ein chinesischer Schüler seinen Meister: „Was eigentlich ist Krankheit?" — Die Antwort des Meisters möchte ich an den Schluß dieses ersten Teiles setzen:

„Krankheit ist ein Gedanke."

Der zweite Teil dieses Buches beschäftigt sich mit Erkrankungen, die in der Bevölkerung häufig anzutreffen sind. Die meisten von ihnen werden als chronisch eingestuft, und demnach ist der Medikamentenverbrauch hier auch besonders groß.

Ich verzichte bewußt auf langatmige Beschreibungen der einzelnen Symptombilder und stelle die Behandlung mit dem Akupunkt-Impulser in den Vordergrund.

Es scheint mir wichtig, daß die Punkte und Zonen möglichst genau gefunden werden. Dies ist deshalb einfach, weil sie auf Druck schmerzhaft reagieren. Tasten Sie also das Areal der markierten Punkte und Zonen mit dem dem PM 2001 beiliegenden Stab ab, und nehmen Sie die empfindliche Stelle zur Therapie.

Geben Sie nach der Numerierung 10 Impulse pro Punkt; beginnen Sie auf der linken Seite. Es kommt wie bei allem auf die Regelmäßigkeit der Behandlungen an. Faustregel ist, daß bei vorhandenen Beschwerden täglich, eventuell sogar zweimal pro Tag behandelt werden kann, um dann, wenn die Schmerzen nachlassen, die Abstände zu erweitern. Hat man dann keine Belastungen mehr, so hält man sich an die energetische Hygiene, um so den schmerzfreien oder ausgeglichenen Zustand zu erhalten.

Beginnen Sie also am besten jetzt gleich, Ihr Leben zu beeinflussen, um es so noch gesünder und fröhlicher zu machen.

Vegetative Erkrankungen

1. Stimmungswechsel – Lampenfieber
2. Angstzustände
3. Depressionen
4. Globusgefühl
5. Allgemeine Arteriosklerose
6. Schwindelzustände
7. Bettnässen
8. Entwicklungsstörungen bei Kindern

VEGETATIVE ERKRANKUNGEN

In einer Zeit, da Streß, Business, Umweltschäden, Fernsehen und Vergnügen dominieren, sind die Belastungen der menschlichen Psyche sehr groß. Es ist deshalb auch nicht verwunderlich, daß vegetative Entgleisungen an der Tagesordnung sind. Ob es einfache Verstimmungen sind oder ob es sich um schwerste seelische Entgleisungen handelt — immer ist der Betroffene in seinem Lebensgefühl gestört, oft findet er es sogar sinnlos weiterzuleben.

Unruhe und Angst bis hin zu Depressionen sind schon bei Kindern weitverbreitete Erkrankungen, die man sehr ernst nehmen muß, bedenkt man, wieviel Unglück sie über ganze Familien bringen können.

Das „Auge um Auge — Zahn um Zahn"-Prinzip dominiert in der Leistungsgesellschaft, auch wenn dies verschleiert und oft gut verpackt ist. Auf der Strecke bleiben dann diejenigen, die dem Streß der Ansprüche nicht gewachsen sind. Die Folgen sind deutlich zu erkennen. Von zerrütteten Familien bis zu den Süchten zerpflügt die seelische Not der Menschen das Feld, welches wir Leben nennen.

Leben sollte glücklich verlaufen, im Einklang mit der Umgebung. Was aber tun, wenn die Umgebung es nicht will, wenn sie stärker ist als man selbst! Resignieren würde Verlust des Lebens bedeuten, resignieren führt direkt in den Abgrund, der Angst, Not und Depression heißt.

Natürlich gibt es sehr viele sensible Menschen, die nicht über die Haut eines Elefanten verfügen. Eigentlich könnten es die glücklichsten Menschen sein, wenn sie sich nicht in den Strudel eines schablonierten Lebens ziehen lassen würden. Sensibilität und Empfindungsfähigkeit — wohl dem, der diese Gaben hat. Er muß nicht gedankenlos über Leichen gehen, sondern kann dem Fühlen vertrauen. Ein solcher Mensch jedoch sollte besonders darauf achten, daß die Umwelt ihn nicht auffrißt. Er kann es, indem er aufkommende Verstimmungen im Keim erstickt, Ängstlichkeit und Unruhe keine Chance gibt. Sein seelisch schwaches System ist keine Strafe für ihn, sondern ein Geschenk. Er muß es nur immer wieder ausgleichen. Nun kann die Akupunkt-Impulstherapie die Seele nicht verändern. Sie kann auch nicht aus einem Empfindungsnaturell einen kalten, berechnenden Menschen machen. Sie kann aber Entgleisungen durch die Regulierung der fließenden Energie und die fehlgeleiteten Informationen ausgleichen. Regulation und Ausgleich werden nicht nur zur dauernden Harmonisierung beitragen, sondern auch dazu dienen, daß der vegetativ entgleiste Mensch immer besser mit seiner Umgebung zurechtkommt und dadurch in sich stärker wird. Er kann dann seine Umwelt mit anderen Augen sehen und entsprechend reagieren.

Vegetative Erkrankungen sind meiner Meinung nach untrennbar mit den hormonellen Funktionen des Körpers gekoppelt. Lange Jahre der Forschung mit den sichtbar gemachten Informationen unseres Lebens durch den Kirlian-Effekt haben mir gezeigt, daß es immer einen Zusammenhang des innersekretorischen Systems unseres Körpers und der Psyche gibt.

Deshalb sind auch in meiner Praxis vegetative Veränderungen ohne eine Therapie des Drüsensystems undenkbar. Ich bezeichne die Verbindung beider Systeme als „Scheibenwischerfunktion", wobei es dann unnötig ist zu fragen, ob das Ei oder die Henne früher da waren. Das eine bedingt das andere. Denken wir an die klimakterischen Syndrome mit den oft furchtbaren Entgleisungen der Psyche, die mit der Veränderung des Hormonellen ebenso einhergehen wie die kindlichen pubertären vegetativen Störungen.

Zusätzlich zur Akupunkt-Impuls-Therapie sollten die belasteten Menschen andere Übungen durchführen, von autogenem Training über die Meditation zu den Steuerungsbehandlungen der Farbklangtherapie. Es stehen so viele Möglichkeiten zur Verfügung. Die Akupunkt-Impuls-Therapie ist nur eine davon; sie ist jedoch in der Lage, durch Regulation der fließenden informativen Energie Auslöser für ein ausgeglichenes Leben zu sein.

Bei der Behandlung beginnt man mit der Steuerungstherapie der energetischen Hygiene, führt diese 8 Tage einmal täglich mit dreimaliger Wiederholung durch.
Danach nimmt man je nachdem eine der nachstehend aufgeführten Indikationen in das tägliche Programm auf.
Auch hier gilt wieder: Je besser der Zustand und das Befinden, je größer kann der Abstand der einzelnen Behandlungen gewählt werden. Denken Sie jedoch daran, daß sich das ganze Leben ändern muß. Ausreichende Bewegung, richtiges Atmen sind ebenso wichtig wie meditative Techniken.

Auch die Freude am Leben, an der so vielfältigen Schöpfung, muß wieder gelernt werden. Es ist sicher nicht leicht, aber wer den Weg der Freude beschreitet, der wird auch belohnt werden — belohnt durch friedliches, harmonisches Leben voller Glück und ohne Angst.

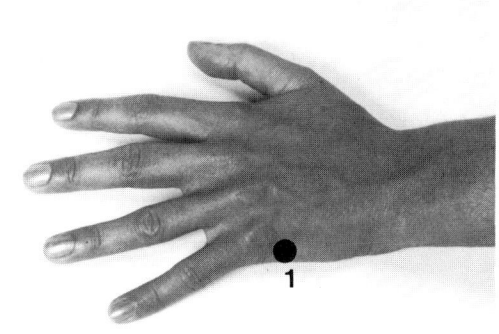

Punkt 1:
(Dü 3) links und rechts
Liegt an der Handaußenseite, entsteht bei leichtem Faustschluß direkt am Ende der Falte.

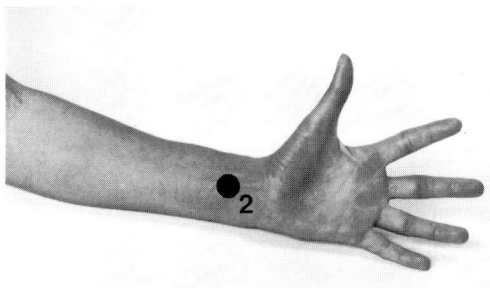

Punkt 2:
(KS 6) links und rechts
Liegt 3 Querfinger oberhalb der Handgelenksfalte, an der Innenseite des Unterarms.

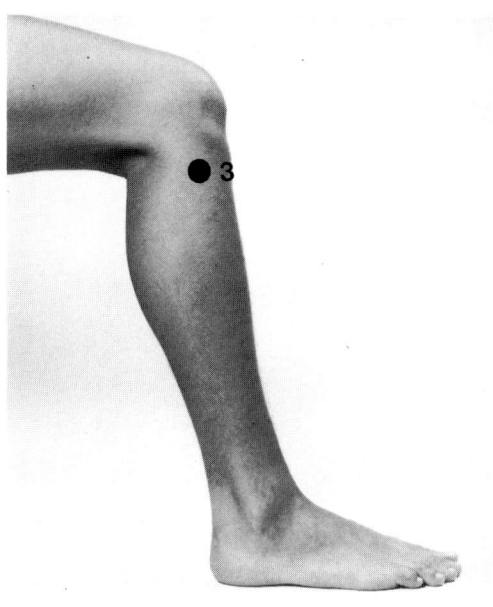

Punkt 3:
(Gbl 34) links und rechts
Liegt an der Außenseite des Unterschenkels, dort wo beim Anwinkeln des Knies eine Mulde entsteht.

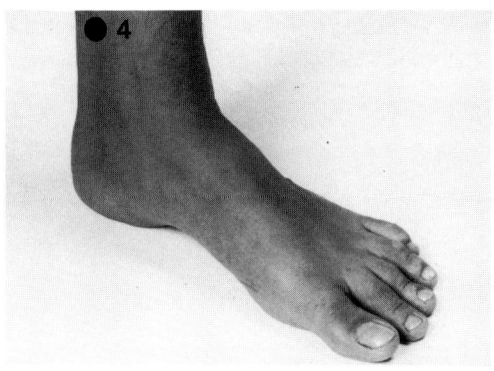

Punkt 4:
(Ni 7) links und rechts
Liegt 2 Querfinger oberhalb des Innenknöchels, ca. 1 Querfinger von der Mitte nach außen.

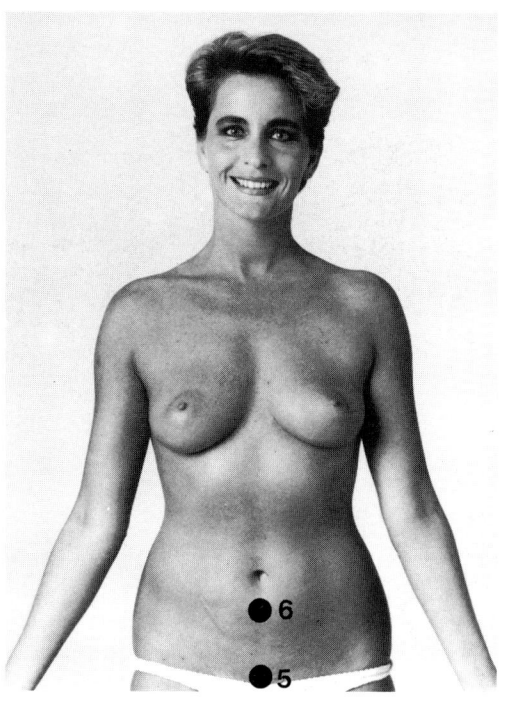

Punkt 5:
(KG 3)
Liegt 2 Querfinger oberhalb des Schambeines auf der Mittellinie.

Punkt 6:
(KG 6)
Liegt ca. 2 Querfinger unterhalb des Nabels.

ANGSTZUSTÄNDE

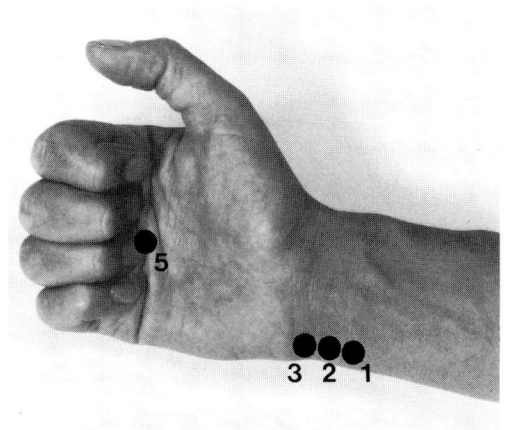

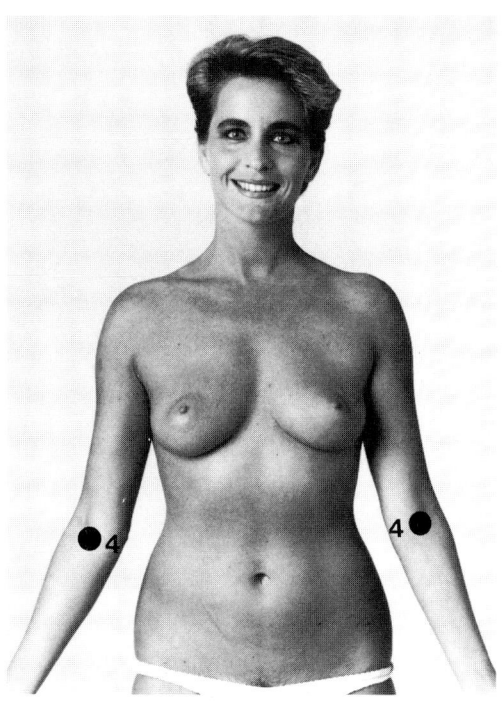

Punkt 1:
(He 5) links und rechts
Liegt 1 Querfinger oberhalb der Handgelenklinie an der Innenseite des Unterarms.

Punkt 2:
(He 6) links und rechts
Liegt ½ Querfinger oberhalb der Handgelenkslinie an der Innenseite des Unterarms.

Punkt 3:
(He 7) links und rechts
Liegt auf der 1. Handgelenkslinie.

Punkt 5:
(KS 8) links und rechts
Bei Faustschluß liegt der Punkt zwischen den Fingerspitzen von Ring- und Mittelfinger auf der Innenhand.

Punkt 4:
(KS 3) links und rechts
Den Punkt findet man in der Ellenbeuge an der Innenseite (Kleinfingerseite) der Vene des Musculus biceps.

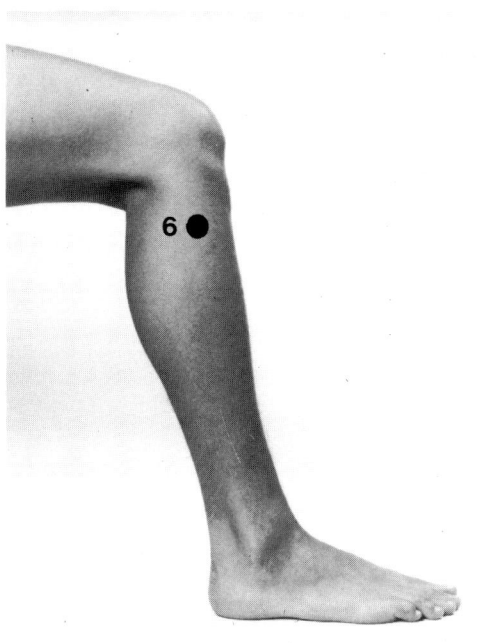

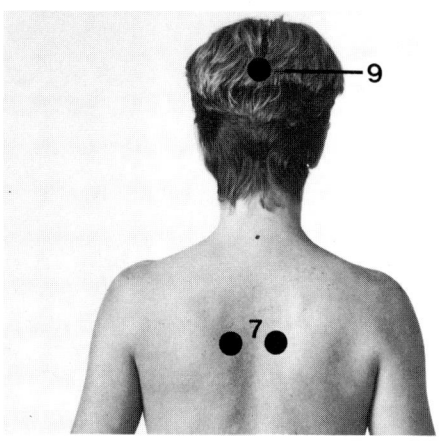

Punkt 7:
(Bl 15) links und rechts
Liegt im 5. Zwischenrippenraum, 2 Querfinger von der Mittellinie entfernt.

Punkt 8:
(KG 15)
Liegt an der Spitze des Schwertfortsatzes.

Punkt 9:
(GG 19)
Liegt an der Mittellinie am Hinterkopf, dort, wo die kleine Hinterhauptfontanelle zu tasten ist.

Punkt 6:
(Ma 36) links und rechts
Liegt an der Beinvorderseite, 3 Querfinger unterhalb des Knies in der Mitte auf dem Schienbein. Diesen Punkt findet man auch, wenn man die Handinnenfläche auf die Kniescheibe legt; dabei zeigt die Mittelfingerspitze auf diesen Punkt.

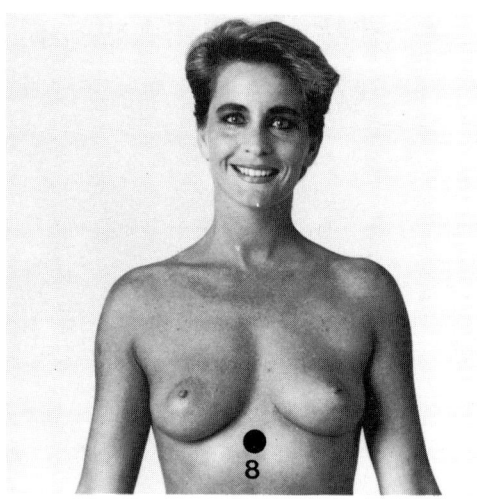

DEPRESSIONEN

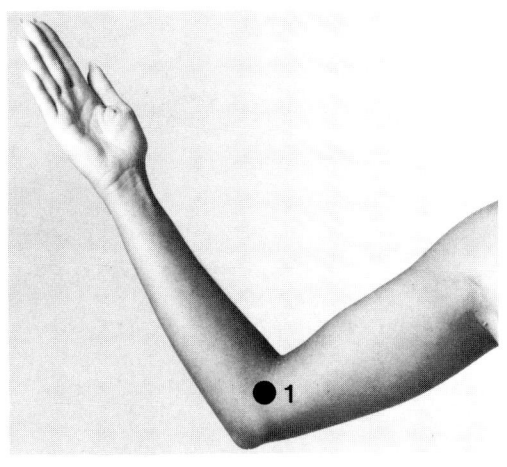

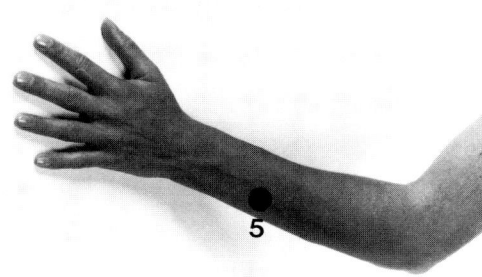

Punkt 5:
(Dü 7) links und rechts
Liegt an der Außenseite in der Mitte des Unterarms.

Punkt 1:
(He 3) links und rechts
Liegt bei angewinkeltem Unterarm am äußeren Ende der Ellenbogenfalte.

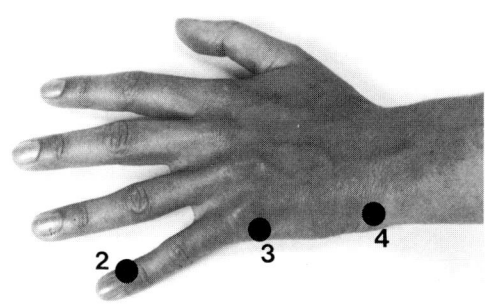

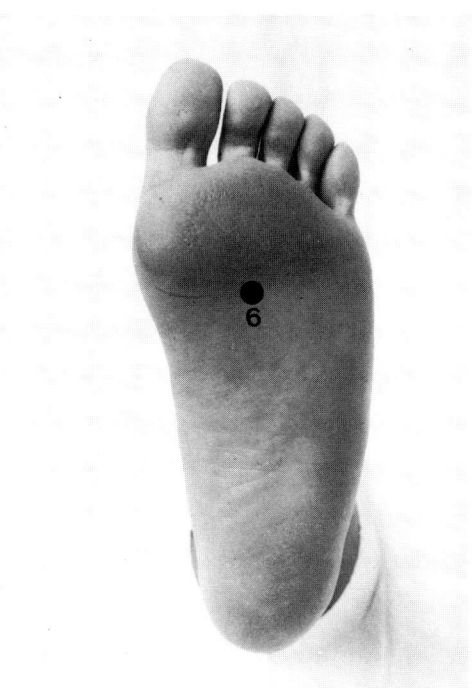

Punkt 2: (He 9) links und rechts
Liegt am inneren Nagelwinkel des kleinen Fingers ca. 2 mm diagonal entfernt.

Punkt 3: (Dü 3) links und rechts
Liegt bei leichtem Faustschluß oberhalb des Grundgelenks des kleinen Fingers, am Ende der dort entstehenden Hautfalte.

Punkt 4: (Dü 4) links und rechts
Liegt am äußeren Rand der Hand, man tastet dort einen kleinen Gelenkspalt.

Punkt 6:
(Ni 1) links und rechts
Liegt an der Fußsohle zwischen Großzehen- und Kleinzehenballen in der Mitte.

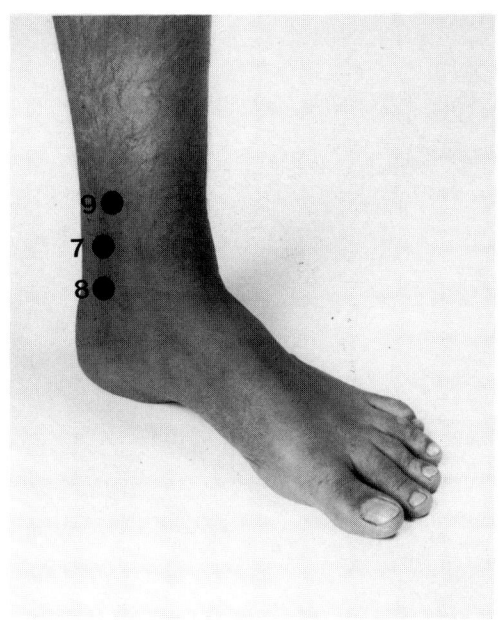
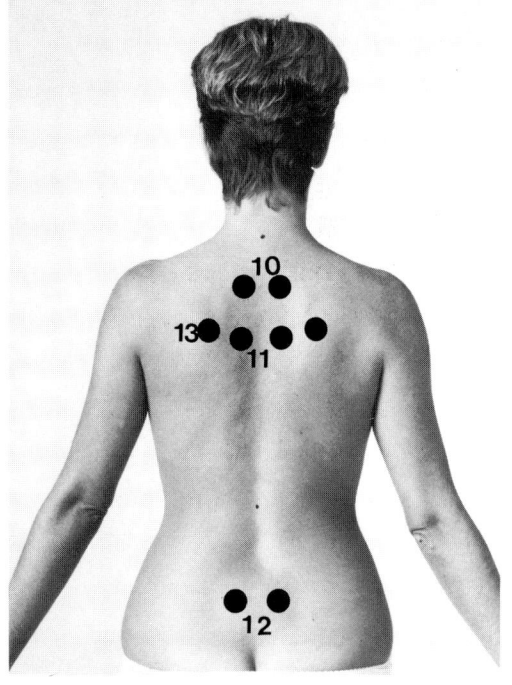

Punkt 7:
(Ni 3) links und rechts
Liegt 1 Querfinger vom inneren Knöchel nach außen, ca. in der Mitte zwischen Achillessehne und äußerer Knöchelspitze.

Punkt 8:
(Ni 4) links und rechts
Liegt ca. 2 Querfinger schräg nach außen vom inneren Knöchel entfernt.

Punkt 9:
(Ni 8) links und rechts
Liegt ca. 2 Querfinger oberhalb des inneren Knöchels am inneren Rand des Schienbeins.

Punkt 10:
(Bl 13) links und rechts
Liegt 2 Querfinger von der Mittellinie entfernt im 3. Zwischenrippenraum.

Punkt 11:
(Bl 15) links und rechts
Liegt im 5. Zwischenrippenraum, 2 Querfinger von der Mittellinie entfernt.

Punkt 12:
(Bl 31) links und rechts
Liegt an der Innenseite des 1. Sakralloches.

Punkt 13:
(Bl 39) links und rechts,
Liegt im 4. Interkostalraum, ca. 1 Handbreit links von der Mittellinie – Mittellinie – 1 Handbreit rechts von der Mittellinie. Man findet die Punkte, wenn man die Schulterblätter nach vorne ziehen läßt.

DEPRESSIONEN

UNTERSTÜTZENDE BEHANDLUNG

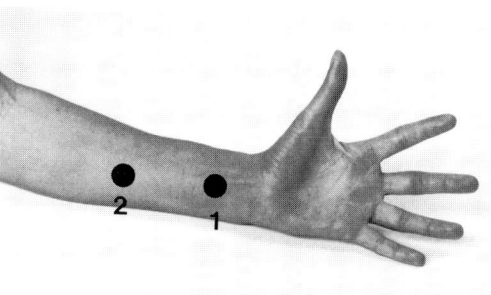

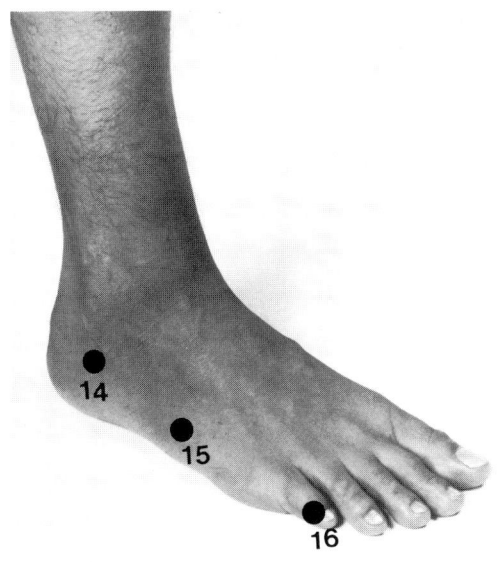

Ergänzungspunkte

Punkt 1:
(KS 6) links und rechts
Liegt ca. 3 Querfinger oberhalb der ersten Beugefalte des Handgelenks, an der Innenseite des Unterarms in der Mitte.

Punkt 2:
(KS 4) links und rechts
Liegt genau in der Mitte des Unterarms, etwas nach der Kleinfingerseite hin versetzt.

Punkt 14:
(Bl 62) links und rechts
Liegt 2 Querfinger unterhalb des äußeren Knöchels.

Punkt 15:
(Bl 64) links und rechts
Liegt am Fußaußenrand, am Ende des 5. Mittelfußknochens.

Punkt 16:
(Bl 67) links und rechts
Liegt am äußeren Nagelfalz der kleinen Zehe, 2 mm vom äußeren Nagelfalzwinkel entfernt.

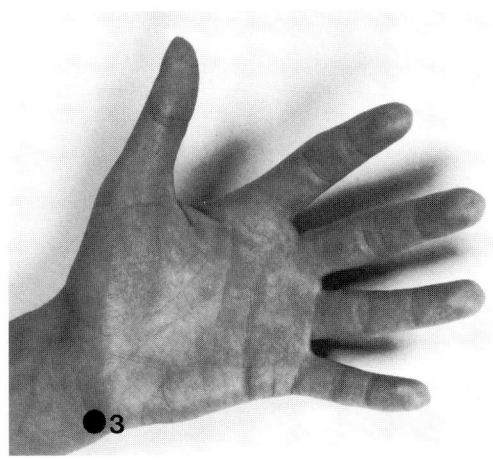

Punkt 3:
(He 7) links und rechts
Liegt auf der 1. Handgelenkslinie

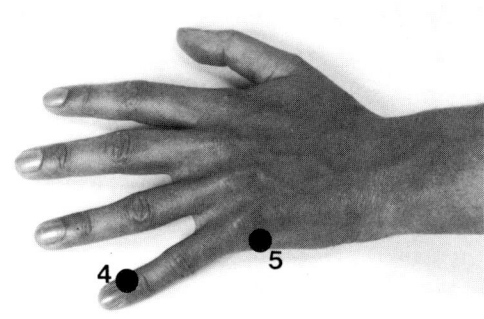
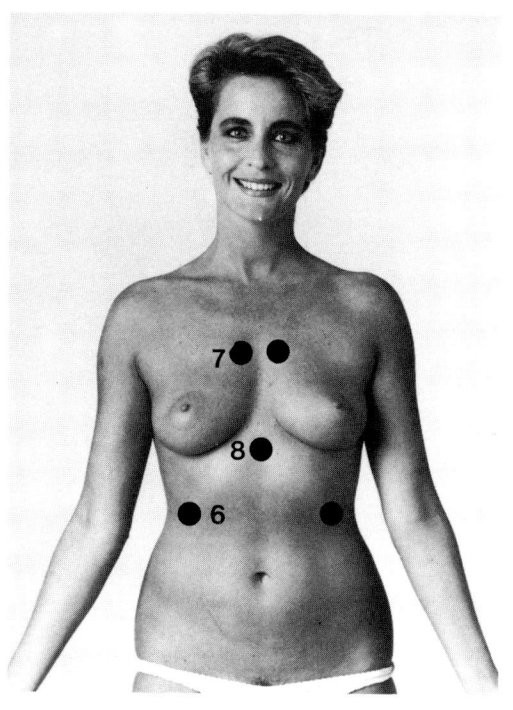

Punkt 4:
(He 9) links und rechts
Liegt am inneren Nagelwinkel des kleinen Fingers ca. 2 mm diagonal entfernt.
Punkt 5:
(Dü 3) links und rechts
Liegt bei leichtem Faustschluß oberhalb dem Grundgelenk des kleinen Fingers, am Ende der dort entstehenden Hautfalte.

Punkt 6:
(Le 13) links und rechts
Liegt an der 11. Rippe, etwas entfernt von deren freiem Ende.
Punkt 7:
(Ni 24) links und rechts
Liegt im 3. Zwischenrippenraum direkt neben dem Brustbein ca. 2 Querfinger von der Mittellinie entfernt.
Punkt 8:
(KG 15)
Liegt an der Spitze des Schwertfortsatzes.

UNTERSTÜTZENDE BEHANDLUNG

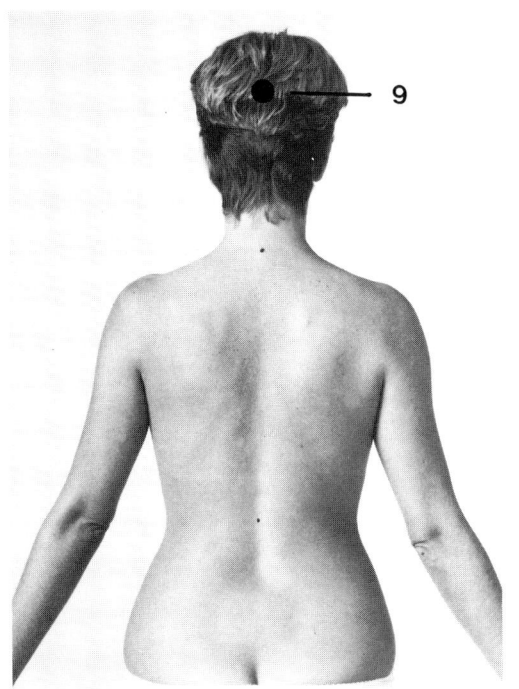
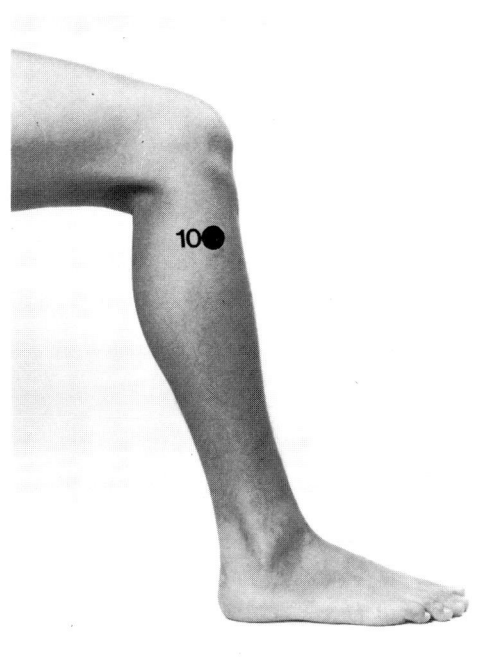

Punkt 9:
(GG 19)
Liegt in der Mittellinie am Hinterkopf, dort, wo die kleine Hinterhauptfontanelle zu tasten ist.

Punkt 10:
(Ma 36) links und rechts
Liegt an der Beinvorderseite, 3 Querfinger unterhalb des Knies in der Mitte auf dem Schienbein. Diesen Punkt findet man auch, wenn man die Handinnenfläche auf die Kniescheibe legt; dabei zeigt die Mittelfingerspitze auf diesen Punkt.

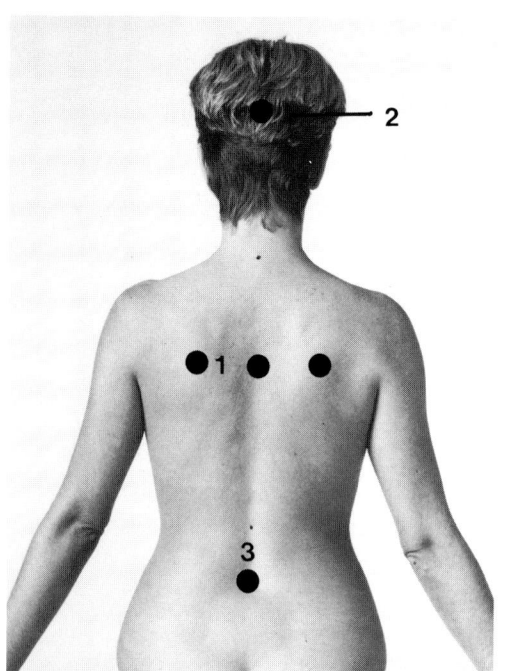
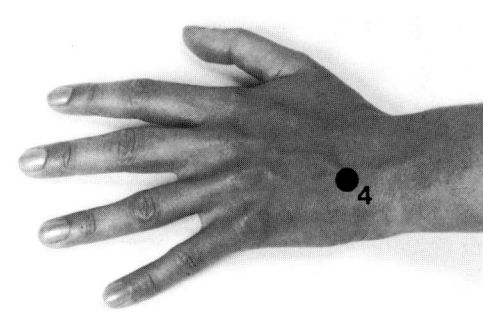

Punkt 4:
(Psychepunkt linke Hand)
Liegt in der Linie Ringfinger — kleiner Finger, dort, wo die Mittelhandknochen enden.

Punkt 1:
(Bl 39 — Linie Bl 39 — GG-Punkt — Blase 39)
Punkte liegen im 4. Interkostalraum:
ca. 1 Handbreit links von der Mittellinie — Mittellinie — ca. 1 Handbreit rechts von der Mittellinie, sowie direkt auf der Wirbelsäule.

Punkt 2: (GG 19)
Liegt in der Mittellinie am Hinterkopf, dort, wo die kleine Hinterhauptfontanelle zu tasten ist.

Punkt 3: (L5/S1)
Liegt auf der Mittellinie zwischen dem Dornfortsatz des 5. Lendenwirbels und dem Kreuzbein.

REGENERATIONS- UND LEBENSPUNKTE

Die Arbeit mit energetischen Phänomenen brachte viele Hinweise auf Zonen-Punkte und Segmente. Unter anderem konnte ich sogenannte „Regenerations- oder Lebenspunkte" finden, die in vorzüglicher Weise auf das Gesamtbefinden des Menschen Einfluß nehmen können. Besonders Müdigkeit, Abgeschlagenheit oder auch Depressionen reagieren in hervorragender Weise auf die Impulse des Akupunkt-Impulsers. Man sucht alle neun Punkte und markiert sie mit einem Hautstift. Dann werden in der Reihenfolge 1 – 9 je 10 Impulse gegeben und diese Therapie im Abstand von 2 Minuten 3 mal wiederholt.

Zunächst sucht man den 4. Punkt. Er liegt auf der Mittellinie zwischen Nabel und der Brustbeinspitze. Punkt 5 und 6 liegen ca. 1 Querfinger neben Punkt 4. Danach zieht man eine gedachte Horizontale und findet Punkt 1 direkt auf der Wirbelsäule. In der Vertikalen ober- und unterhalb, 1 Querfinger entfernt, liegen die Punkte 2 und 3. Der Punkt 7 liegt in der Mitte der Halswirbelsäule, und ebenfalls 1 Querfinger ober- und unterhalb liegen die Punkte 8 und 9.

Wenn man alle Punkte lokalisiert hat, beginnt man – wie vorher beschrieben – mit der Akupunkt-Impuls-Behandlung.

Die Punkte sind leicht zu finden. Sie heben sich durch ihre besondere Empfindlichkeit von der Umgebung ab.

Man kann diese Regenerationspunkte zu allen in diesem Buch beschriebenen Möglichkeiten hinzunehmen oder sie in gesunden Tagen immer wieder einmal anwenden.

Besonders wirksam sind sie jedoch bei den vorher beschriebenen Indikationen.

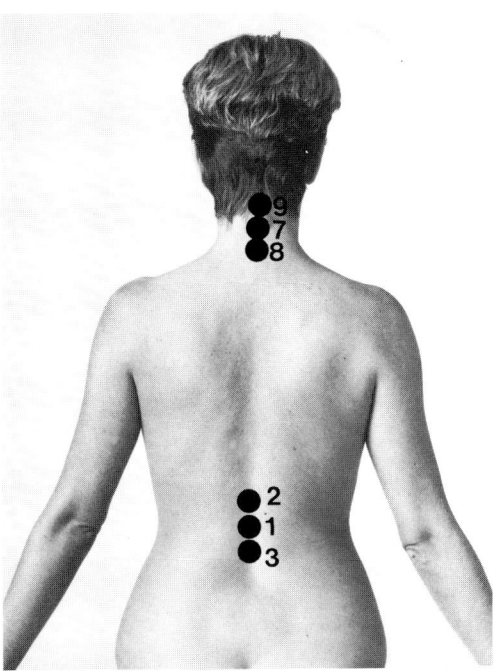

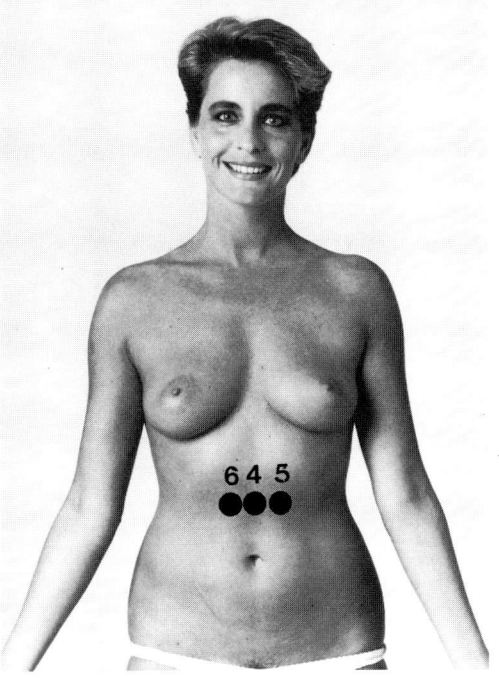

110 GLOBUSGEFÜHL (KLOSSGEFÜHL IM HALS)

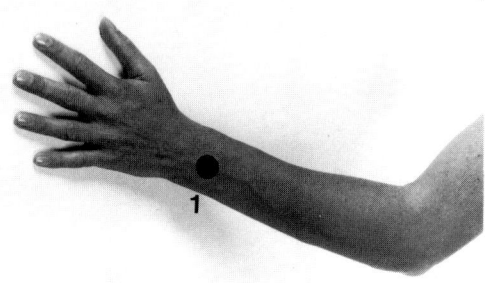

Punkt 1:
(3E 5) links und rechts
Liegt etwa 2½ Querfinger oberhalb der Handwurzelfalte in der Mitte zwischen den Knochen Elle und Speiche.

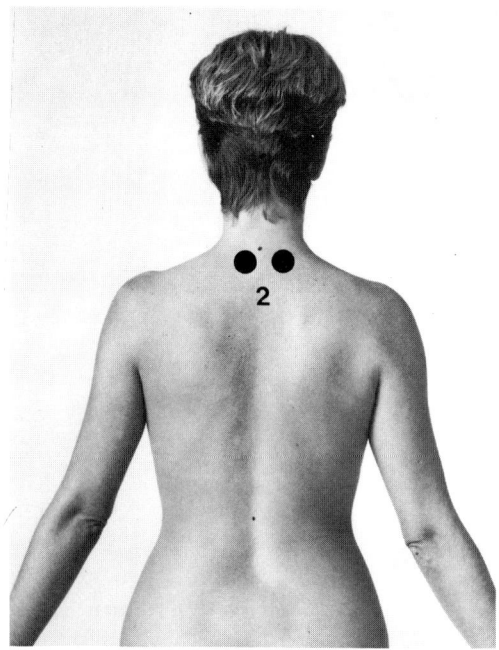

Punkt 2:
(Bl 11) links und rechts
Liegt 2 Querfinger von der Mittellinie entfernt im 1. Zwischenrippenraum.

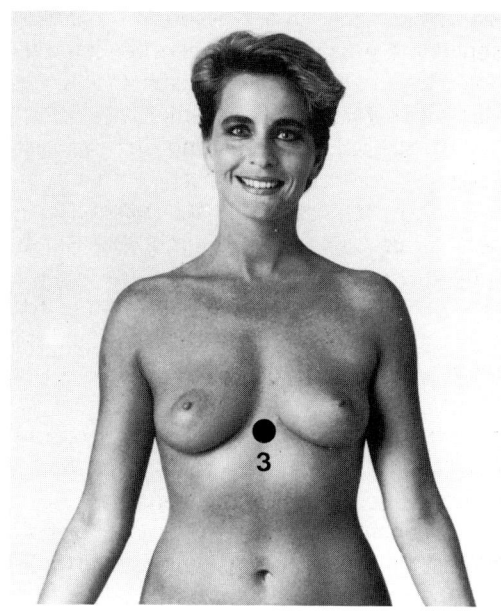

Punkt 3:
(KG 15)
Liegt an der Spitze des Schwertfortsatzes.

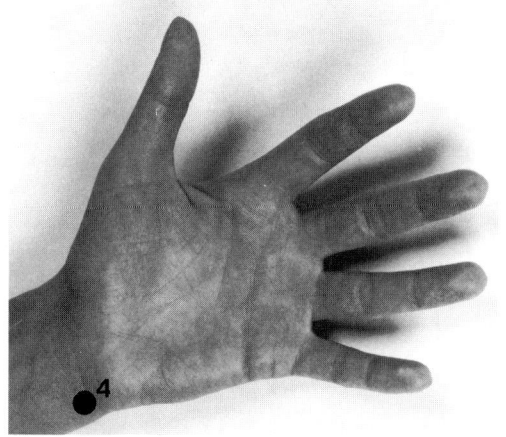

Punkt 4:
(He 7) links und rechts
Liegt auf der 1. Handgelenkslinie.

ALLGEMEINE ARTERIOSKLEROSE

Hier sollte man über längere Zeit täglich behandeln. Auch und besonders bei der Arteriosklerose spielen Ernährungsgewohnheiten eine große Rolle. Bewegungsmangel, Nikotingenuß, starke Streßbelastung sind weitere Faktoren, die einer drastischen Änderung bedürfen. Man sollte nicht glauben, es genüge, Medikamente für Durchblutungsstörungen einzunehmen. In der Regel halten diese Medikamente nur das schnelle Fortschreiten der Erkrankung auf, ohne jedoch grundlegende Änderungen der Situation zu erreichen.

In schweren Fällen sind sie jedoch notwendig. Die Akupunkt-Impuls-Therapie leistet bei regelmäßiger Anwendung Hervorragendes. Es ist jedoch notwendig, die oben angeführten Faktoren (Ernährung, Bewegung, etc.) zu ändern. Somit können die Punkte als wichtige unterstützende Behandlungszonen gelten. Täglich 10 Impulse, 3 mal wiederholen.

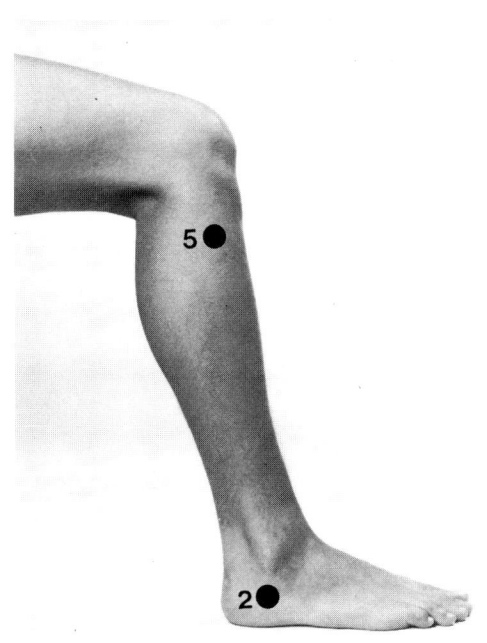

Punkt 2:
(Bl 62) links und rechts
Liegt 2 Querfinger unterhalb des äußeren Knöchels.

Punkt 5:
(Ma 36) links und rechts
Liegt an der Beinvorderseite, 3 Querfinger unterhalb des Knies in der Mitte auf dem Schienbein. Diesen Punkt findet man auch, wenn man die Handinnenfläche auf die Kniescheibe legt; dabei zeigt die Mittelfingerspitze auf diesen Punkt.

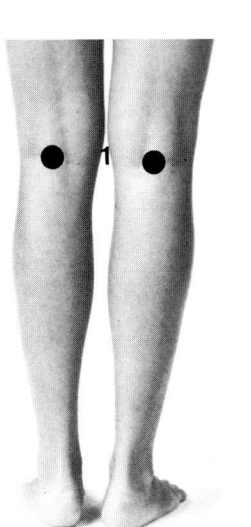

Punkt 1:
(Bl 54) links und rechts
Liegt in der Mitte der Kniekehle.

112 ALLGEMEINE ARTERIOSKLEROSE

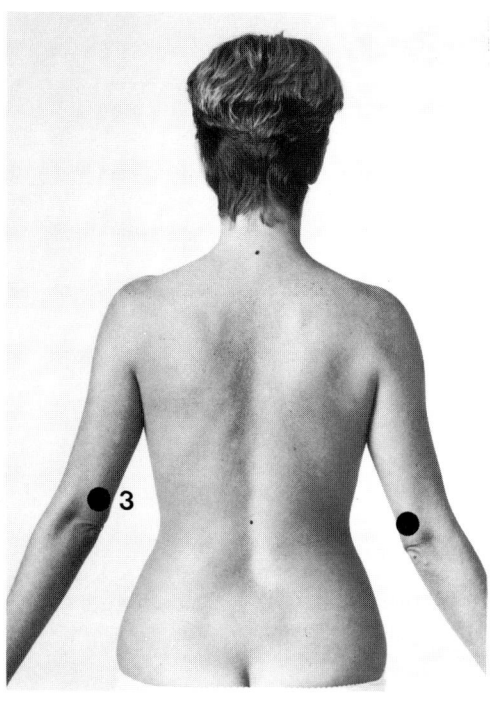

Punkt 3:
(3E 10) links und rechts
Liegt in einer kleinen Grube, die man bei gebeugtem Ellenbogengelenk an der Außenseite des Armes findet.

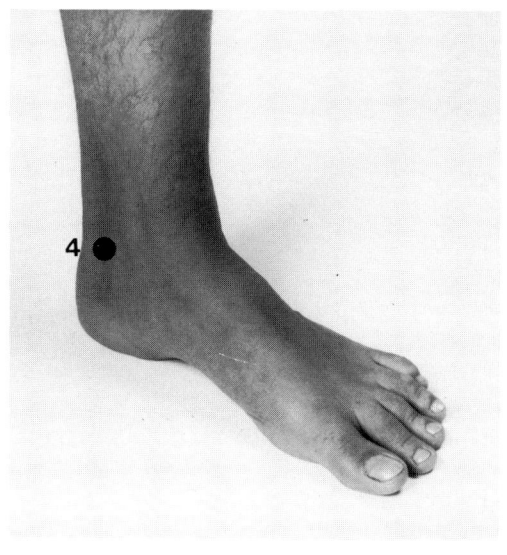

Punkt 4:
(Ni 3) links und rechts
Liegt 1 Querfinger vom inneren Knöchel nach außen, ca. in der Mitte zwischen Achillessehne und äußerer Knöchelspitze.

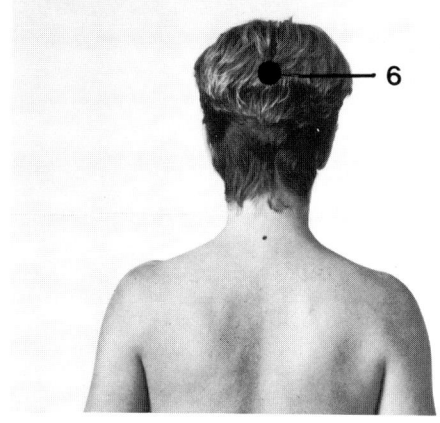

Punkt 6:
(GG 19)
Liegt in der Mittellinie am Hinterkopf, dort, wo die kleine Hinterhauptfontanelle zu tasten ist.

SCHWINDELZUSTÄNDE

Hinter Schwindelzuständen können sich eine Menge Erkrankungen verbergen. Die Ursachen reichen von einfachen Kreislaufstörungen über Erkrankungen des Innenohrs bis zu Tumoren des Gehirns. Dazwischen liegen noch viele andere Ursachen, die es zu berücksichtigen gilt. Wie bei allen Erkrankungen ist also die Diagnose von Wichtigkeit. Sind jedoch ernsthafte Ursachen ausgeschlossen, so kann man mit dem Akupunkt-Impulser die Selbsttherapie beginnen, die in jedem Fall frei von Nebenwirkungen und deshalb jedem Medikament überlegen ist. Am Anfang der Erkrankung wird man Begleitmedikamente einnehmen müssen. Sie können jedoch meist sehr schnell wieder abgesetzt werden. Das Grundkonzept besteht aus 8 Punkten, die zunächst täglich behandelt werden. Bei Besserung werden die Abstände größer, bis zuletzt alle 14 Tage eine Behandlung zur Erhaltung der Gesundheit gegeben wird. Sind die Schwindelzustände mit niedrigem Blutdruck gekoppelt, so sollte man im täglichen Wechsel mit den nachfolgenden Punkten behandeln.

10 Impulse nach Numerierung, 1 mal nach 5 Minuten wiederholen.

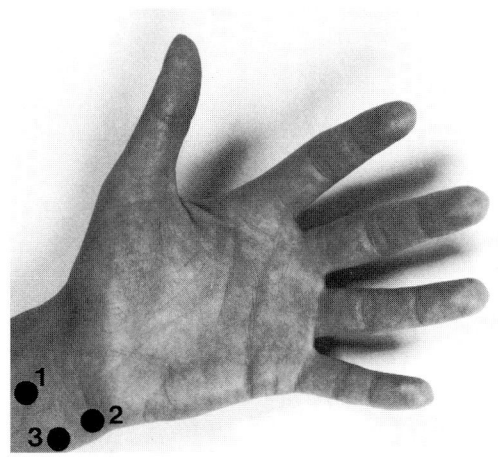

Punkt 1:
(KS 6) links und rechts
Liegt ca. 3 Querfinger oberhalb der ersten Beugefalte des Handgelenks an der Innenseite des Unterarms in der Mitte.

Punkt 2:
(He 7) links und rechts
Liegt auf der 1. Handgelenkslinie.

Punkt 3:
(He 5) links und rechts
Liegt 1 Querfinger oberhalb der Handgelenkslinie an der Innenseite des Unterarms.

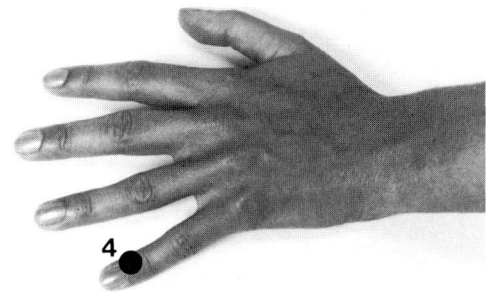

Punkt 4:
(He 9) links und rechts
Liegt am inneren Nagelwinkel des kleinen Fingers, ca. 2 mm diagonal entfernt.

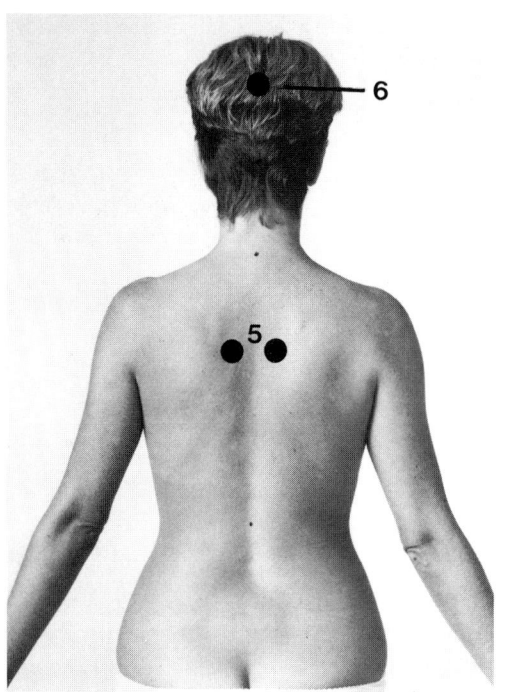
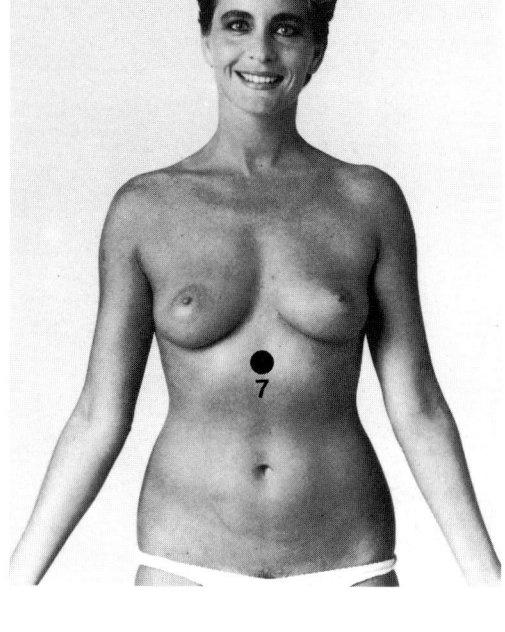

Punkt 5:
(Bl 15) links und rechts
Liegt im 5. Zwischenrippenraum, 2 Querfinger von der Mittellinie entfernt.

Punkt 6:
(GG 19)
Liegt in der Mittellinie am Hinterkopf dort, wo die kleine Hinterhauptfontanelle zu tasten ist.

Punkt 7:
(KG 14)
Liegt 1 Querfinger unter der Schwertfortsatzspitze auf der Mittellinie.

SCHWINDEL MIT HOHEM BLUTDRUCK

Zur Unterstützung der medikamentösen Behandlung.
Wenn die Schwindelzustände mit hohem Blutdruck gekoppelt sind, kommen nachstehende Punkte im Wechsel zur Anwendung:

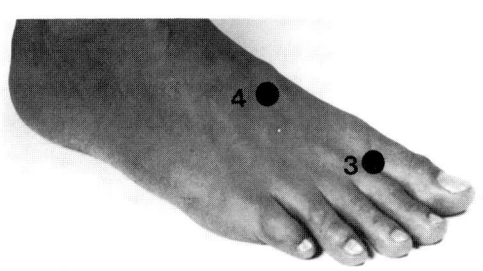

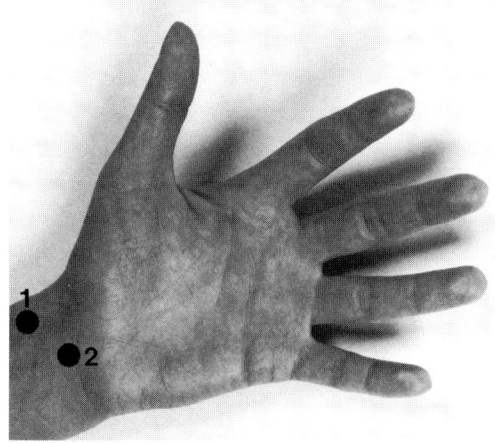

Punkt 3:
(Le 2) links und rechts
Liegt bei gespreizter 1. und 2. Zehe am oberen Rand der Schwimmhaut.
Punkt 4:
(Le 3) links und rechts
Liegt an der äußeren Seite des 1. Mittelfußknochens an dessen Ende.

Punkt 1:
(Lu 7) links und rechts
Liegt ca. 2 Querfinger von der 1. Handgelenksfalte in der sog. Radialisrinne.
Punkt 2:
(KS 7) links und rechts
Liegt an der Innenseite des Unterarms in der Mitte der ersten Handgelenksfalte.

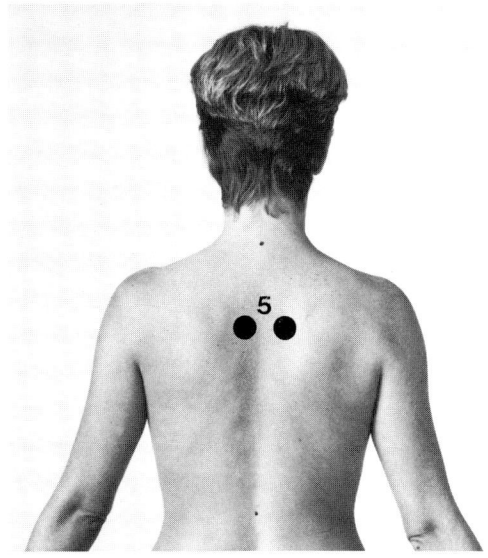

Punkt 5:
(Bl 14) links und rechts
Liegt im 4. Zwischenrippenraum 2 Querfinger von der Mittellinie entfernt.

116 SCHWINDEL MIT HOHEM BLUTDRUCK

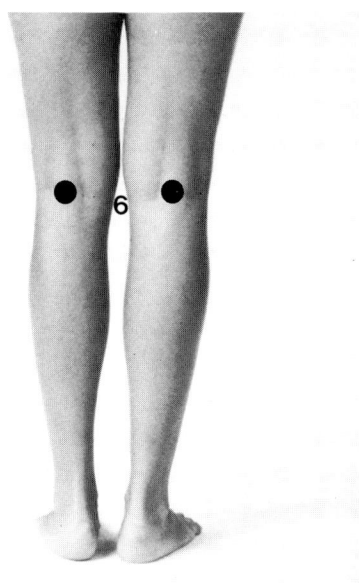

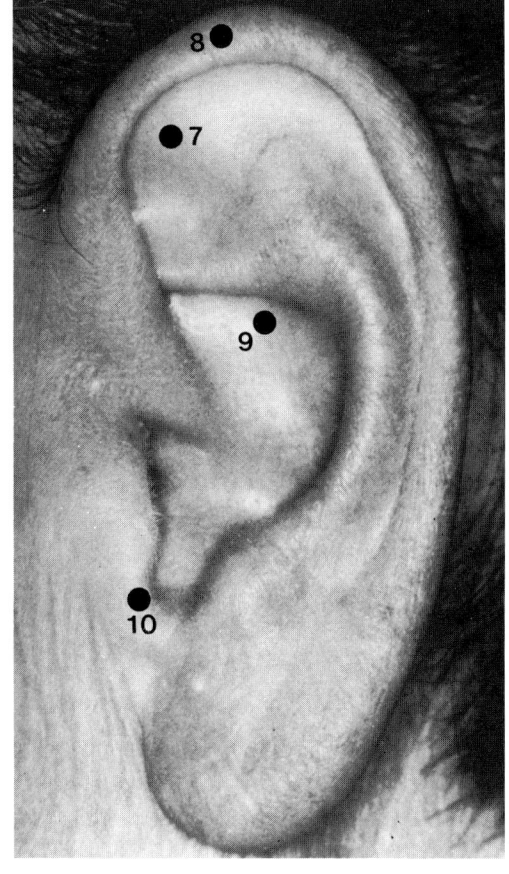

Punkt 6:
(Bl 54) links und rechts
Liegt in der Mitte der Kniekehle.

Punkt 7: (Ohrpunkt 59)
Punkt 8: (Ohrpunkt 78)
Punkt 9: (Ohrpunkt 95)
Punkt 10: (Ohrpunkt 19)

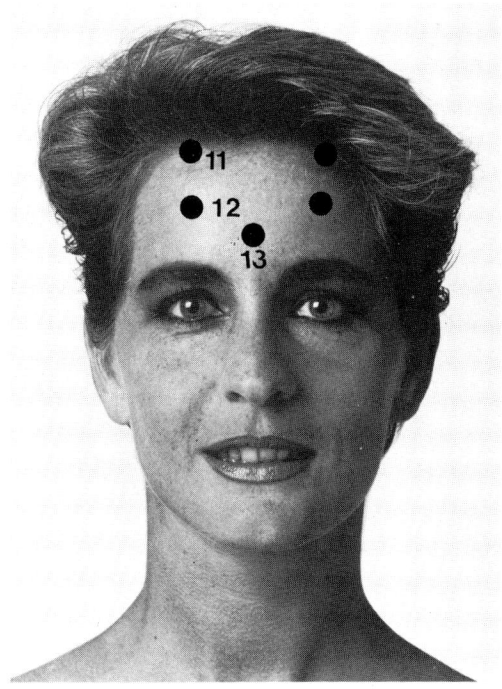

Punkt 11: (Thalamuspunkt)
Punkt 12:
(Hypothalamus-Punkt)
Die Punkte 11 + 12 abtasten und nur den schmerzhaften Punkt impulsen. Beide liegen auf einer Linie, die von der Mitte des Auges zum Haaransatz zieht.
Punkt 13:
(Limbisches System)
Liegt 2 Querfinger oberhalb des Zwischenaugenbrauenpunktes und in der Verlängerung 1 Querfinger von der Haargrenze entfernt.

Beim kindlichen Bettnässen sollte man nachfolgende Überlegungen bedenken:
1. Wird das Kind in der Familie unterdrückt oder hat es wenig Streicheleinheiten?
2. Sind organische Veränderungen ausgeschlossen, z. B. Erkrankungen der Harnwege, Mißbildungen des zentralen Nervensystems? Auch kann das Bettnässen ein Frühsymptom eines jugendlichen Diabetes sein.
3. Fehlernährung.
4. Geopathische Belastung, d. h. es sollte überprüft werden, ob das Kind auf einer Erdstrahlung schläft. Auch wenn dies noch immer als mystischer Unsinn abgetan wird, so zeigen doch die Überprüfungen durch Kosmobiologen die geopathische Belastung als eine der häufigsten Ursachen neben den psychischen Belastungen des Kindes.
5. Kälteschäden, Erkältungen der Blase, z. B. bei Kleinkindern und Säuglingen durch langes Liegen im eingenäßten Zustand.

Meiner Meinung nach handelt es sich in den meisten Fällen um ein vegetativ funktionelles Zeichen, welches mit der Akupunkt-Impulser-Methode in den meisten Fällen geheilt werden kann.

Nochmals ist auf eventuelle Erdstrahlen hinzuweisen. In meiner Praxis konnte ich dies immer wieder sehen. Es versteht sich von selbst, daß in solch einem Fall das Bett an einem strahlungsfreien Platz stehen muß.
Dr. Mozer schreibt in seinem Buch „Brennpunkte der Krankheit" (Haug-Verlag): „Wir haben eine beträchtliche Anzahl von Bettnässern mit der Fokusmethode behandelt und nicht einen einzigen Mißerfolg erlebt." Bei der Fokusmethode handelt es sich um eine Vibrationsmassage eines von ihm entdeckten Punktes in der rechten Leiste. Dieser Punkt stellt auch bei der Akupunkt-Impuls-Therapie

den Ausgangspunkt der Behandlung dar. Man geht wie folgt vor:

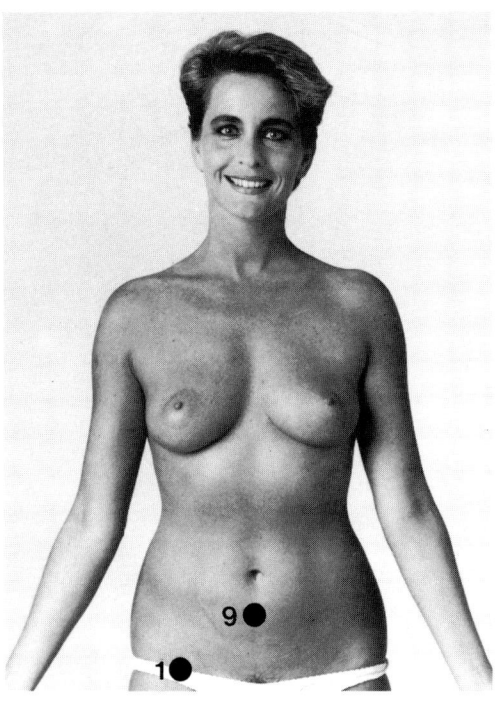
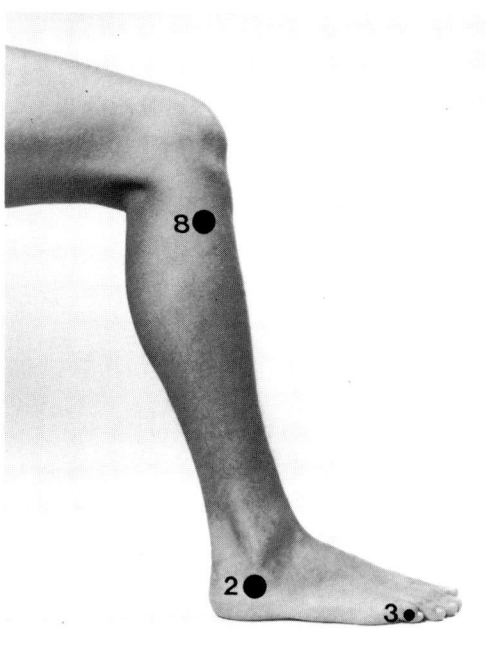

Punkt 1:
(Liegt im oberen Drittel der rechten Leiste) – 10 Impulse im Abstand von einer Minute 3 mal wiederholen, danach einmal die Punkte 9 + 10:

Punkt 9:
(KG 6)
Liegt ca. 2 Querfinger unterhalb des Nabels auf der Mittellinie.

Punkt 2:
(Bl 62) links und rechts
Liegt 2 Querfinger unterhalb des äußeren Knöchels.

Punkt 3:
(Bl 67) links und rechts
Liegt am äußeren Nagelfalz der kleinen Zehe, 2 mm vom äußeren Nagelfalzwinkel entfernt.

Punkt 8:
(Ma 36) links und rechts
Liegt an der Beinvorderseite, 3 Querfinger unterhalb des Knies in der Mitte auf dem Schienbein. Diesen Punkt findet man auch, wenn man die Handinnenfläche auf die Kniescheibe legt; dabei zeigt die Mittelfingerspitze auf diesen Punkt.

BETTNÄSSEN

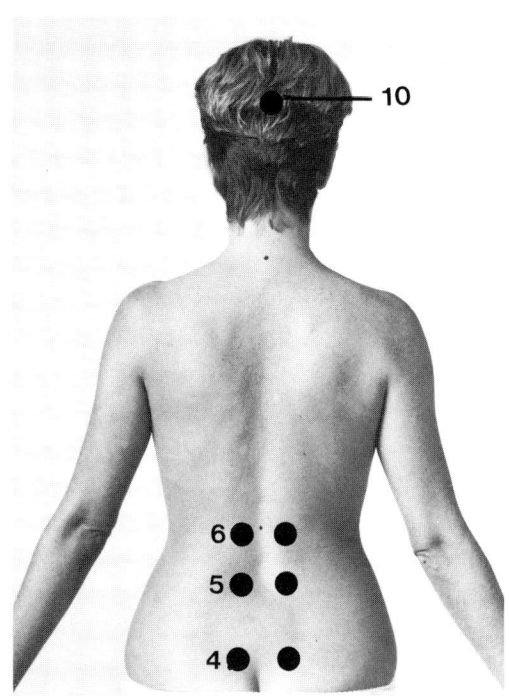

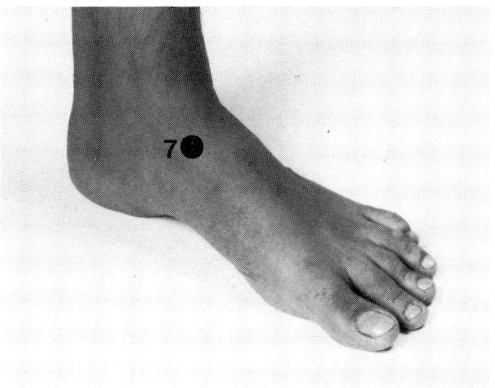

Punkt 7:
(Le 4) links und rechts
Liegt in der 1. Beugefalte des Fußgelenks am inneren Rand der Sehne.

Punkt 4:
(Bl 28) links und rechts
Liegt in der Höhe des 2. Kreuzbeinjoches, ca. 3 Querfinger von der Mittellinie entfernt.

Punkt 5:
(Bl 25) links und rechts
Liegt zwischen dem 4. und 5. Lendenwirbel, 2 Querfinger von der Mittellinie entfernt.

Punkt 6:
(Bl 23) links und rechts
Liegt zwischen dem 2. und 3. Lendenwirbel, 2 Querfinger von der Mittellinie entfernt.

Punkt 10:
(GG 19)
Liegt in der Mittellinie am Hinterkopf, dort, wo die kleine Hinterhauptfontanelle zu tasten ist.

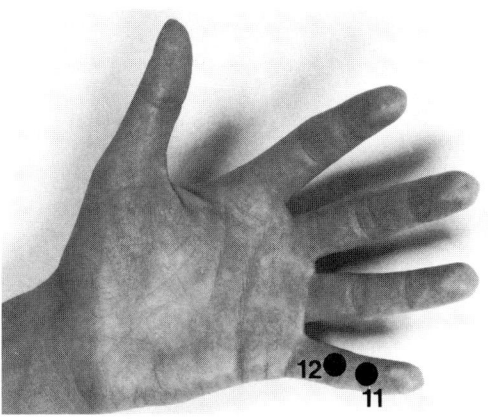

Punkt 11:
(Handpunkt 1)
Liegt auf der Innenseite des kleinen Fingers auf der 1. Querfalte von der Fingerspitze aus gesehen in der Mitte.

Punkt 12:
(Handpunkt 2)
Liegt auf der Innenseite des kleinen Fingers auf der 2. Querfalte von der Fingerspitze aus gesehen in der Mitte.

In der täglichen Praxis wird man immer mehr mit Kindern konfrontiert, deren Entwicklung körperlich und geistig zurückgeblieben ist. Diese oft durchsichtig nervösen, bleichen kleinen Geschöpfe kommen rundherum mit ihrem noch so jungen Leben nicht zurecht. In der Regel ist es Leistungsdruck in der Schule, Belastungen in der familiären Umgebung oder Auseinandersetzungen mit Geschwistern und Freunden, die das psychische Gleichgewicht dieser Kinder stören. Die Folgen sind, daß mangelnde Schulleistungen, schwaches Immunsystem und immer mehr kindliche Depressionen diagnostiziert werden.

Konzentrationsmangel und Ablehnung selbst der elterlichen Liebe sowie Reizbarkeit sind weitere Symptome. Nun können sich Kinder, wenn sie von den Eltern in die Praxis gebracht werden, schlecht oder gar nicht artikulieren. Sie sitzen dann zusammengesunken und verängstigt vor dem Schreibtisch und sind rundherum voller Furcht vor dem, was nun kommen soll. Ich halte es für außerordentlich wichtig, daß gerade die Kinder aus diesem furchtbaren Sog des Negativen herausgeholt werden. Ich habe immer wieder sehen können, daß dies gar nicht so schwer ist. Ob man nun mit geeigneter Homöopathie oder besonders mit der Farbpunktur behandelt bzw. mit beiden Methoden, ist einerlei, solange das kranke Kind dadurch Nutzen erfährt.

Die Akupunkt-Impuls-Therapie ist für die Behandlung zu Hause meiner Meinung nach durch nichts zu ersetzen, da sie auf ein Terrain trifft, welches in der Regel sehr gut zur Regulation gebracht werden kann.

Dieses energetisch-informative System ist bei Kindern, die sich in permanenter Entwicklung befinden, selten stark blockiert, so daß oft kleine Anstöße genügen, um die Selbstregulierungs- oder Selbstheilungskräfte des Körpers oder auch der Seele zur normalen Funktion anzuregen. Es erscheint mir ungemein wichtig, besonders den Kindern zu helfen, ihren Lebensweg, der in der heutigen Zeit sowieso schwer genug sein wird, nicht mit Krankheit zu beginnen.

Immer wird es so sein, daß sich Leichtes zum Schweren hin entwickelt, d. h., daß die heutigen Bagatellsymptome eines Kindes morgen die schweren Erkrankungen des Jugendlichen oder des Erwachsenen sein können.

Wir sollten uns befleißigen, den Kindern die energetisch-informativen Zusammenhänge unseres Lebens klar zu machen. Kinder verstehen dies in der Regel instinktiv und verarbeiten Informationen, die wir ihnen geben, wesentlich besser, als Erwachsene es glauben mögen.

Es ist sicher nicht damit getan, daß man die Kinder behandeln läßt oder — wie in unserem Fall — daß man mit ihnen Akupunkt-Impuls-Therapie betreibt. Eine ganze Menge anderer Faktoren spielt eine ebenso wesentliche Rolle wie der Ausgleich blockierter energetischer Potentiale. Die Akupunkt-Impuls-Therapie ist jedoch ein Beginn und wird von den Kindern in der Regel nach kurzer Zeit selbst angewandt.

Eine besonders wichtige Rolle spielen dabei die Kombinationen der energetischen Hygiene 1 und 2, welche ein- bis zweimal wöchentlich durchgeführt werden sollten. Nochmals ist darauf hinzuweisen, daß der kindliche Organismus ungleich schneller reagiert als der des Erwachsenen. Bei Kindern, die psychische Störungen, mangelhafte Schulleistungen, schlechte Konzentrationsfähigkeit oder Reizbarkeit aufweisen oder mit den Eltern und Freunden nicht zurechtkommen, hat sich nachstehende Akupunkt-Impuls-Therapiekombination bewährt:

ENTWICKLUNGSSTÖRUNGEN BEI KINDERN

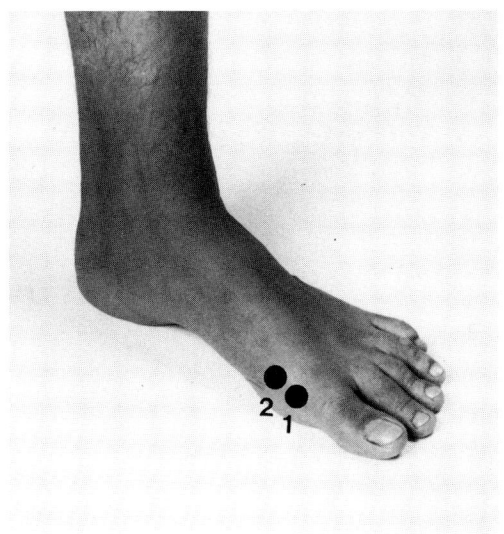

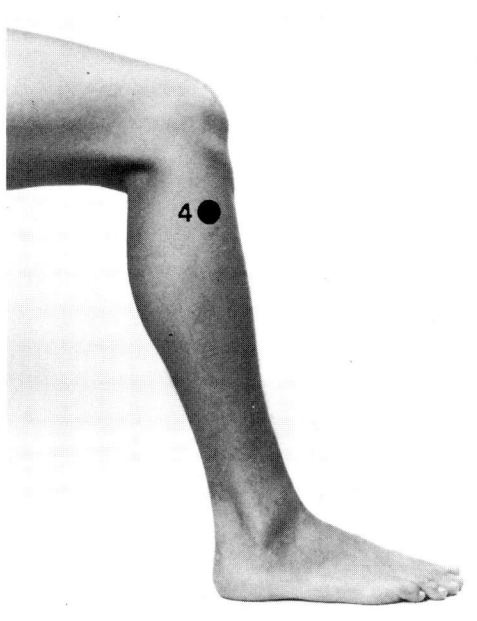

Punkt 1:
(MP 2) links und rechts
Liegt an der Innenseite der großen Zehe am Großzehengrundgelenk.

Punkt 2:
(MP 3) links und rechts
Liegt an der Innenseite des Fußes, ca. 1 Querfinger vom Großzehengrundgelenk entfernt.

Punkt 4:
(Ma 36,) links und rechts
Liegt an der Beinvorderseite 3 Querfinger unterhalb des Knies in der Mitte auf dem Schienbein. Diesen Punkt findet man auch, wenn man die Handinnenfläche auf die Kniescheibe legt; dabei zeigt die Mittelfingerspitze auf diesen Punkt.

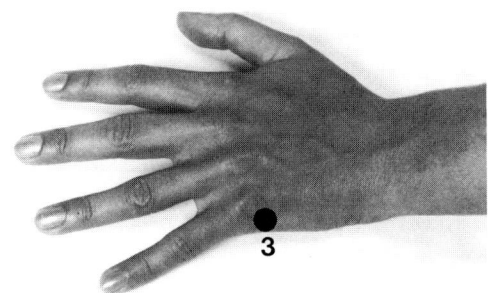

Punkt 3:
(Dü 3) links und rechts
Liegt bei leichtem Faustschluß oberhalb des Grundgelenks des kleinen Fingers, am Ende der dort entstehenden Hautfalte.

122 ENTWICKLUNGSSTÖRUNGEN BEI KINDERN

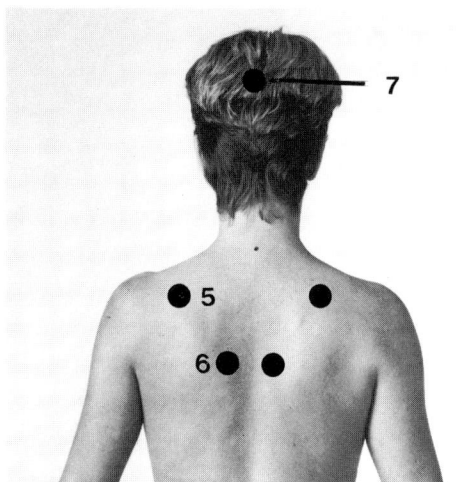

Punkt 5:
(Gbl. 21) links und rechts
Liegt ca. 1 Querfinger vom oberen Schulterblatt etwa in der Mitte.

Punkt 6:
(Bl 15) links und rechts
Liegt im 5. Zwischenrippenraum, 2 Querfinger von der Mittellinie entfernt.

Punkt 7:
(GG 19)
Liegt in der Mittellinie am Hinterkopf, dort, wo die kleine Hinterhauptfontanelle zu tasten ist.

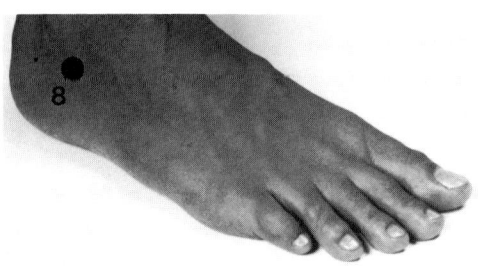

Punkt 8:
(Bl 62) links und rechts
Liegt 2 Querfinger unterhalb des äußeren Knöchels.

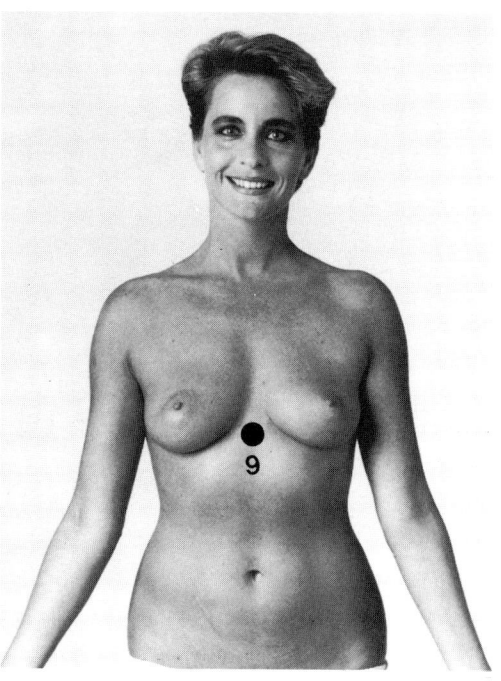

Punkt 9:
(KG 15)
Liegt an der Spitze des Schwertfortsatzes.

Man impulst diese Punkte ebenfalls zweimal wöchentlich, wobei sich folgende Vorgehensweise bewährt:

Montag: Energetische Hygiene 1
Dienstag: die aufgeführten Punkte
Mittwoch: keine Therapie
Donnerstag: Energetische Hygiene 2
Freitag: die aufgeführten Punkte
Samstag und
Sonntag: keine Therapie.

Merkt man, daß das Kind sich positiv verändert, so behandelt man nur noch einmal wöchentlich und bevorzugt die Punkte der energetischen Hygiene 1 und 2. Später reicht es aus, diese Behandlung einmal im Monat durchzuführen.

Akute und chronische Neben- und Stirnhöhlen-Erkrankungen

124 NEBEN- UND STIRNHÖHLENERKRANKUNGEN

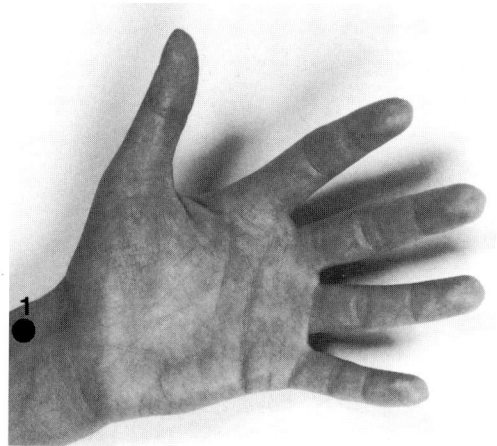

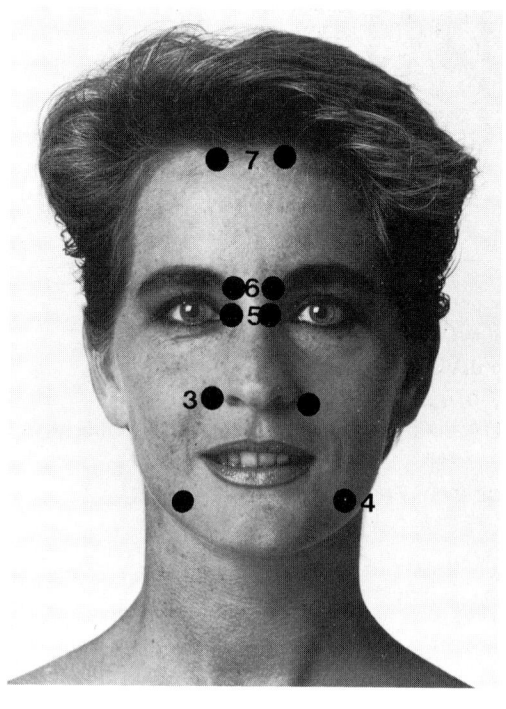

Punkt 1:
(Lu 7) links und rechts
Liegt ca. 2 Querfinger von der 1. Handgelenksfalte in der sogenannten Radialisrinne.

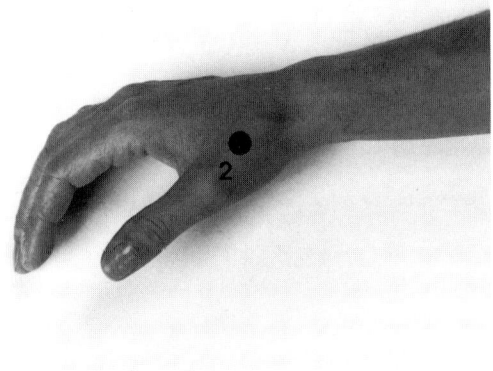

Punkt 2:
(Di 4) links und rechts
Liegt an der Daumenseite des Zeigefingers in dem Winkel, wo die Mittelhandknochen von Daumen und Zeigefinger zusammenkommen.

Punkt 3:
(Di 20) links und rechts
Liegt seitlich der Nasenlöcher direkt auf der Nasolabialfalte.

Punkt 4:
(Ma 5) links und rechts
Liegt in der Mitte des Unterkieferrandes oberhalb einer kleinen Vertiefung.

Punkt 5:
(Bl 1) links und rechts
Liegt am inneren Augenwinkel.

Punkt 6:
(Bl 2), links und rechts
Liegt am inneren Ende der Augenbraue.

Punkt 7:
(Bl 3) links und rechts
Liegt an der Haargrenze, 2 Querfinger von der Mittellinie entfernt.

NEBEN- UND STIRNHÖHLENERKRANKUNGEN

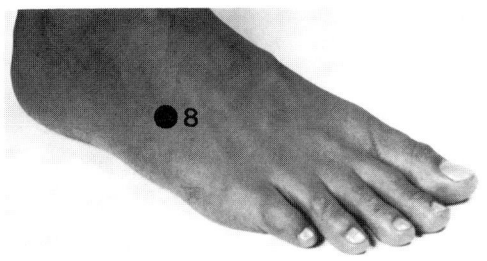

Punkt 8:
(Gbl 41) links und rechts
Liegt auf dem Fußrücken zwischen den Fußwurzelknochen der 4. und 5. Zehe, an deren oberem Ende.

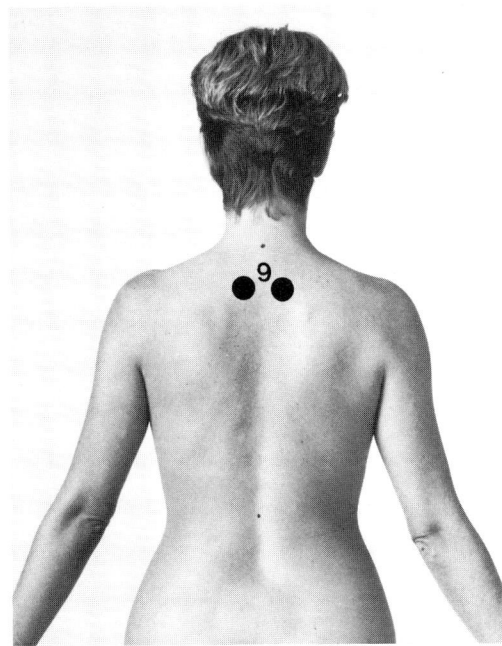

Punkt 9:
(Bl 12), links und rechts
Liegt im 2. Zwischenrippenraum, 2 Querfinger von der Mittellinie entfernt.

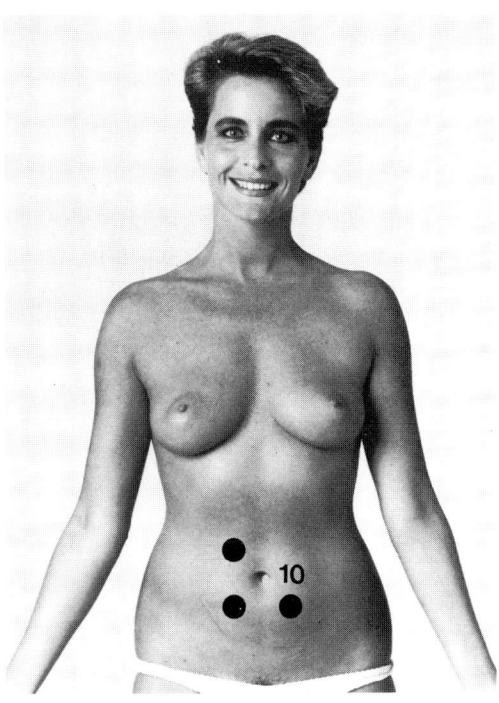

Punkt 10:
(Aggressive Zonen)
Man zieht eine Diagonale direkt über den Nabel. Auf dieser Diagonalen findet man links unterhalb des Nabels – 2 Querfinger entfernt – den 1. Punkt; ebenso rechts unterhalb des Nabels 2 Querfinger entfernt und rechts oberhalb des Nabels, 2 Querfinger entfernt.

Bei den akuten und chronischen Erkrankungen der Höhlen des Kopfes kommt es darauf an, nicht nur das Gebiet der Höhlen zu behandeln. Immer schon wußten die Naturheiler, daß der Darm eine entscheidende Rolle spielt. In vielen Fällen wird er als Ursache der unangenehmen Erkrankungen im Anteil der Höhlen des Kopfes zu betrachten sein. Deshalb nimmt die Akupunkt-Impuls-Therapie immer die Punkte des Darmes hinzu.

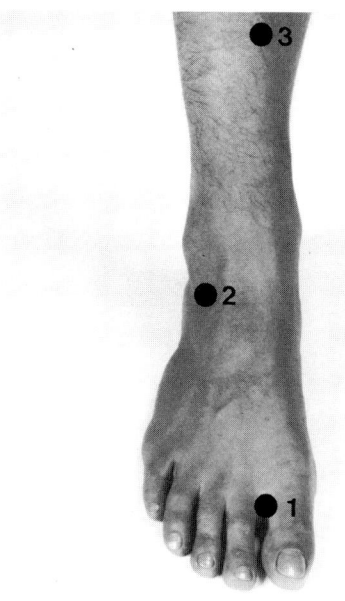

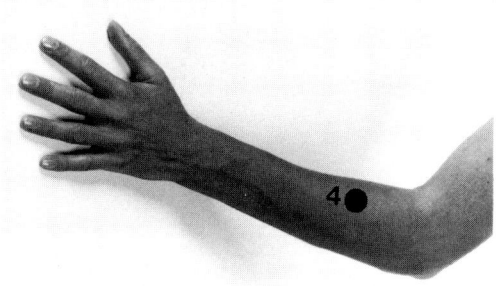

Punkt 4:
(Di 10) links und rechts
Liegt ca. 2 Querfinger unterhalb der Ellenbogenfalte (Außenseite). Der Punkt ist sehr schmerzempfindlich und daher sehr leicht zu finden.

Punkt 1:
(Le 2) links und rechts
Liegt bei gespreizter 1. und 2. Zehe am oberen Rand der Schwimmhaut.
Punkt 2:
(Galle 40) links und rechts
Liegt auf dem Fußrücken in einer kleinen Vertiefung unterhalb des äußeren Knöchels.
Punkt 3:
(Le 6) links und rechts
Liegt in der Mitte des Schienbeins, an der inneren Kante.

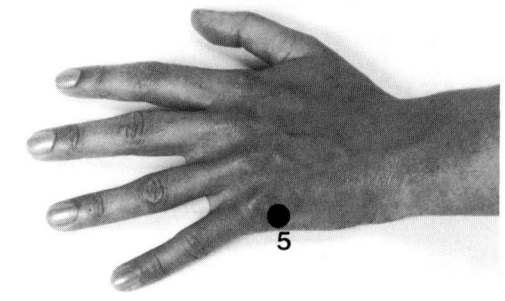

Punkt 5:
(Dü 3) links und rechts
Liegt bei leichtem Faustschluß oberhalb dem Grundgelenk des kleinen Fingers am Ende der dort entstehenden Hautfalte.

AKUTES SINUSITIS-PROGRAMM — CHRONISCHE SINUSITIS

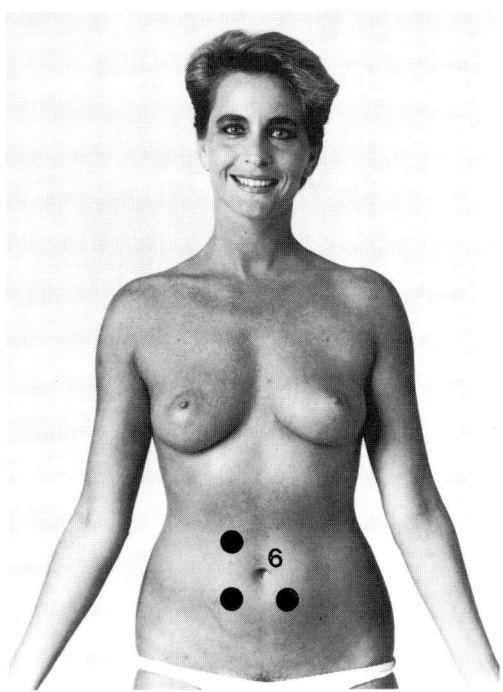

Chronische Sinusitis

Bei den chronischen Fällen behandelt man die Punkte wie vorher angegeben zweimal wöchentlich. In der Naturheilkunde gilt die Regel, daß Chronisches akut werden soll, um ausheilen zu können. Während der Behandlung kann es vorkommen, daß die Beschwerden plötzlich akut werden. In einem solchen Fall sollte man — wie oben beschrieben — die Behandlung bis zur Besserung täglich durchführen.

10 Impulse pro Punkt nach angegebener Numerierung zweimal wöchentlich.

Punkt 6:
(Aggressive Zonen)
Man zieht eine Diagonale direkt über den Nabel. Auf dieser Diagonalen findet man links unterhalb des Nabels — 2 Querfinger entfernt — den ersten Punkt; ebenso rechts unterhalb des Nabels, 2 Querfinger entfernt und rechts oberhalb des Nabels, 2 Querfinger entfernt.

Akut: abends

— Punkte akute und chronische Sinusitis.

Werden die Beschwerden besser, sollte man die Abstände erweitern, so daß man später einmal wöchentlich die Behandlung morgens und abends anwendet.

Magen-Darm-Galle-Erkrankungen

1. **Obstipation (Darmverstopfung)**
2. **Ulcus ventriculi (Magengeschwüre)**
3. **Ulcus duodeni (Zwölffingerdarmgeschwüre)**
4. **Sodbrennen**
5. **Gallenerkrankungen**
6. **Darmkrämpfe**
7. **Chronische Magenschleimhaut-Entzündung**
8. **Magenkrämpfe**

Sehr häufig findet man in der heutigen Zeit Magen-Darmstörungen. Sie gelten oft als Bagatellerkrankungen, obwohl man davon ausgehen muß, daß diese Beschwerden in der Regel Symptome eines größeren Komplexes sind, z.B. bei den streßgeplagten oder dauernd nervösen Menschen sind Beschwerden wie Druck im Oberbauch, sporadische Durchfälle oder Stuhlverstopfungen oder auch plötzliche Magenschmerzen Begleitsymptome. Dies alles kann man mit der Akupunkt-Impuls-Therapie leicht beseitigen, wenn man zur gleichen Zeit die entsprechenden Ursachen mitbehandelt (Streßkombination, Unruhekombination, etc.). Auch bei schweren Störungen des Magen-Darmtraktes kann die Akupunkt-Impuls-Therapie vieles leisten. Die nachstehenden Kombinationen sind als Begleitbehandlung zu verstehen. In der Regel lassen bei kontinuierlicher Anwendung die Beschwerden rasch nach. Bei allen Erkrankungen des Magen-Darmtrakes müssen die anderen am Stoffwechsel beteiligten Organe mituntersucht werden. Sehr oft zeigen sich die Beschwerden im Magen oder Darm; aber Bauchspeicheldrüse, Leber und Galle können schuld daran sein. Die Diagnostik deckt dies auf, und dann kann begleitend behandelt werden.

Das nachstehende Schema eignet sich dazu, schnelle Erfolge, besonders die Beseitigung von Schmerzen, zu erreichen.

1. Energetische Hygiene
Steuerung 1,
danach die jeweiligen Punktkombinationen Magen-Darm-Leber-Galle.

Ich möchte nicht versäumen, besonders auf den verstopften Darm hinzuweisen. Diese Form der Erkrankung – denn als solche sollte man es ansehen – wird in der Regel unterschätzt. Im Darm sitzt der Tod – dieser alte Volksspruch hat zweifellos seine Berechtigung. Wenn man bedenkt, wieviele Vergiftungszustände einer Stoffwechselunregelmäßigkeit sich auf einen verstopften Darm zurückführen lassen, so ist es von größter Wichtigkeit, besonders die Ausscheidungen regelmäßig zu halten.

Abführmittel werden auf Dauer schädigen, so daß die Selbstbehandlung mit dem Akupunkt-Impulser auch zum Einsparen von Medikamenten beitragen wird.

Die nachstehenden Punkte sind sehr wirksam, und man sollte die Behandlung täglich durchführen. Wird die Ausscheidung besser, so können die Behandlungsabstände erweitert werden, bis eine normale Entleerung auch ohne Behandlung möglich ist. Es ist natürlich wichtig, die Eßgewohnheiten zu überprüfen. Ballaststoffreiche Kost – wie überhaupt ausgewogene Ernährung – ist besonders beim verstopften Darm von Wichtigkeit.

DARMVERSTOPFUNG — OBSTIPATION

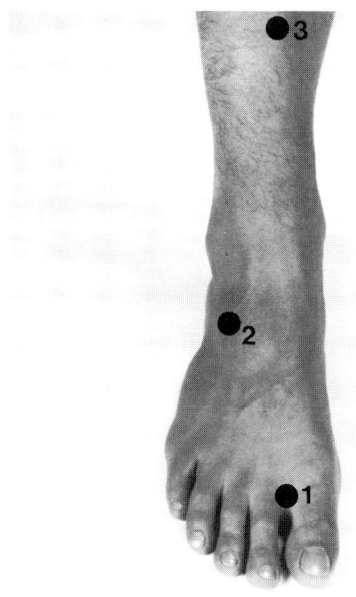

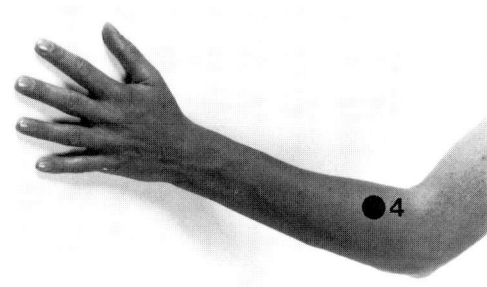

Punkt 4:
(Di 10) links und rechts
Liegt ca. 2. Querfinger unterhalb der Ellenbogenfalte (Außenseite).
Der Punkt ist sehr schmerzempfindlich und daher sehr leicht zu finden.

Punkt 1:
(Le 2) links und rechts
Liegt bei gespreizter 1. und 2. Zehe am oberen Rand der Schwimmhaut.
Punkt 2:
(Gbl 40) links und rechts
Liegt auf dem Fußrücken, in einer kleinen Vertiefung etwas außerhalb und unterhalb des äußeren Knöchels.
Punkt 3:
(Le 6) links und rechts
Liegt in der Mitte des Schienbeines, an der inneren Kante.

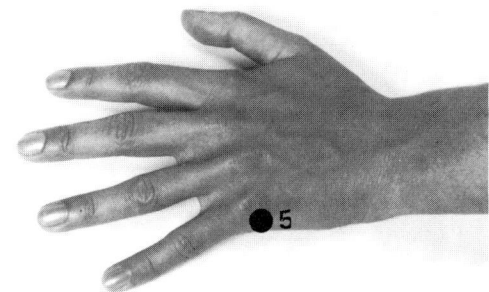

Punkt 5:
(Dü 3) links und rechts
Der Punkt liegt bei leichtem Faustschluß oberhalb dem Grundgelenk des kleinen Fingers am Ende der dort entstehenden Hautfalte.

132 DARMVERSTOPFUNG – OBSTIPATION — MAGENGESCHWÜRE

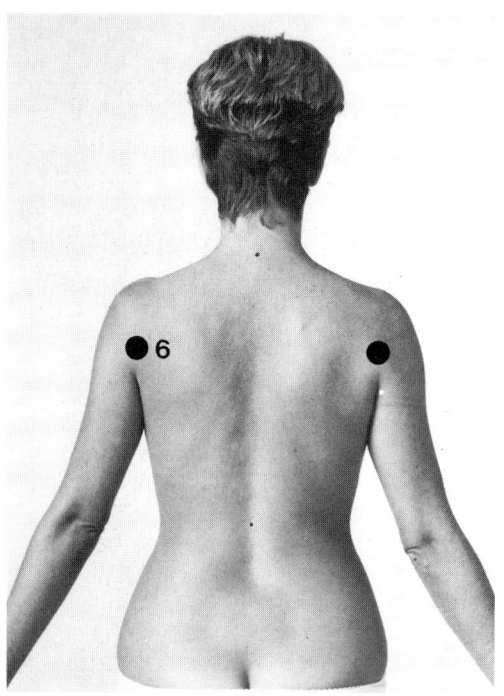

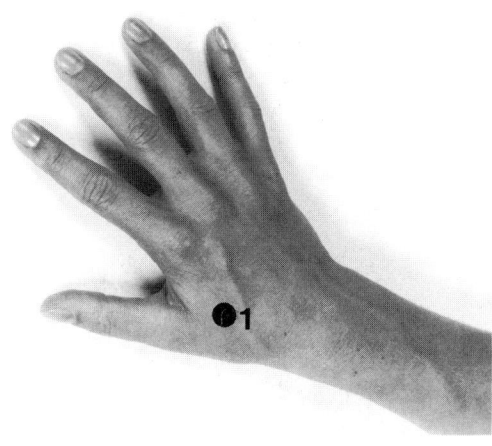

Punkt 1:
(Di 4) links und rechts
Liegt an der Daumenseite des Zeigefingers in dem Winkel, wo die Mittelhandknochen von Daumen und Zeigefinger zusammenkommen.

Punkt 6: (Dü 9) links und rechts
Liegt 2 Querfinger oberhalb der Achselfalte.

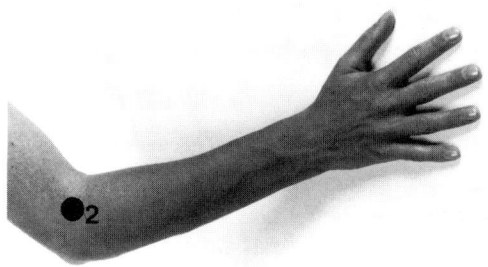

Punkt 2:
(Di 11) links und rechts
Liegt am Ende der äußeren Ellenbogenfalte.

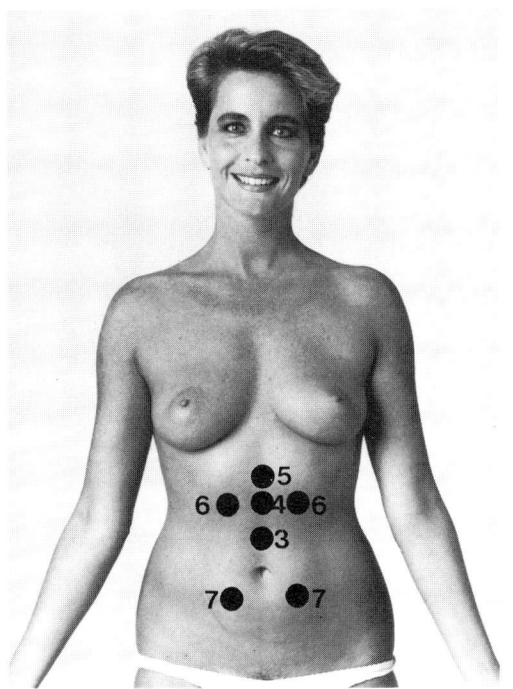

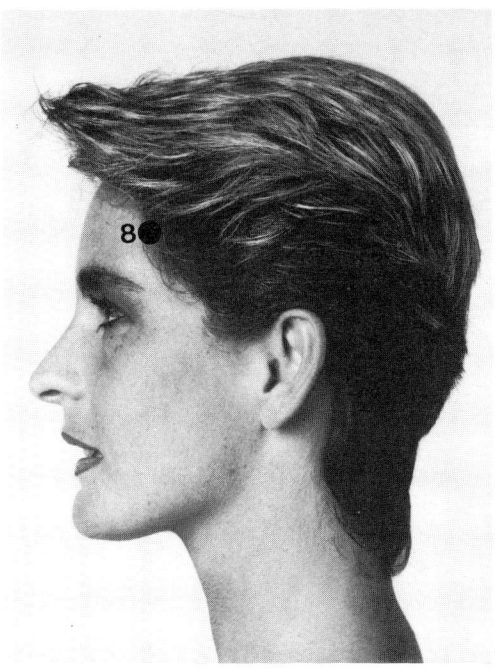

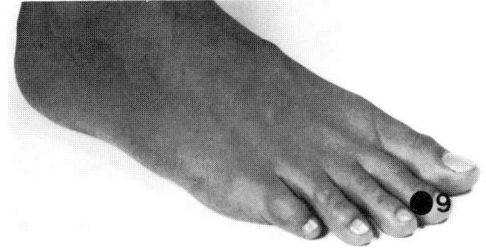

Punkt 3: (KG 10)
Liegt 2 Querfinger oberhalb des Nabels auf der Mittellinie.

Punkt 4: (KG 12)
Liegt genau in der Mitte zwischen Nabel und Schwertfortsatzspitze auf der Mittellinie.

Punkt 5: (KG 13)
Liegt 1 Querfinger oberhalb des Mittelpunktes (KG 12) zwischen Schwertfortsatzspitze und Nabel auf der Mittellinie.

Punkt 6:
(Ma 21) links und rechts
Liegt 2 Querfinger außerhalb der Mittellinie in Höhe des Punktes, der sich aus der Mitte der Verbindung Schwertfortsatz und Nabel ergibt.

Punkt 7:
(Ma 26) links und rechts
Liegt 2 Querfinger neben und 1 Querfinger unterhalb des Nabels.

Punkt 8:
(Ma 1) links und rechts
Liegt in der oberen Schläfenregion, 4 Querfinger oberhalb und 1 Querfinger hinter dem Orbitalrand.

Punkt 9:
(Ma 45) links und rechts
Am äußeren Nagelwinkel der 2. Zehe (Kleinzehenseite), ca. 2 mm schräg vom Nagelfalzwinkel entfernt.

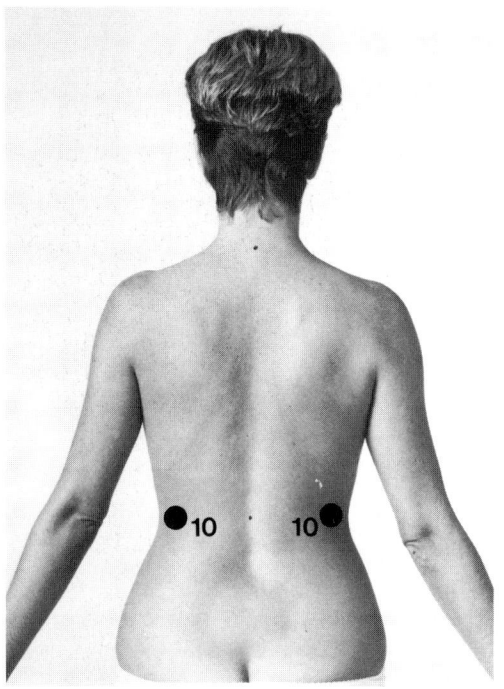
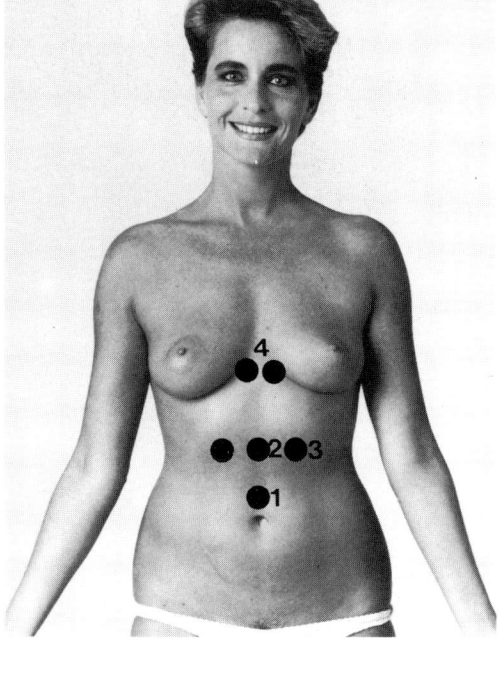

Punkt 10:
(Rippenwinkelpunkt — Schmerzpunkt)
Liegt rechts und links an der Außenseite des Rückens, dort wo man im Rippenbereich eine kleine Mulde tastet.

Punkt 1:
(KG 10)
Liegt 2 Querfinger oberhalb des Nabels auf der Mittellinie.

Punkt 2:
(KG 12)
Liegt genau in der Mitte zwischen Nabel und Schwertfortsatzspitze auf der Mittellinie.

Punkt 3:
(Ma 21) links und rechts
Liegt 2 Querfinger außerhalb der Mittellinie in Höhe des Punktes, der sich aus der Mitte der Verbindung Schwertfortsatzende und Nabel ergibt.

Punkt 4:
(Ni 21) links und rechts
Liegt ½ Querfinger von der Mittellinie entfernt, in der Höhe des 6. Zwischenrippenraumes neben der Schwertfortsatzspitze des Brustbeins.

(ULCUS DUODENI) 135

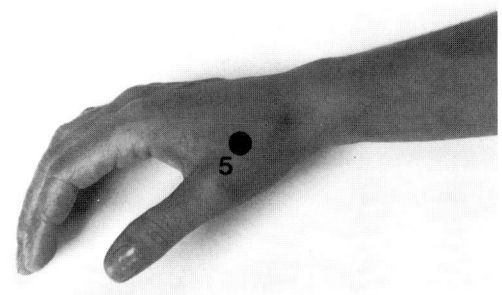

Punkt 5:
(Di 4) links und rechts
Liegt an der Daumenseite des Zeigefingers in dem Winkel, wo die Mittelhandknochen von Daumen und Zeigefinger zusammenkommen.

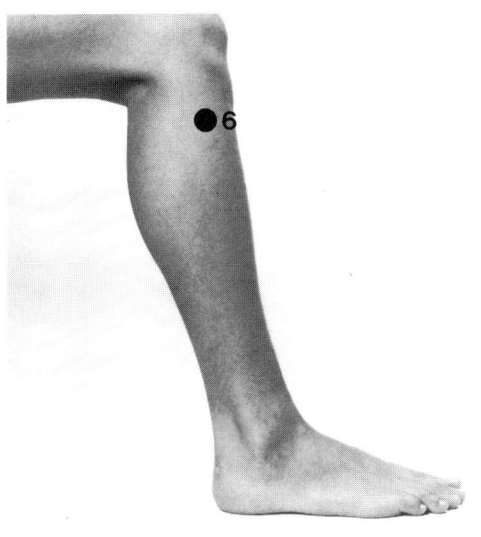

Punkt 7:
(Ma 1) links und rechts
Liegt in der oberen Schläfenregion, 4 Querfinger oberhalb und 1 Querfinger hinter dem Orbitalrand.

Punkt 6:
(Ma 36) links und rechts
Liegt an der Beinvorderseite, 3 Querfinger unterhalb des Knies in der Mitte auf dem Schienbein. Diesen Punkt findet man auch, wenn man die Handinnenfläche auf die Kniescheibe legt; dabei zeigt die Mittelfingerspitze auf diesen Punkt.

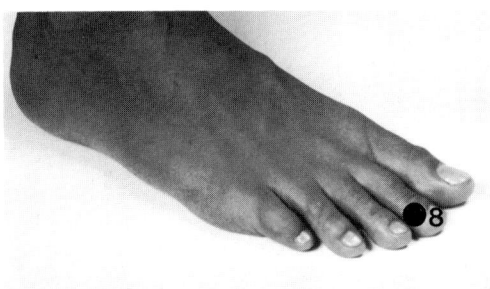

Punkt 8:
(Ma 45) links und rechts
Liegt am äußeren Nagelwinkel der 2. Zehe (Kleinzehenseite), ca. 2 mm schräg vom Nagelfalzwinkel entfernt.

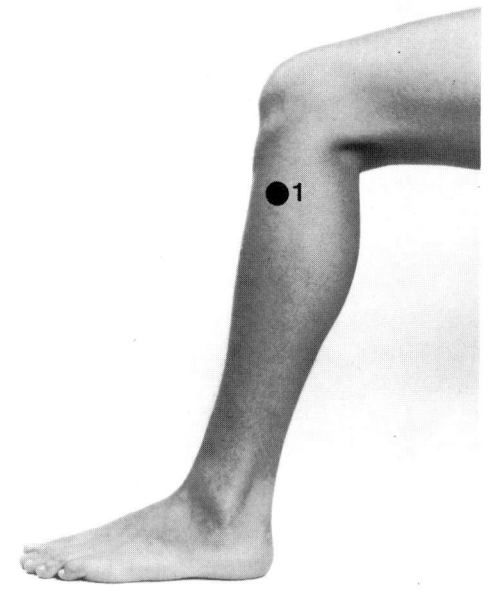

Punkt 1:
(Ma 36) links und rechts
Liegt an der Beinvorderseite 3 Querfinger unterhalb des Knies in der Mitte auf dem Schienbein. Diesen Punkt findet man auch, wenn man die Handinnenfläche auf die Kniescheibe legt; dabei zeigt die Mittelfingerspitze auf diesen Punkt.

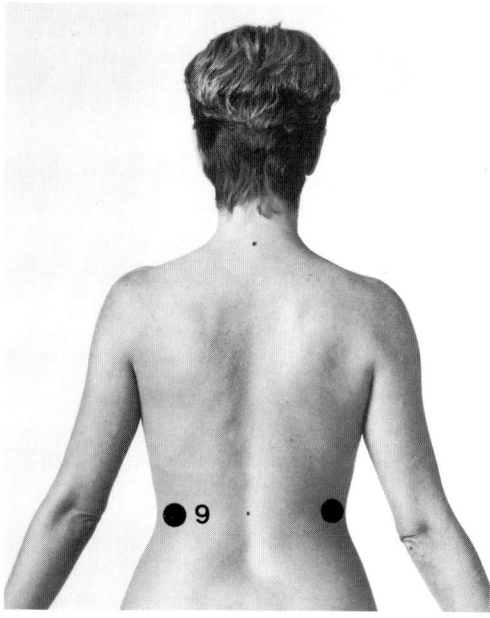

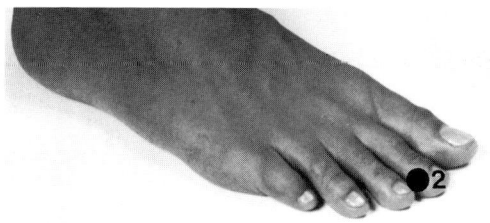

Punkt 9:
(Rippenwinkelpunkt)
Liegt recht und links an der Außenseite des Rückens, dort, wo man im Rippenbereich eine kleine Mulde tastet.

Punkt 2:
(Ma 45) links und rechts
Liegt am äußeren Nagelwinkel der 2. Zehe (Kleinzehenseite), ca. 2 mm schräg vom Nagelfalzwinkel entfernt.

SODBRENNEN

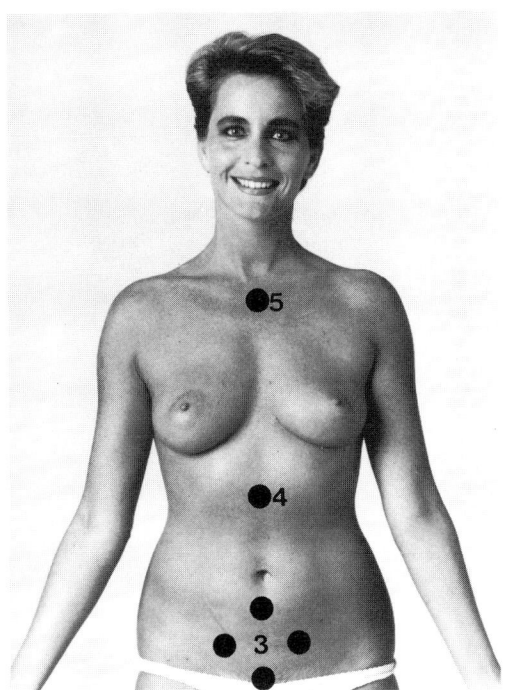
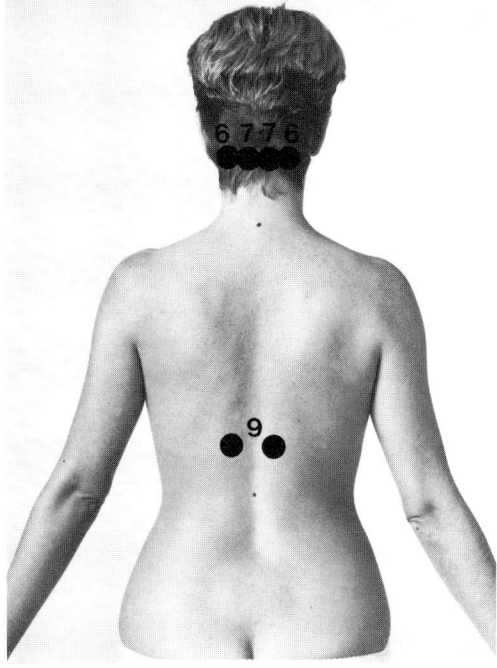

Punkt 3:
(Bauchrhombus)
Punkt Schamhaargrenze und Punkt 2 Querfinger unterhalb des Nabels bilden die Vertikale – rechts und links im gleichen Abstand.

Punkt 4:
(KG 13)
Liegt 1 Querfinger oberhalb des Mittelpunktes (KG 12) zwischen Schwertfortsatzspitze und Nabel auf der Mittellinie.

Punkt 5:
(KG 21)
Liegt auf der Mittellinie in Höhe des 1. Zwischenrippenraumes.

Punkt 6:
(Gbl 20) links und rechts
Liegt in einer Vertiefung ca. 3 Querfinger neben der Mittellinie und 1 Querfinger unterhalb des äußeren Hinterhaupthöckers.

Punkt 7:
(Bl 10) links und rechts
Liegt ca. 1 Querfinger unterhalb der Hinterhauptschuppe und 1½ Querfinger von der Mittellinie rechts und links. Punkt ist druckschmerzempfindlich.

Punkt 9:
(Bl 21) links und rechts
Liegt im 12. Zwischenrippenraum, 2 Querfinger von der Mittellinie entfernt.

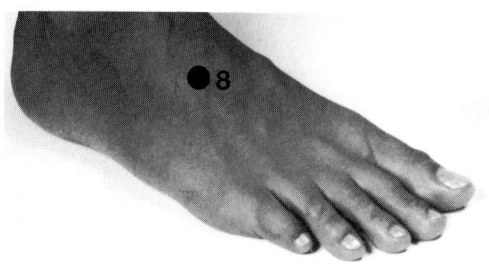

Punkt 8:
(Ma 42) links und rechts
Liegt auf dem Fußrücken über dem oberen Ende der Mittelfußknochen zwei und drei.

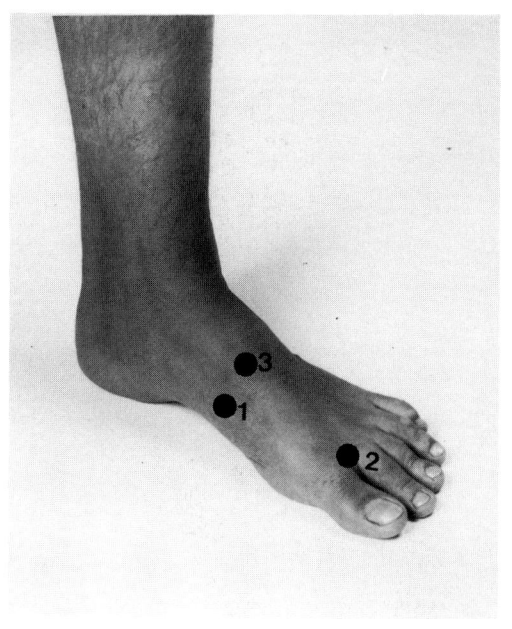

Punkt 1:
(MP 4) links und rechts
Liegt an der Innenseite des Fußes etwas unterhalb am Ende des 1. Mittelfußknochens.
Punkt 2:
(Le 2) links und rechts
Liegt bei gespreizter 1. und 2. Zehe am oberen Rand der Schwimmhaut.
Punkt 3:
(Le 3) links und rechts
Liegt an der äußeren Seite des 1. Mittelfußknochens an dessen Ende.

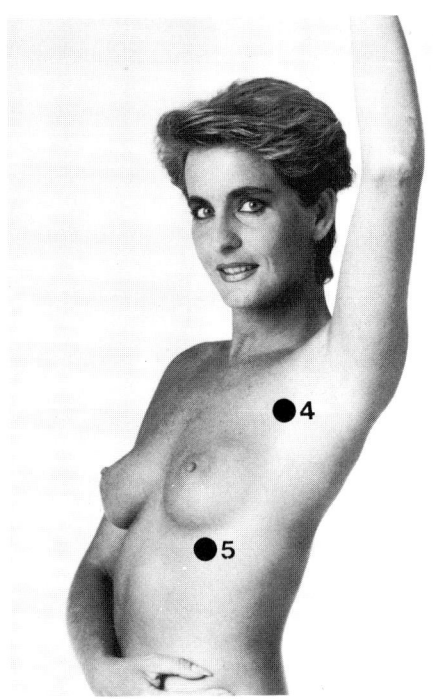 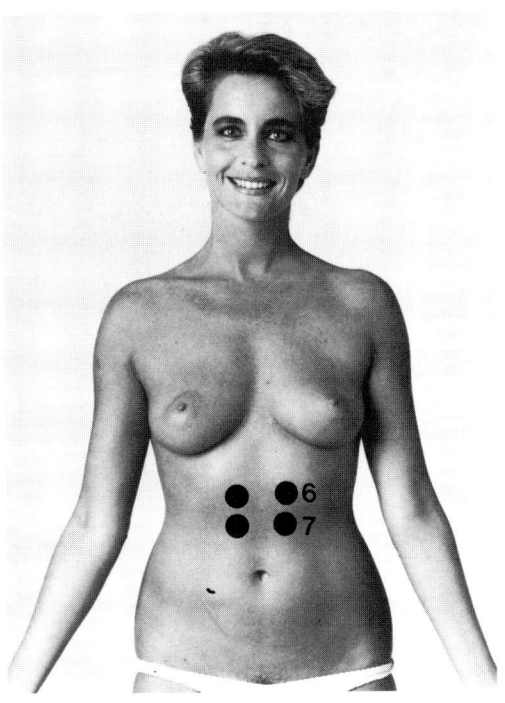

Punkt 4:
(Gbl 23) links und rechts
Liegt im 4. Interkostalraum 1 Querfinger von der inneren Achselfaltenlinie entfernt.

Punkt 5:
(Gbl 24) links und rechts
Liegt im 5. Interkostalraum in der vorderen Axillarlinie (nach Bachmann).

Punkt 6:
(Ma 21) links und rechts
Liegt 2 Querfinger außerhalb der Mittellinie in Höhe des Punktes, der sich aus der Mitte der Verbindung Schwertfortsatzende und Nabel ergibt.

Punkt 7:
(Ma 22) links und rechts
Liegt im Winkel des 8. Zwischenrippenraumes, etwa 1 Querfinger unterhalb des Punktes einer Linie zwischen Schwertfortsatzspitze und Nabel sowie 2 Querfinger nach außen.

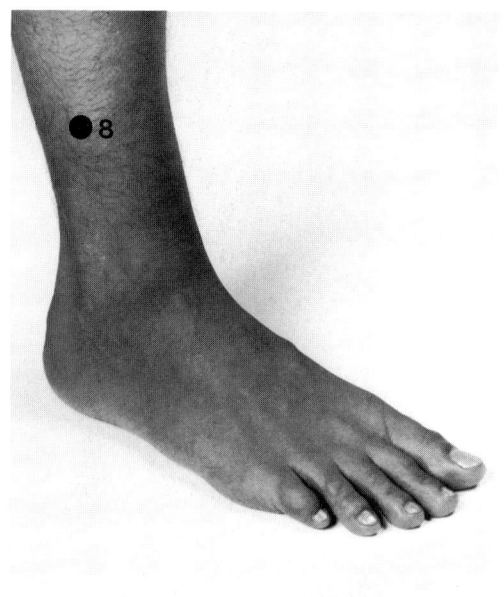

Punkt 10:
(He 9) links und rechts
Liegt am inneren Nagelwinkel des kleinen Fingers ca. 2 mm diagonal entfernt.

Punkt 8:
(Gbl 38) links und rechts
Liegt am vorderen Rand des Wadenbeines, etwa 5 Querfinger oberhalb des inneren Knöchels.

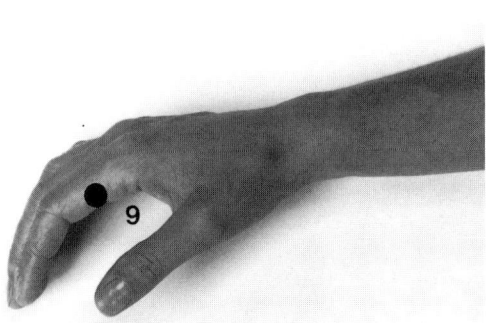

Punkt 9:
(Di 2) links und rechts
Liegt ca. 1 Querfinger vom Grundgelenk des Zeigefingers entfernt (Daumenseite).

DARMKRÄMPFE

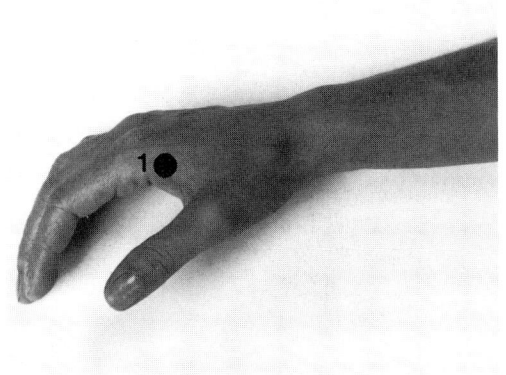

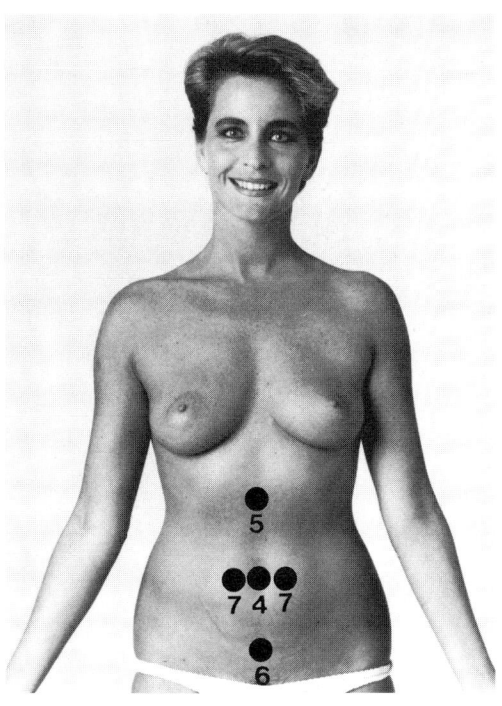

Punkt 1:
(Di 3) links und rechts
Liegt oberhalb des Zeigefingergrundgelenks (Daumenseite) in einer kleinen Grube, die beim Faustschluß entsteht.

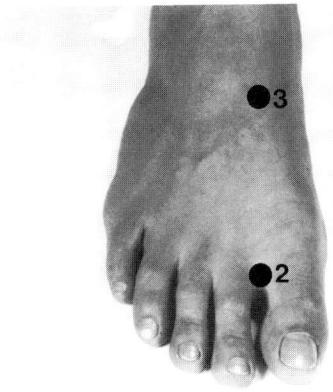

Punkt 2:
(Le 2) links und rechts
Liegt bei gespreizter 1. und 2. Zehe am oberen Rand der Schwimmhaut.

Punkt 3:
(Le 3) links und rechts
Liegt an der äußeren Seite des 1. Mittelfußknochens an dessen Ende.

Punkt 4:
(KG 8)
Liegt genau in der Mitte des Nabels.

Punkt 5:
(KG 13)
Liegt 1 Querfinger oberhalb des Mittelpunktes (KG 12) zwischen Schwertfortsatzspitze und Nabel auf der Mittellinie.

Punkt 6:
(KG 4)
Liegt auf der Mittellinie, auf der Grenze des unteren Drittels der Linie zwischen Nabel und Schambein.

Punkt 7:
(Ma 25) links und rechts
Liegt 2 Querfinger von der Nabelmitte entfernt nach außen.

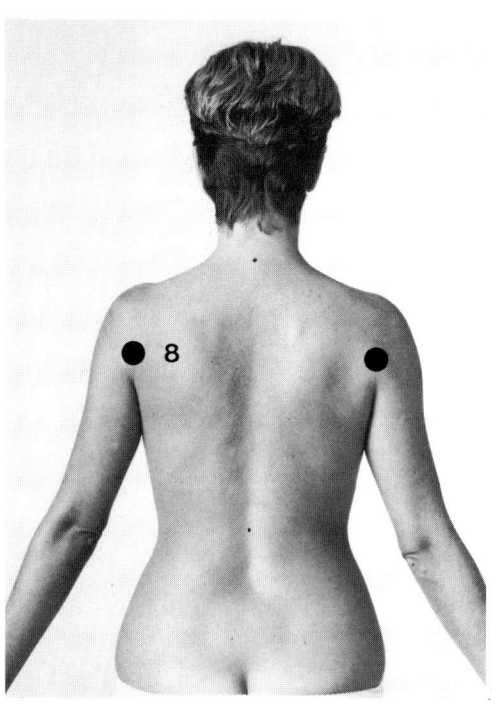

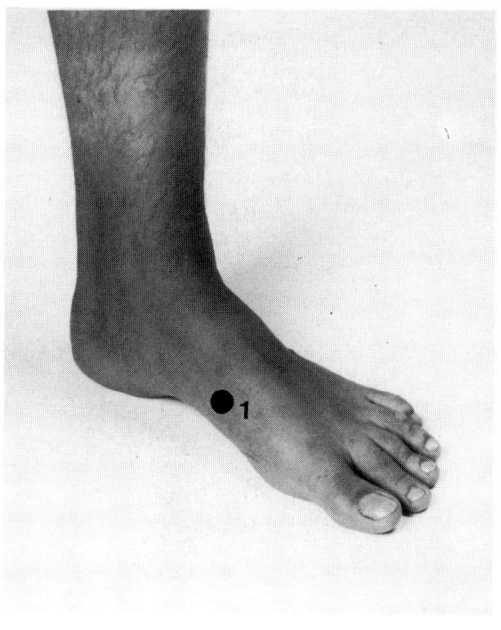

Punkt 8:
(Dü 9) links und rechts
Liegt 2 Querfinger oberhalb der Achselfalte.

Punkt 1:
(MP 4) links und rechts
Liegt an der Innenseite des Fußes etwas unterhalb am Ende des 1. Mittelfußknochens.

CHRONISCHE MAGENSCHLEIMHAUTENTZÜNDUNG

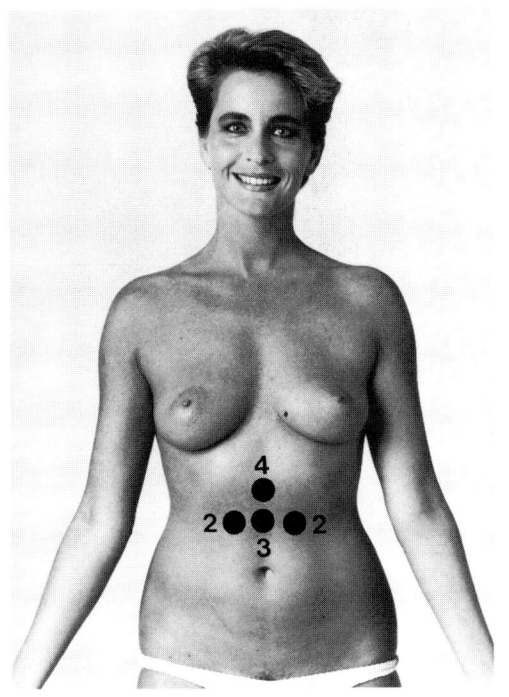
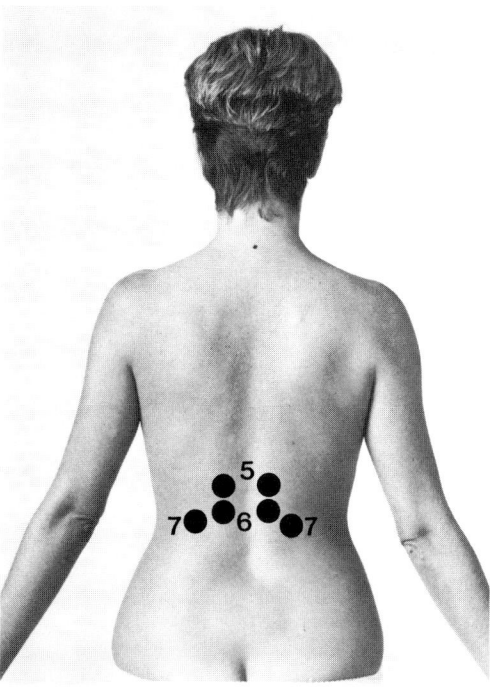

Punkt 2:
(Ma 21) links und rechts
Liegt 2 Querfinger außerhalb der Mittellinie in Höhe des Punktes, der sich aus der Mitte der Verbindung Schwertfortsatzende und Nabel ergibt.

Punkt 3:
(KG 12)
Liegt genau in der Mitte zwischen Nabel und Schwertfortsatzspitze auf der Mittellinie.

Punkt 4:
(KG 13)
Liegt 1 Querfinger oberhalb des Mittelpunktes (KG 12) zwischen Schwertfortsatzspitze und Nabel auf der Mittellinie.

Punkt 5:
(Bl 20) links und rechts
Liegt im 11. Zwischenrippenraum, 2 Querfinger von der Mittellinie entfernt.

Punkt 6:
(Bl 21) links und rechts
Liegt im 12. Zwischenrippenraum, 2 Querfinger von der Mittellinie entfernt.

Punkt 7:
(Bl 45) links und rechts
Liegt ca. eine Handbreit von der Wirbelsäule entfernt in Höhe des 12. Brustwirbels.

144 MAGENKRÄMPFE

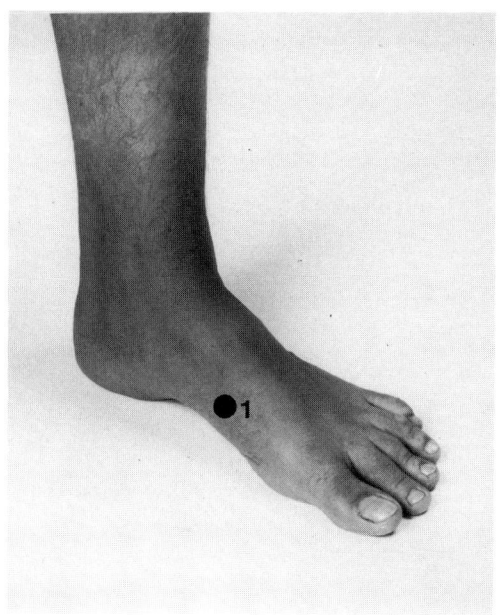

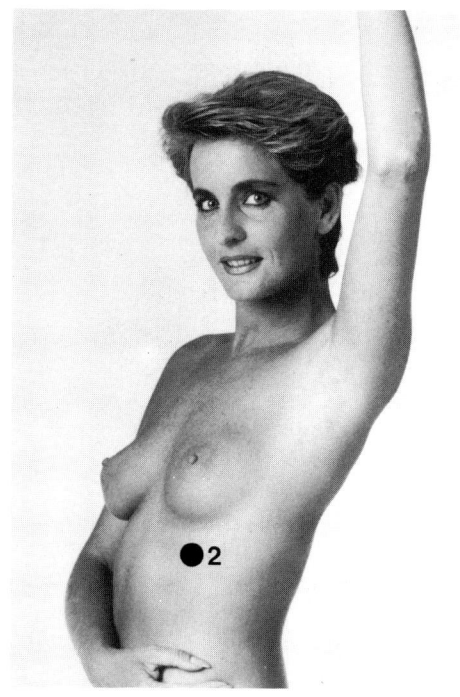

Punkt 1:
(MP 4) links und rechts
Liegt an der Innenseite des Fußes etwas unterhalb am Ende des 1. Mittelfußknochens.

Punkt 2:
(Gbl 24) links und rechts
Liegt im 5. Interkostalraum in der vorderen Axillarlinie (nach Bachmann).

MAGENKRÄMPFE

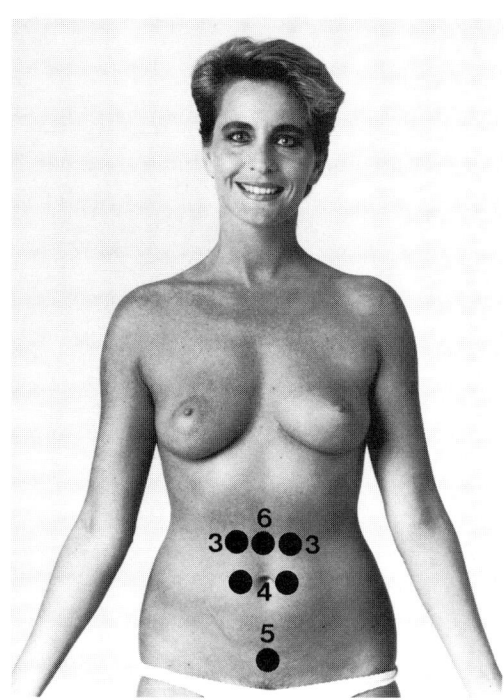

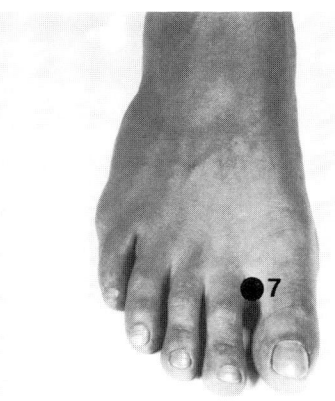

Punkt 7:
(Le 2) links und rechts
Liegt bei gespreizter 1. und 2. Zehe am oberen Rand der Schwimmhaut.

Punkt 3:
(Ma 21) links und rechts
Liegt 2 Querfinger außerhalb der Mittellinie in Höhe des Punktes, der sich aus der Mitte der Verbindung Schwertfortsatzende und Nabel ergibt.

Punkt 4:
(Ma 25) links und rechts
Liegt 2 Querfinger von der Nabelmitte nach außen entfernt.

Punkt 5:
(KG 4)
Liegt auf der Mittellinie, auf der Grenze des unteren Drittels der Linie zwischen Nabel und Schambein.

Punkt 6:
(KG 12)
Liegt genau in der Mitte zwischen Nabel und Schwertfortsatzspitze auf der Mittellinie.

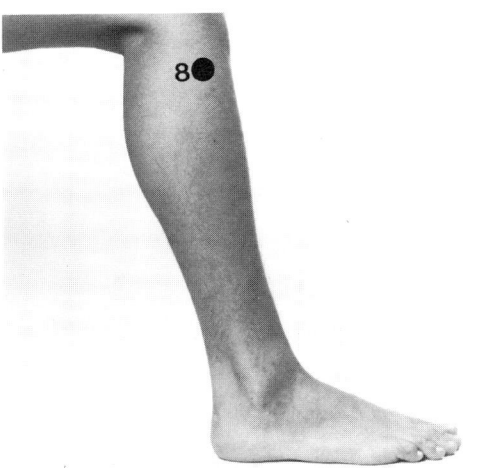

Punkt 8:
(Ma 36) links und rechts
Liegt an der Beinvorderseite, 3 Querfinger unterhalb des Knies in der Mitte auf dem Schienbein. Diesen Punkt findet man auch, wenn man die Handinnenfläche auf die Kniescheibe legt; dabei zeigt die Mittelfingerspitze auf diesen Punkt.

Die Akupunkt-Impuls-Therapie unterwegs

1. **Ohrpunkte**
2. **Handakupunktur**
3. **Kopfpunkte**

OHRPUNKTE

Wie oft kommt es vor, daß wir von blitzartig einsetzenden Schmerzen überrascht werden, wenn wir unterwegs oder im Urlaub sind. Ist dann kein Arzt oder Heilpraktiker in der Nähe, wird es für den Betroffenen schlimm.

Ob Kopfschmerzen, Wirbelsäulenbeschwerden oder Gelenkbeschwerden, ob Magenschmerzen oder andere Unpäßlichkeiten — man kann sie mit der Akupunkt-Impuls-Therapie oft sofort lindern oder beseitigen. Bis man sich zur Diagnostik begeben kann, vergeht oft viel Zeit. So kann die Behandlung mit dem Akupunkt-Impulser als eine Art erste Hilfe angesehen werden. Aus der Vielzahl der Punkte und Zonen bieten sich drei Areale besonders an. Es sind dies die Ohren, die Hände und die Kopfpunkte. Jede einzelne Kombination stellt ein geschlossenes System der Punktbehandlungen dar.

Die Ohrakupunktur ist wahrscheinlich schon sehr alt. Der französische Arzt Dr. Nogier gilt als Entdecker der modernen Ohrakupunktur. Er erarbeitete ein System, welches durch die Beobachtung schwerstkranker Menschen begann und das er „Auriculo-Therapie" nennt. In Deutschland war es Dr. Niels Krack, ein Schüler Nogiers, der eigene Wege beschritt und eine Topographie der Ohrpunkte nach dem Postleitzahlensystem erarbeitete. Seit vielen Jahren hat mein Kollege Günter Lange, Kassel, der wiederum ein Schüler von Niels Krack ist, die einzelnen Schulen der Ohrakupunktur zusammengefaßt und in seinem Buch veröffentlicht.

Er gilt heute — auch eigener Entdeckungen wegen — als der Ohrakupunktur-Therapeut Deutschlands. Es steht fest, daß die Akupunktur-Punkte des Ohres in der Lage sind, therapeutische Resonanzreize über das Gehirn zu den gestörten Sektoren des Körpers zu tragen. Nun will und kann die Impulstherapie die Ohrakupunktur nicht ersetzen. Es ist jedoch von großer Wichtigkeit, sofort auf Schmerzen einwirken zu können. Dabei ist der Gebrauch des kleinen handlichen Akupunkt-Impulsers legitim und einfach. Die wichtigsten Wirbelsäulen- und Gelenkpunkte habe ich in einer Übersicht aufgezeichnet. Dabei fließt auch meine Erfahrung mit dem Akupunkt-Impulser in die Vorschläge mit ein. Der Einfachheit halber habe ich die Punkte im Ohr von 1 bis 23 numeriert.

Nun die Bedeutung der einzelnen Punkte:
Nr. 1, 2 und 3: Entzündung
Nr. 4 und 5: Kopf
Nr. 6: HWS   Nr. 7: Hals
Nr. 8: Schlüsselbein   Nr. 9: Schultergelenk
Nr. 10: Brustwirbelsäule Nr. 11: Schulter
Nr. 12: LWS   Nr. 13: Ellenbogen
Nr. 14: Gesäß   Nr. 15: Ischias
Nr. 16: Schmerzpunkt
des Lendenbereichs   Nr. 17: Handwurzel
Nr. 18: Finger   Nr. 19: Hüftgelenk
Nr. 20: Kniegelenk   Nr. 21: Knöchel
Nr. 22: Ferse   Nr. 23: Zehen

Nr. 1, 2 und 3 werden bei jeder Schmerzbehandlung an den Anfang gestellt. Danach sucht man sich diejenigen Punkte heraus, die mit dem Schmerzzustand in Verbindung stehen.

Beispiel: Schulterbeschwerden
Man gibt auf die Punkte 1, 2 und 3 je 10 Impulse. Dann auf Punkt Nr. 11 ebenfalls 10 Impulse, auf Punkt Nr. 6 und 7 je 10 Impulse. In dieser Reihenfolge sollte man vorgehen.

2. Beispiel: Kniebeschwerden
Vorher die Punkte 1, 2 und 3; dann den Punkt Nr. 19, je 10 Impulse. Es ist also wichtig, daß man — bevor man an das Areal des Schmerzes herangeht — die Punkte 1, 2 und 3 therapeutisch angeht.

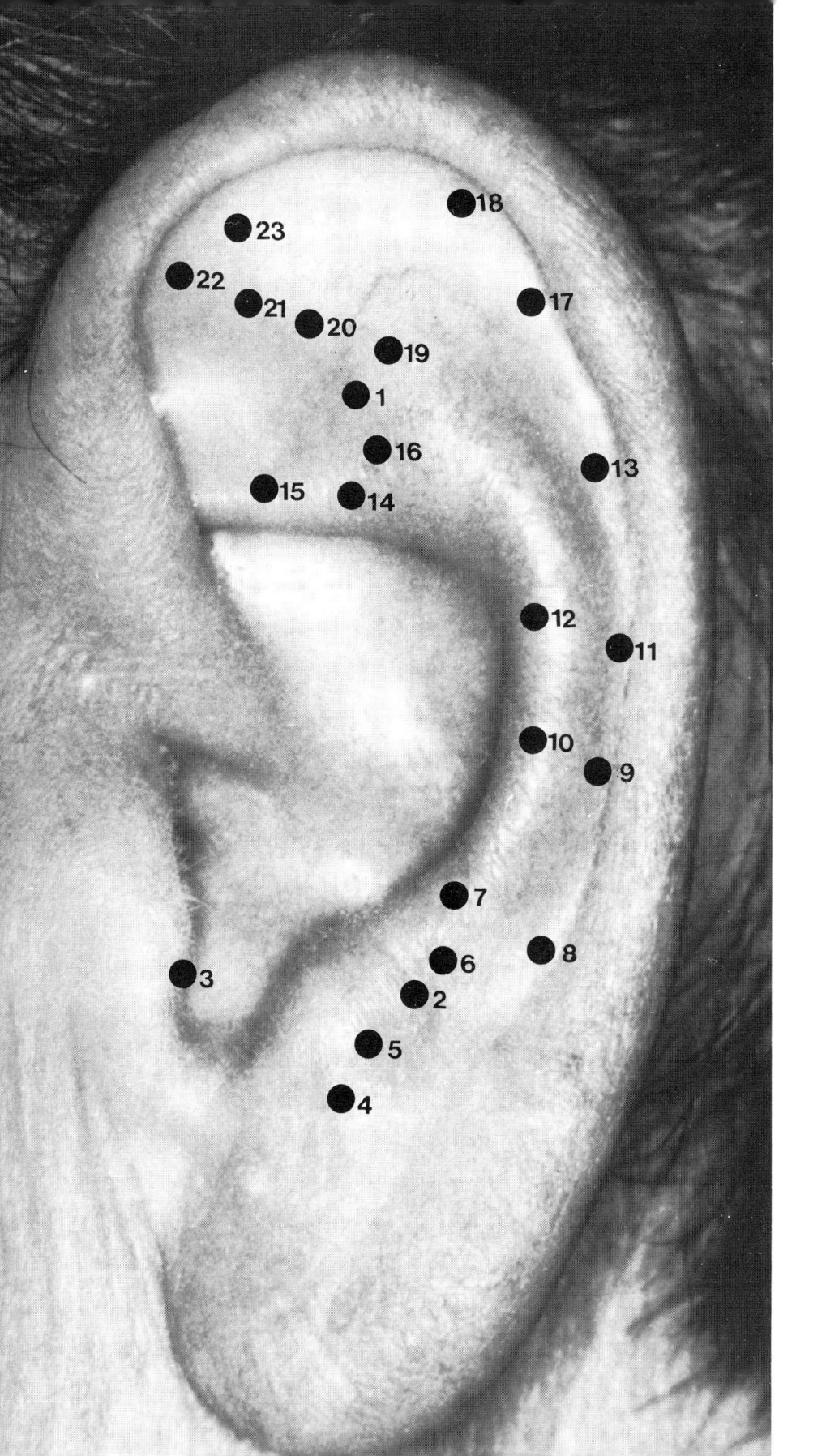

Die zweite Möglichkeit, sofortige Schmerzlinderung zu erfahren, ergibt sich durch das System der Handakupunktur. Die dort liegenden Punkte sind den Organen zugeordnet und leicht zu finden bzw. zu manipulieren.

Es handelt sich wie bei den Punkten am Ohr oder an den Zonen am Fuß um Reflexpunkte, die mit dem Gitternetz der Meridiane in Verbindung stehen und wahrscheinlich Reflexe direkt in das Steuerungssystem des Gehirns hineintragen. Dort werden dann Resonanzkräfte freigemacht, die wiederum gestörte Organe und Systeme zum Ausgleich bringen.

Punkt 1: Schmerzen in der Lendenwirbelsäule
Punkt 2: Schmerzen in der Lendenwirbelsäule
Punkt 3: Verletzungs- oder rheumatische Schmerzen im Handgelenk
Punkt 4: Schmerzen im Bereich der Nase
Punkt 5: Kopfschmerzen
Punkt 6: Punkt Auge, Schmerzen der Augen, Entzündungen der Augen, Schmerzen durch Glaukom
Punkt 7: Schultersteife, Schulterschmerzen
Punkt 8: Schmerzen der Halswirbelsäule
Punkt 9: Zahnschmerzen, Schmerzen und Entzündung der Mandeln, Schmerzen im Kehlkopf, Trigeminusneuralgie
Punkt 10: Schmerzen im Gesäß, Ischias, Schmerzen im Hüftgelenk
Punkt 11: Schmerzen nach Wirbelsäulenoperation, Schmerzen der Lendenwirbelsäule, verstopfte Nase
Punkt 12: Schmerzen im Bereich des Anus und bei Fissuren
Punkt 13: Scheitelkopfschmerz
Punkt 14: Stirnkopfschmerz, Krämpfe im gesamten Bauchraum

Punkt 15: Schmerzen Hinterkopf, Schmerzen in den Armen, Schmerzen in den Wangen, Mandelentzündung

Punkt 16: Migräne, Schmerzen durch Gallenkolik, Schmerzen im Brustraum, Schmerzen rechter und linker Oberbauch

Punkt 17: Nervenschmerzen im Zwischenrippenraum, Durchfälle, Schmerzen durch Herpes zoster
Punkt 18: Schmerzen und Rheuma in den Sprunggelenken
Punkt 19: Nasenbluten

Punkt 20: Schmerzen im Fersengebiet
Punkt 21: Nervenkopfschmerz, Bronchitis, Asthma
Punkt 22: Hysterie
Punkt 23: Hyperhidrosis – krankhaft vermehrte Schweißabsonderung, besonders an Händen, Füßen und Achselhöhlen
Punkt 24: Asthma, Bronchitis, Husten
Punkt 25: Nervöse Herzbeschwerden
Punkt 26: Schleimhautgeschwüre im Mund
Punkt 27: Bettnässen
Punkt 28: Bettnässen
Punkt 29: Magen und Zwölffingerdarmgeschwüre, Verdauungsstörungen, Magenschleimhautentzündung

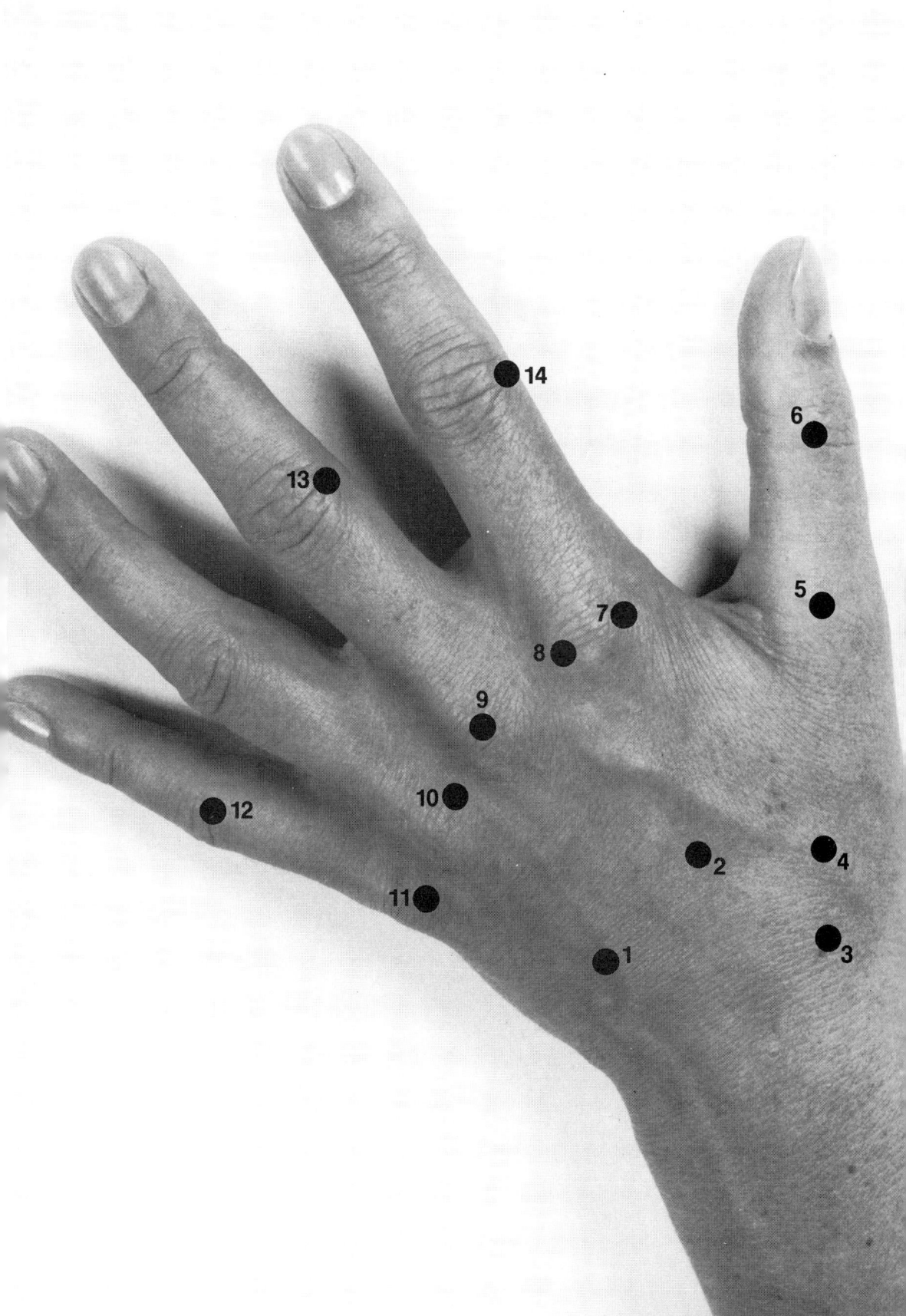

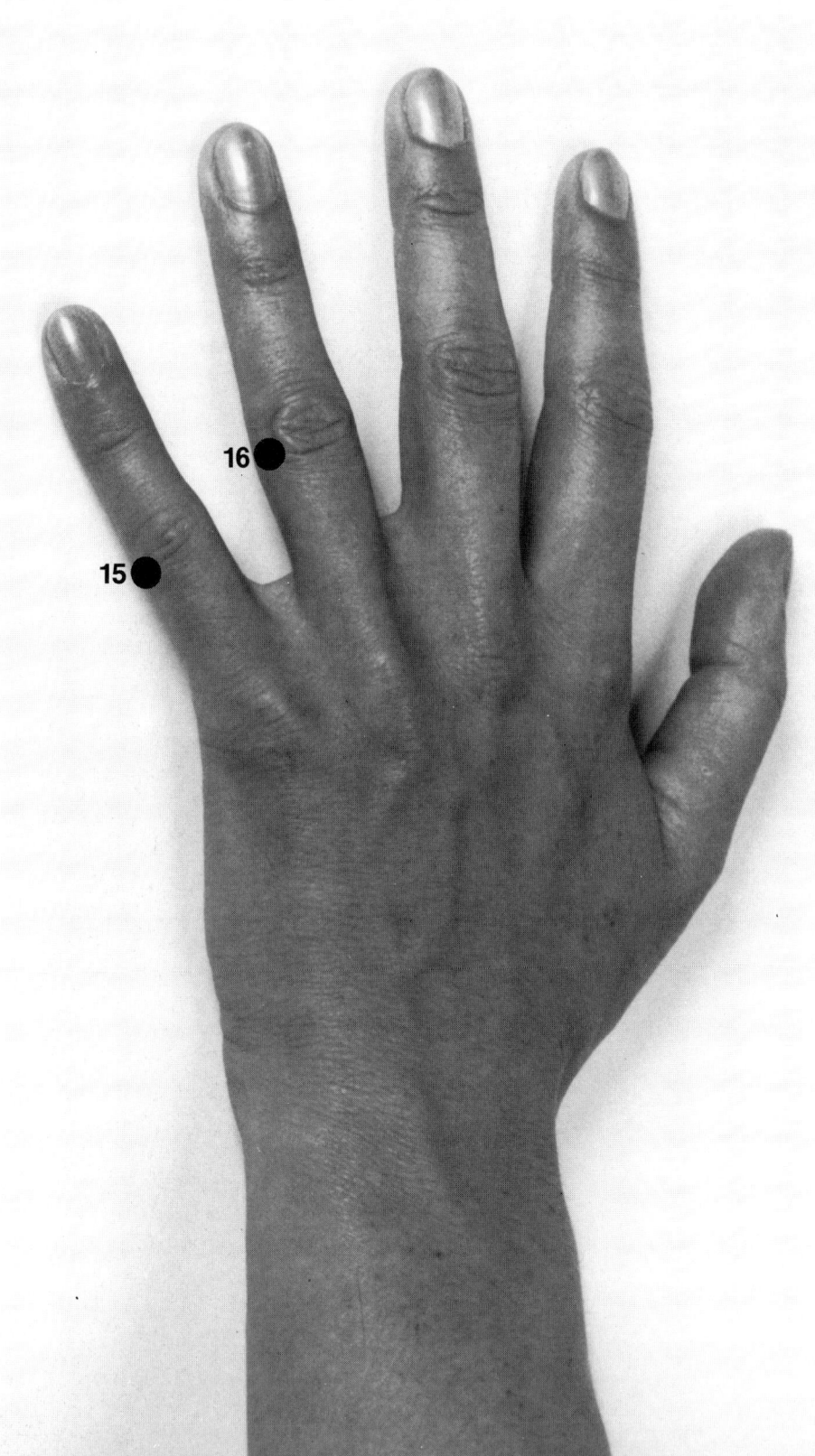

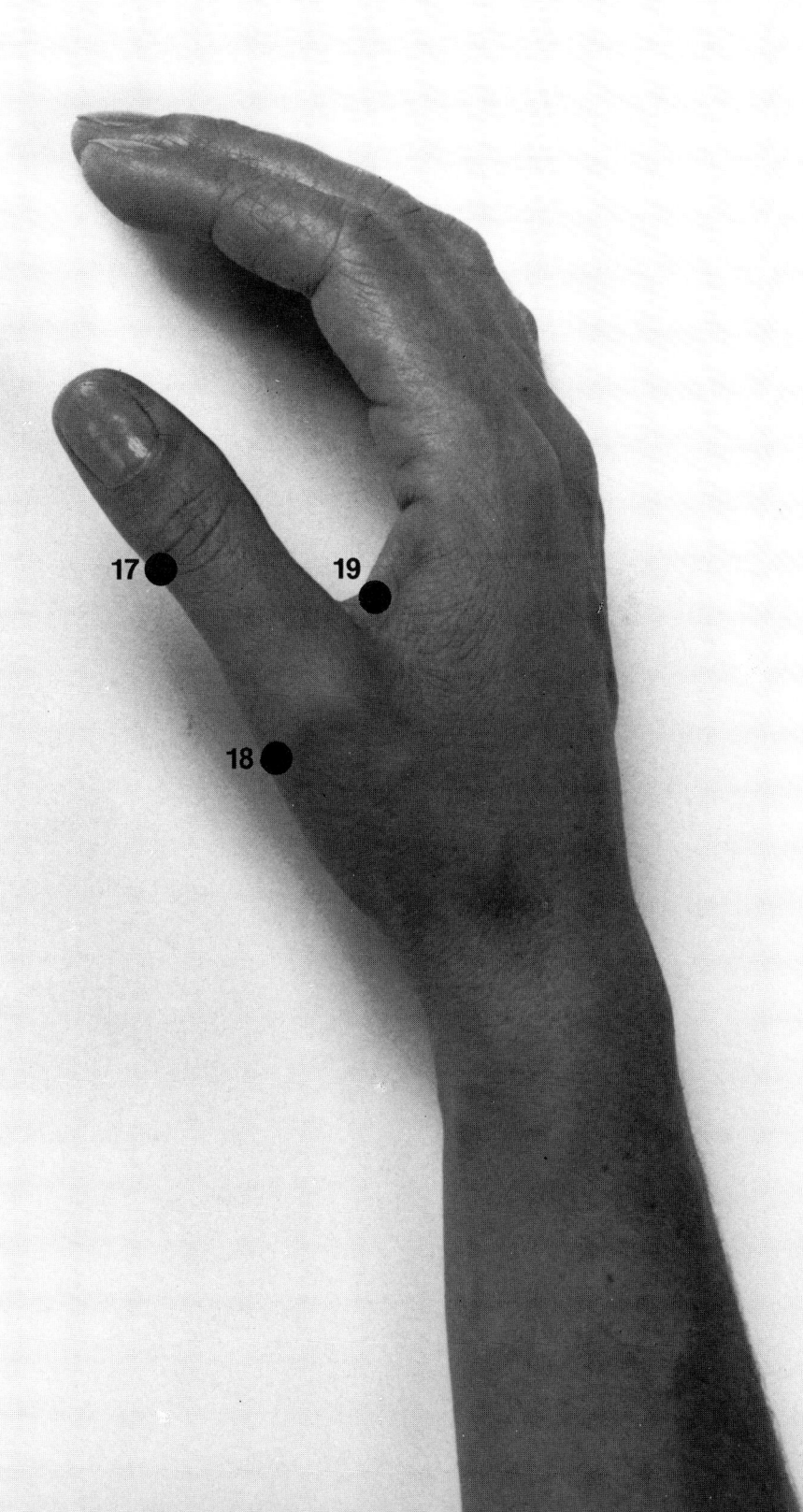

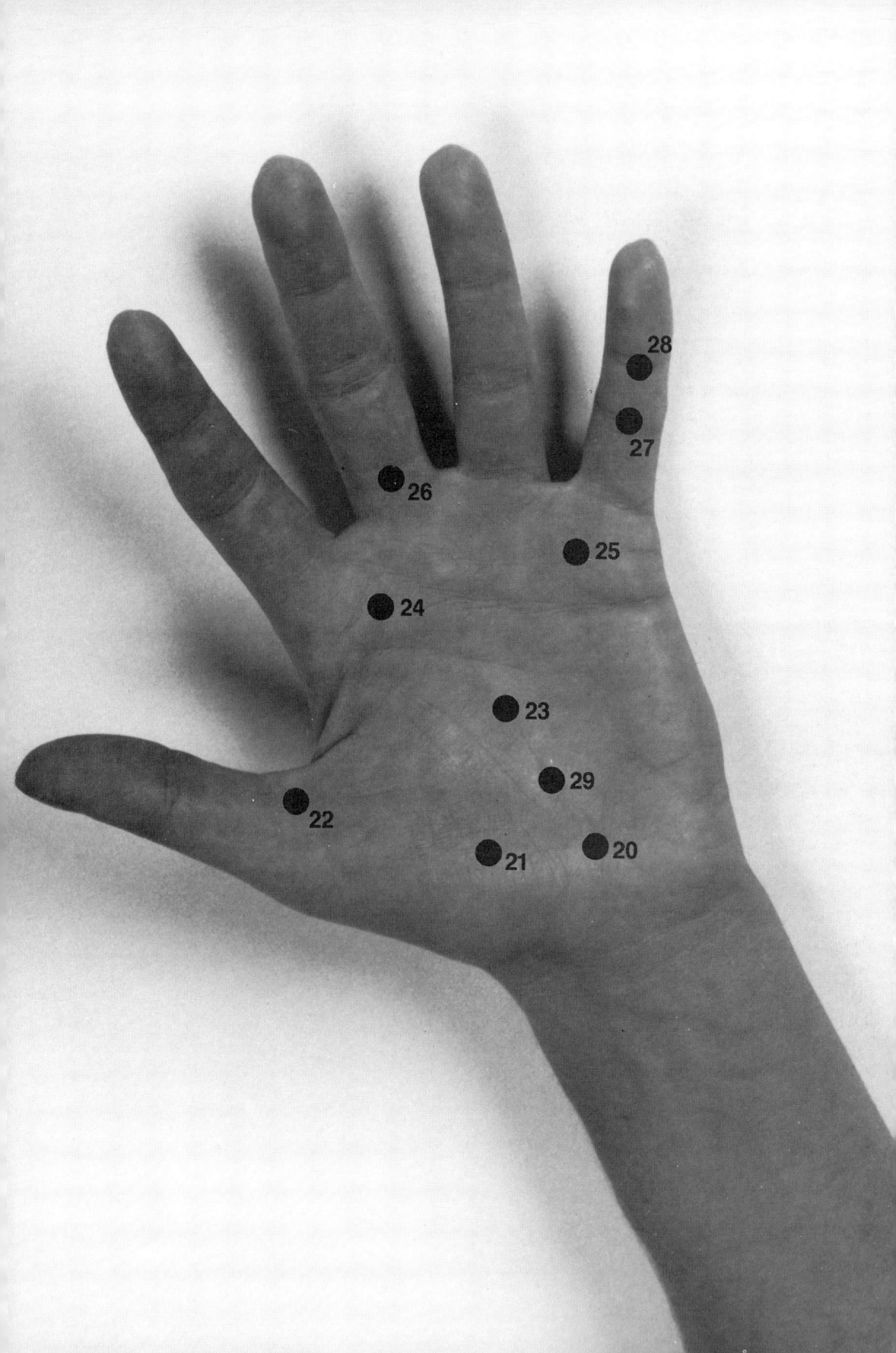

Eine dritte Möglichkeit, auf akute Schmerzzustände einzuwirken, gibt es durch die Akupunkt-Impuls-Therapie einzelner Kopfpunkte. Durch meine Arbeit mit energetischen Phänomenen entdeckte ich Relais, die siebenfach auf dem ganzen Körper vertreten sind und die meiner Meinung nach die Schlüsselgewalt energetischer Informationen besitzen. Ich nenne diese Zentren die „energetischen Transmitter-Relais". Dabei muß man sich vorstellen, daß am Zentralpunkt eines solchen Relais ein Stein ins Wasser fällt, der dann gleichmäßige Wellen erzeugt, die dann nach außen reflektieren. Auf diesen Ringen, die genau zu lokalisieren sind, liegen hochaktive Punkte, die einerseits oft mit Akupunkturpunkten identisch sind, andererseits völlig neue Wirkareale aufzeigen.

Die am Kopf liegenden Punkte sind seit langem bekannt. Sie werden z. B. bei der Physioenergetik zu diagnostischen Zwecken eingesetzt. Seit vielen Jahren benutze ich diese Punkte zur Testtherapie bei Schmerzzuständen gleichgültig welcher Art bei meinen Patienten. Verblüffend für mich war, daß diese Punkte auf den Wellen der von mir gefundenen energetischen Transmittel-Relais liegen. Diese Kopfpunkte stehen alle direkt in Verbindung mit den Steuerungsorganen unseres Gehirns. So ist vielleicht die blitzartige Reaktion bei Schmerzzuständen zu erklären. Ich habe diese Punkte numeriert.

Die Kopfpunkte 1 – 6 sind alle anwendbar bei Schmerzen — gleichgültig, wo sie auftreten. Man tastet alle Punkte. Nur der schmerzhafte gefundene Punkt wird zur Therapie mit dem Akupunkt-Impulser herangezogen.

Bezeichnung der Punkte 1 – 6:

Punkt 1: Thalamus
Punkt 2: Hypothalamus
Punkt 3: Limbisches System
Punkt 4: Epiphyse
Punkt 5: Hypophyse
Punkt 6: Corpus callosum

Man geht wie folgt vor:
Mit dem beiliegenden Stift tastet man das Gebiet der angegebenen Stellen ab. Der zu findende Punkt ist schmerzhafter als die Umgebung. Bei den paarig angelegten Punkten wird derjenige bevorzugt, dessen Empfindlichkeit größer ist. Meist reichen drei Punkte aus, um eine sofortige Reaktion zu erreichen. Man gibt auf die schmerzenden Kopfpunkte 15 Impulse und wiederholt eventuell nach 15 Minuten.

Diese drei Möglichkeiten der Schmerztherapie können auch miteinander kombiniert werden. Es ist höchst erstaunlich, wie schnell die Punkte eine Resonanz auslösen, die zur Linderung oder Befreiung von Schmerzen führt.

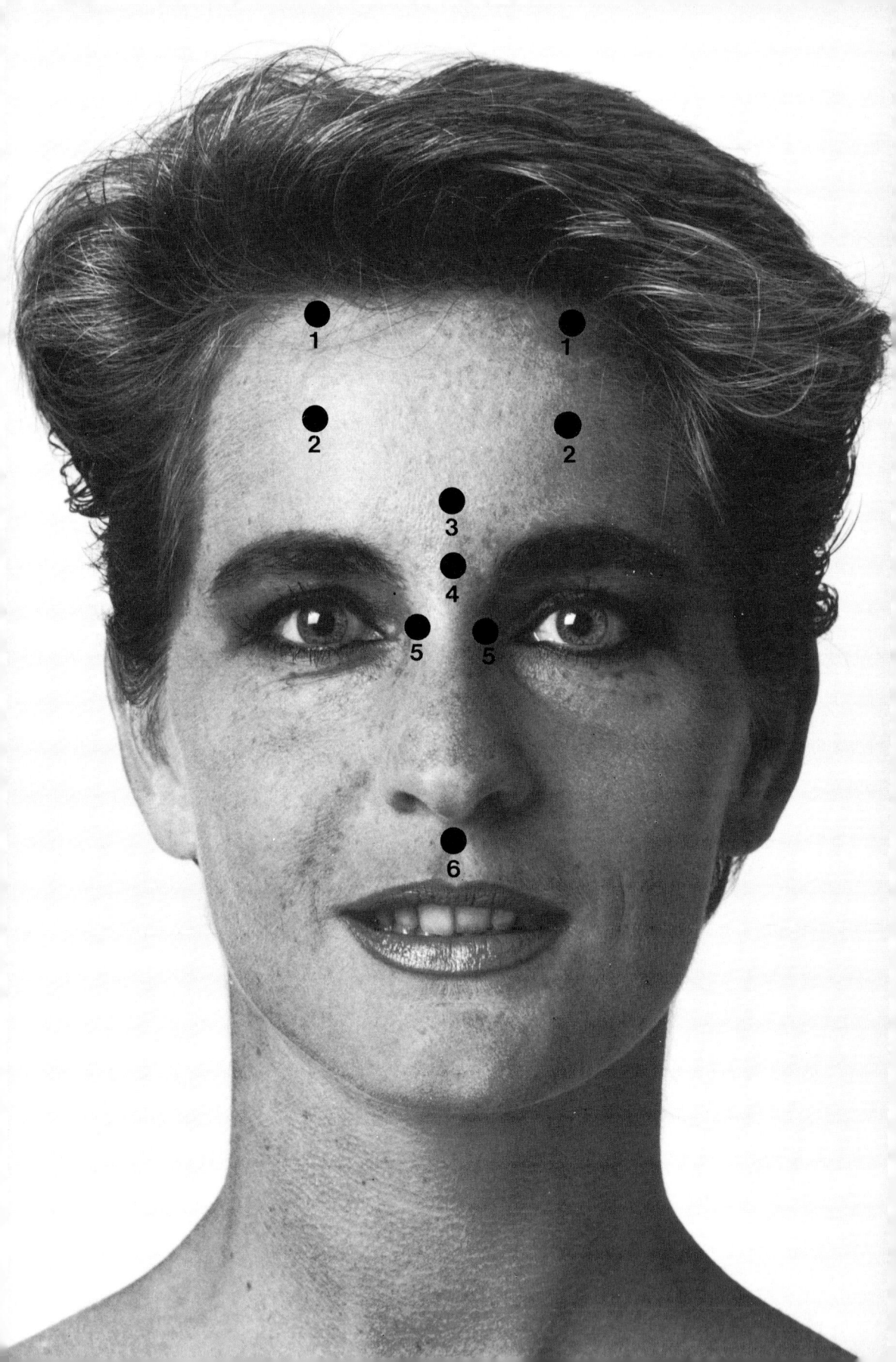

Allergien und Hauterkrankungen

1. Allergiepunkte allgemein
2. Asthma I
3. Asthma II
4. Ekzeme
5. Heuschnupfen
6. Akuter Heuschnupfen
7. Akne

Erschreckend ist, daß in den letzten Jahren die Allergien drastisch ansteigen. Besonders bei Kindern ist dies sehr häufig der Fall. Vor allem Hautallergien über Heuschnupfen zu Asthma oder auch Lebensmittelallergien sind auf dem Vormarsch und beeinträchtigen das Leben der Erkrankten erheblich. Nach Auffassung der Naturheilkunde sind Allergien Symptome, d. h. wenn das Immunsystem in Ordnung, also die Abwehrkraft des Körpers funktioniert, so werden Allergiestoffe gebunden, und es kommt nicht zu den gefürchteten Auswirkungen, die sich bis zur Lebensbedrohlichkeit steigern können.

Besonders wichtig ist hier auch, die Form der Allergie zu bestimmen, zu testen, welcher Stoff Allergien auslöst. Bei Asthma wiederum können viele Ursachen zusammenkommen, die diagnostisch genau abgeklärt sein müssen. Man unterscheidet Asthmaformen, die auf organischer Veränderung der Atemorgane beruhen. Dann die Formen, die auf mangelnde Herztätigkeit zurückzuführen sind. Weiterhin die spastischen (vegetativen) und allergischen Formen des Asthmas. Bei Heuschnupfen wiederum sind es die blühenden Gräser und Baumblüten, die so vielen Menschen das Leben schwer machen.

Sie sehen, ein weiteres Feld von Ursachen, die hier nicht alle abgehandelt werden können.

Im Zusammenhang mit Allergien ist wie folgt vorzugehen:

1. Asthma
1. Steuerung 1
2. Allergiepunkte
3. Asthma 1
4. Asthma 2

Punkte 1 – 4 im täglichen Wechsel wiederholen.

2. Heuschnupfen
Hier sollten dann die nachstehenden Kombinationen durchgeführt werden:
1. Lymphhygiene
2. Allergiepunkte
3. Heuschnupfenpunkte
im täglichen Wechsel.

Bei den Hautveränderungen, die auf einer Allergie basieren, geht man folgendermaßen vor:
1. Lymphhygiene
2. Allergiepunkte
3. Ekzeme
im täglichen Wechsel.

Dazwischen sollten bei allen mit Allergien in Zusammenhang stehenden Erkrankungen die Darm- und Stoffwechselkombinationen angewandt werden.

ALLERGIEPUNKTE ALLGEMEIN

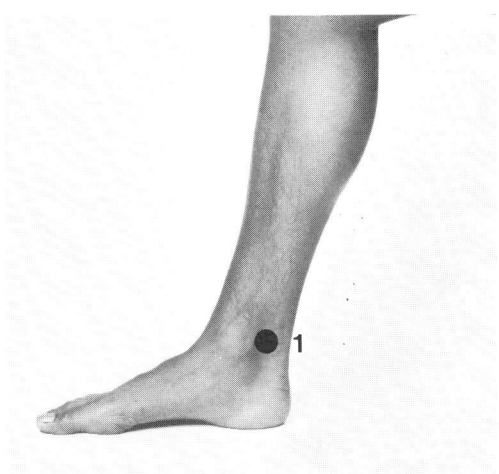

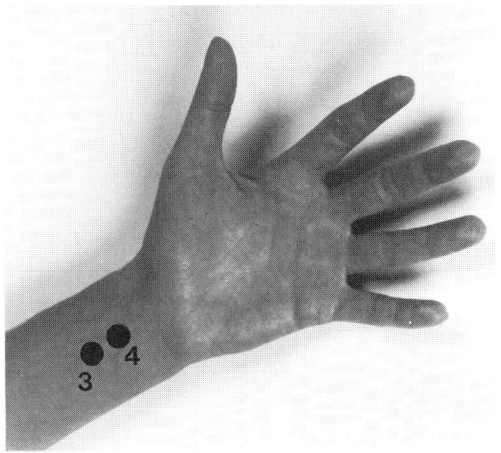

Punkt 1:
(Ni 3) links und rechts
Liegt 1 Querfinger vom inneren Knöchel nach außen, ca. in der Mitte zwischen Achillessehne und äußerer Knöchelspitze.

Punkt 3:
(KS 5) links und rechts
Liegt ca. 4 Querfinger oberhalb der ersten Handgelenksfurche, an der Innenseite des Unterarmes in der Mitte.

Punkt 4:
(KS 6) links und rechts
Liegt ca. 3 Querfinger oberhalb der ersten Beugefalte des Handgelenks, an der Innenseite des Unterarms in der Mitte.

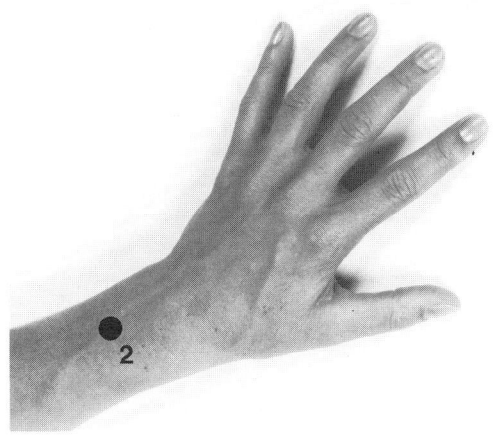

Punkt 2:
(3E 5) links und rechts
Liegt etwa 2½ Querfinger oberhalb der Handwurzelfalte in der Mitte zwischen den Knochen Elle und Speiche.

160 ALLERGIEPUNKTE ALLGEMEIN

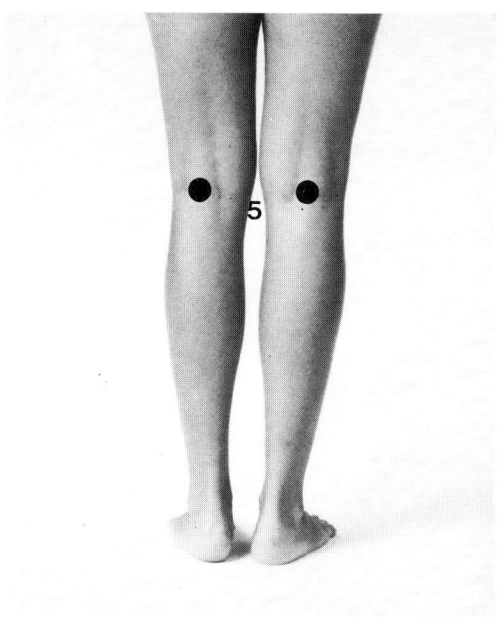

Punkt 5:
(Bl 54) links und rechts
Liegt in der Mitte der Kniekehle.

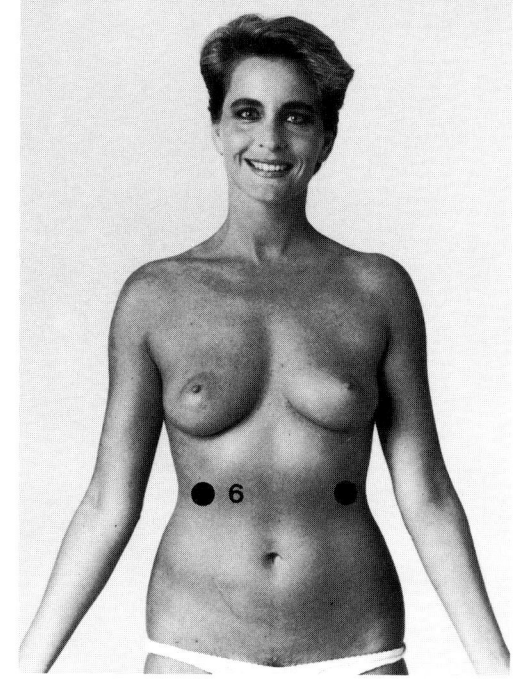

Punkt 6:
(Le 13) links und rechts
Liegt an der 11. Rippe etwas entfernt von deren freiem Ende.

ALLERGIEPUNKTE ALLGEMEIN

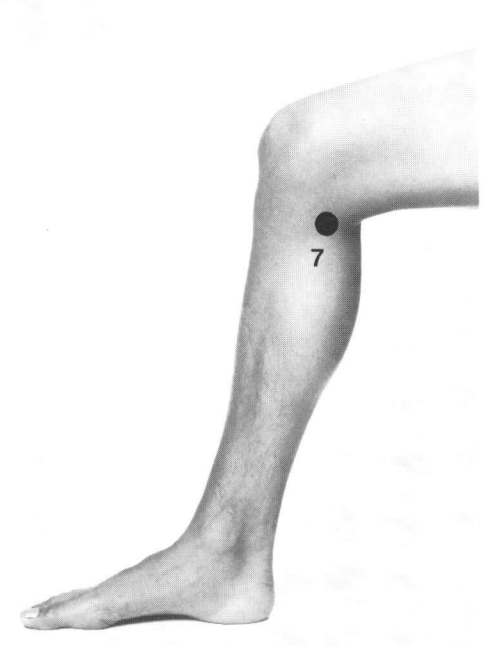

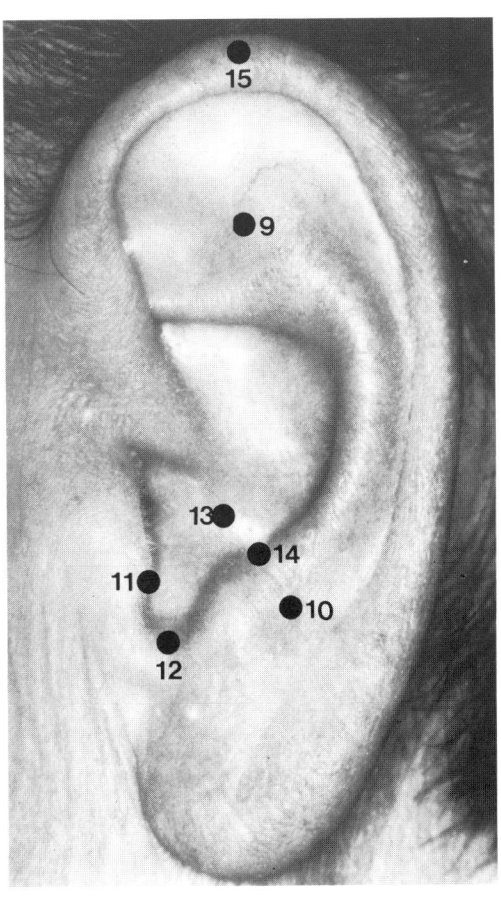

Punkt 7:
(Le 8) links und rechts
Liegt auf der hinteren inneren Seite des Kniegelenkspaltes, direkt hinter der dort zu tastenden Sehne.

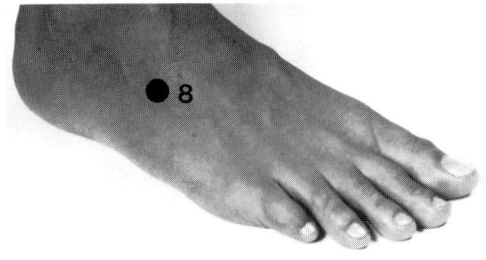

Punkt 9: Ohrpunkt
Punkt 10: Ohrpunkt
Punkt 11: Ohrpunkt
Punkt 12: Ohrpunkt
Punkt 13: Ohrpunkt
Punkt 14: Ohrpunkt
Punkt 15: Ohrpunkt

Punkt 8:
(Gbl 41) links und rechts
Liegt auf dem Fußrücken zwischen den Fußwurzelknochen der 4. und 5. Zehe, an deren oberem Ende.

162 ASTHMA 1

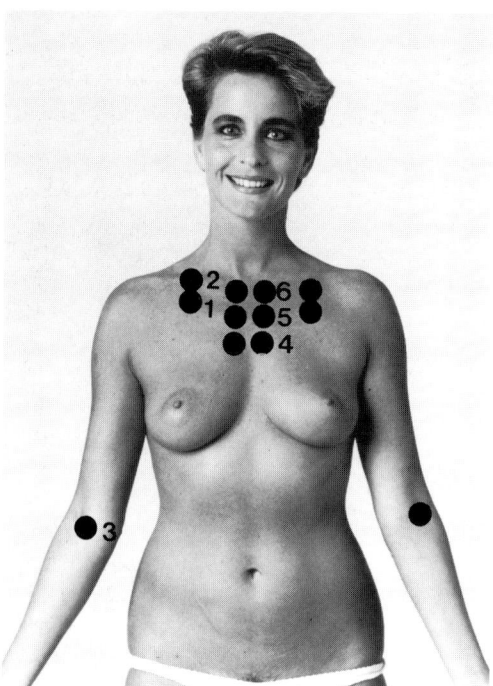

Punkt 5:
(Ni 26) links und rechts
Liegt im 1. Zwischenrippenraum direkt neben dem Brustbein ca. 2 Querfinger von der Mittellinie entfernt.
Punkt 6:
(Ni 27) links und rechts
Liegt am unteren Rand, dort, wo das Schlüsselbein mit dem Brustbein ein Gelenk bildet.

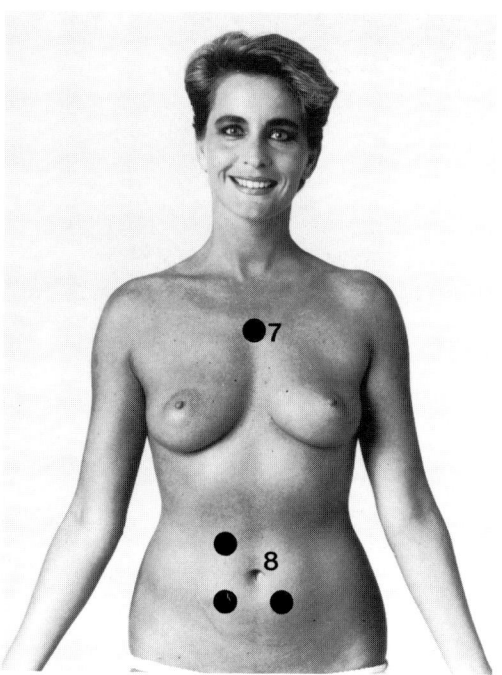

Punkt 1:
(Lu 1) links und rechts
Dieser Punkt liegt ca. 1 Querfinger vom unteren Rand des Schlüsselbeins im 1. Zwischenrippenraum in der Mitte.
Punkt 2:
(Lu 2) links und rechts
Liegt genau oberhalb des 1. Lungenpunktes, am unteren Rand des Schlüsselbeines in der Mitte.
Punkt 3:
(Lu 5) links und rechts
Bei gebeugtem Unterarm findet man den Punkt am äußeren Rand (Daumenseite) der starken Endsehne des Musculus biceps.
Punkt 4:
(Ni 25) links und rechts
Liegt im 2. Zwischenrippenraum direkt neben dem Brustbein, ca. 2 Querfinger von der Mittellinie entfernt.

Punkt 7:
(KG 17)
Liegt auf der Mittellinie in Höhe des 4. Zwischenrippenraumes auf dem Brustbein.
Punkt 8:
(Aggressive Zonen)
Man zieht eine Diagonale direkt über den Nabel. Auf dieser Diagonalen findet man links unterhalb des Nabels – 2 Querfinger entfernt – den ersten Punkt; ebenso rechts unterhalb des Nabels, 2 Querfinger entfernt, und rechts oberhalb des Nabels, 2 Querfinger entfernt.

ASTHMA 1

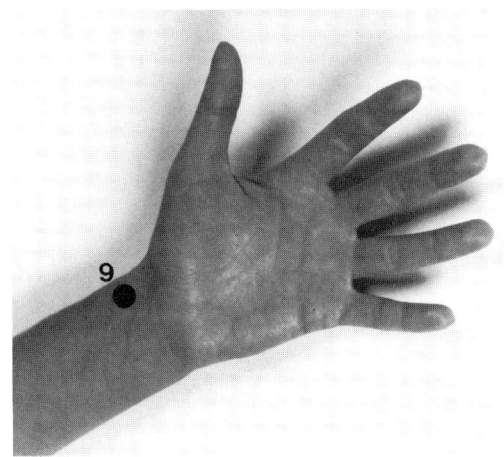

Punkt 9:
(Lu 7) links und rechts
Liegt ca. 2 Querfinger von der 1. Handgelenksfalte in der sogenannten Radialisrinne

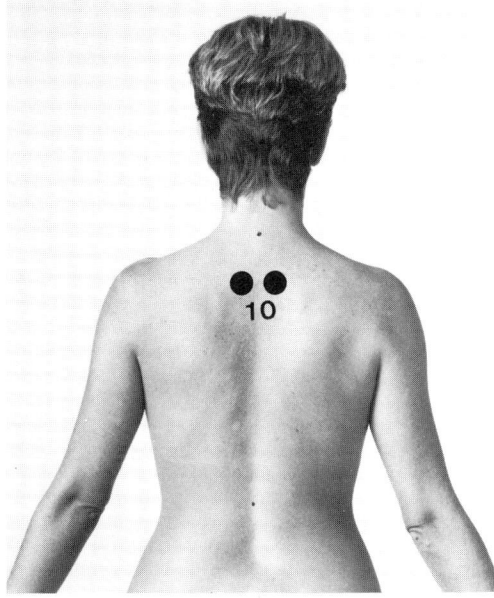

Punkt 10:
(Bl 13) links und rechts
Liegt 2 Querfinger von der Mittellinie entfernt im 3. Zwischenrippenraum.

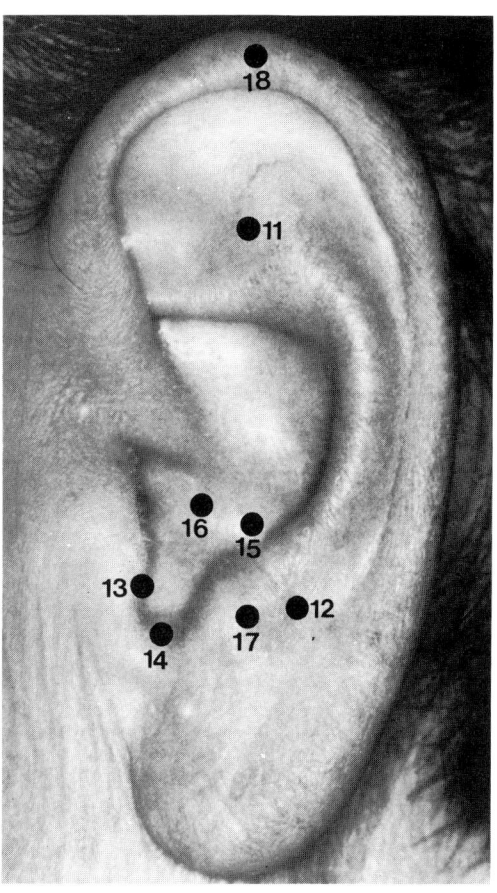

Punkt 11: Ohrpunkt
Punkt 12: Ohrpunkt
Punkt 13: Ohrpunkt
Punkt 14: Ohrpunkt
Punkt 15: Ohrpunkt
Punkt 16: Ohrpunkt
Punkt 17: Ohrpunkt
Punkt 18: Ohrpunkt

164 ASTHMA 2

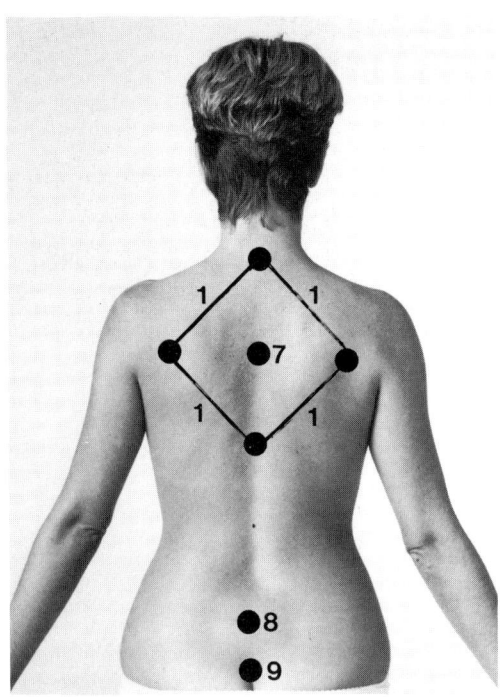

Punkt 8:
Liegt in der Mitte des Kreuzbeines.
Punkt 9:
Liegt am Anfang der Analfalte in der Mittellinie.

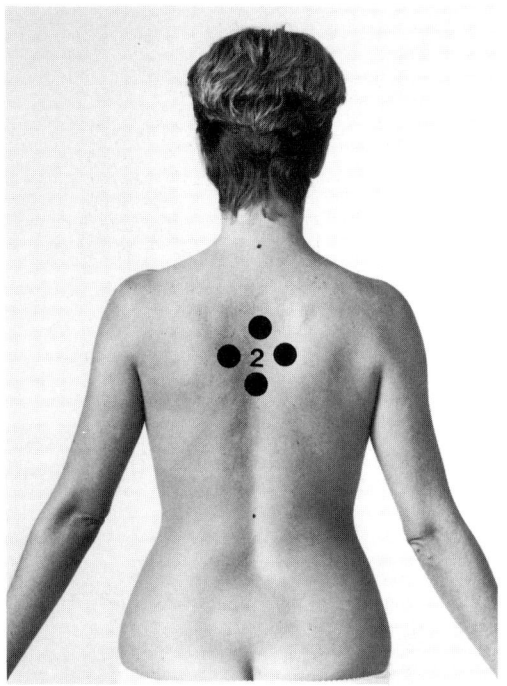

Punkt 1:
(Lymphrhombus)
Der Rhombus wird aus 4 Akupunktur-Punkten gebildet. Zunächst aus
Punkt Dü 11 – links und rechts
Dieser Punkt liegt in der Mitte des Schulterblattes unterhalb einer zu tastenden Knochenleiste auf dem Schulterblatt.

GG 13
Dieser Punkt liegt direkt auf der Spitze des Dornfortsatzes des 7. Halswirbelkörpers.

GG 6
Er liegt direkt auf dem Dornfortsatz des 11. Brustwirbels.

Punkt 7:
(GG-Punkt gegenüber KG 18)
Liegt direkt auf der Wirbelsäule, wenn man eine horizontale Linie von der Mitte des Schulterblattes über den Rücken zieht.

Punkt 2:
(Lebensrhombus)
Der Mittelpunkt liegt von der Schulterblattmitte aus auf der Wirbelsäule. Im Abstand von ca. 2 Querfingern gruppieren sich die 4 Punkte.

ASTHMA 2

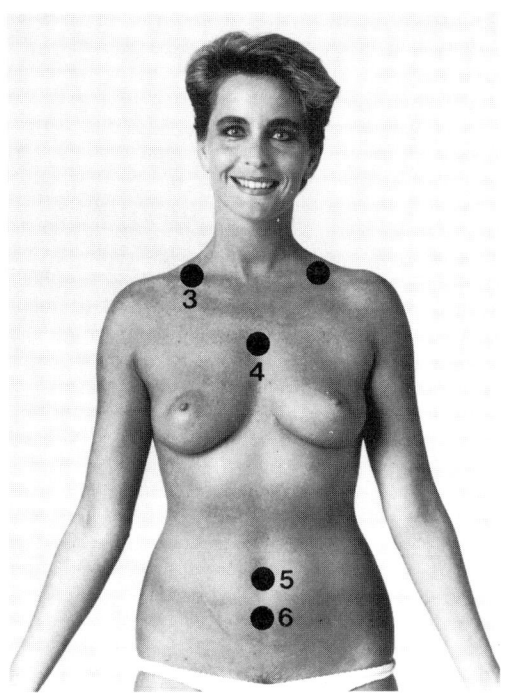

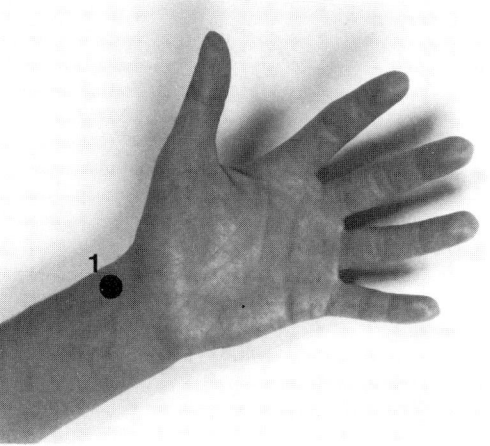

Punkt 1: (Lu 7) links und rechts
Liegt ca. 2 Querfinger von der 1. Handgelenksfalte in der sogenannten Radialisrinne.

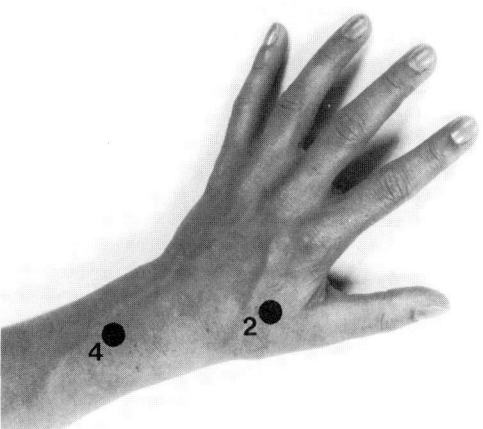

Punkt 2: (Di 4) links und rechts
Liegt an der Daumenseite des Zeigefingers in dem Winkel, wo die Mittelhandknochen von Daumen und Zeigefinger zusammenkommen.

Punkt 4: (3E 5) links und rechts
Liegt etwa 2½ Querfinger oberhalb der Handwurzelquerfalte in der Mitte zwischen den Knochen Elle und Speiche.

Punkt 3:
(Ma 12) links und rechts
Liegt in der Brustwarzenlinie am oberen Rand des Schlüsselbeines, ca. 4 Querfinger von der Mittellinie entfernt.

Punkt 4:
(KG 18)
Liegt auf der Mittellinie auf dem Brustbein in Höhe des 3. Zwischenrippenraumes.

Punkt 5:
(KG 8)
Liegt genau in der Mitte des Nabels.

Punkt 6:
(KG 6)
Liegt ca. 2 Querfinger unterhalb des Nabels auf der Mittellinie.

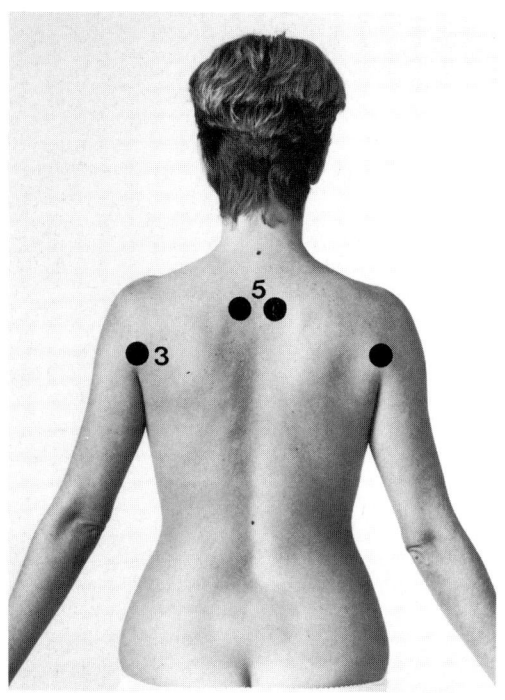
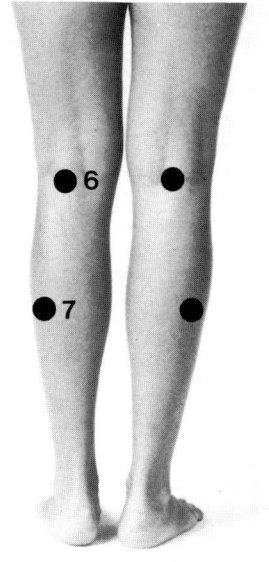

Punkt 3: (Dü 9) links und rechts
Liegt 2 Querfinger oberhalb der Achselfalte.
Punkt 5:
(Bl 13) links und rechts
Liegt 2 Querfinger von der Mittellinie entfernt im 3. Zwischenrippenraum.

Punkt 6:
(Bl 54) links und rechts
Liegt in der Mitte der Kniekehle.
Punkt 7:
(Bl 58) links und rechts
Liegt in der Mitte der Wade an deren Außenseite.

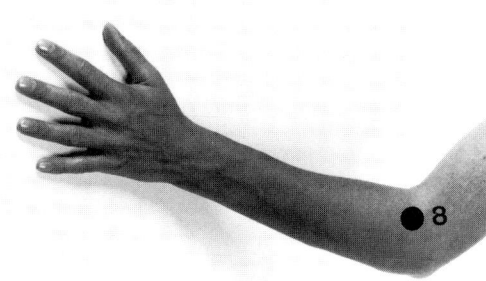

Punkt 8:
(Di 11) links und rechts
Liegt am Ende der äußeren Ellenbogenfalte.

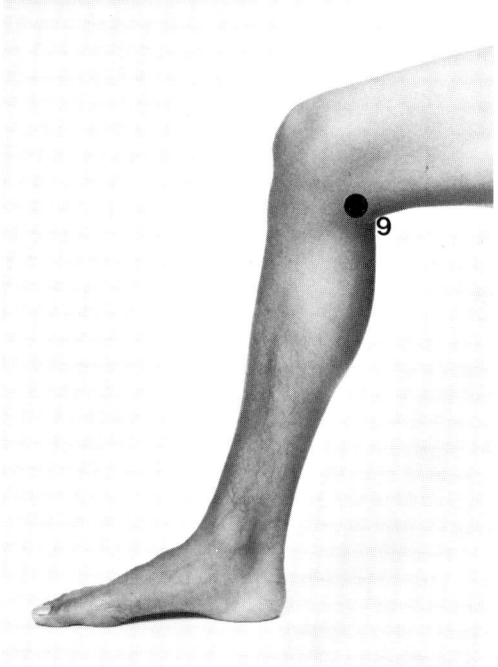

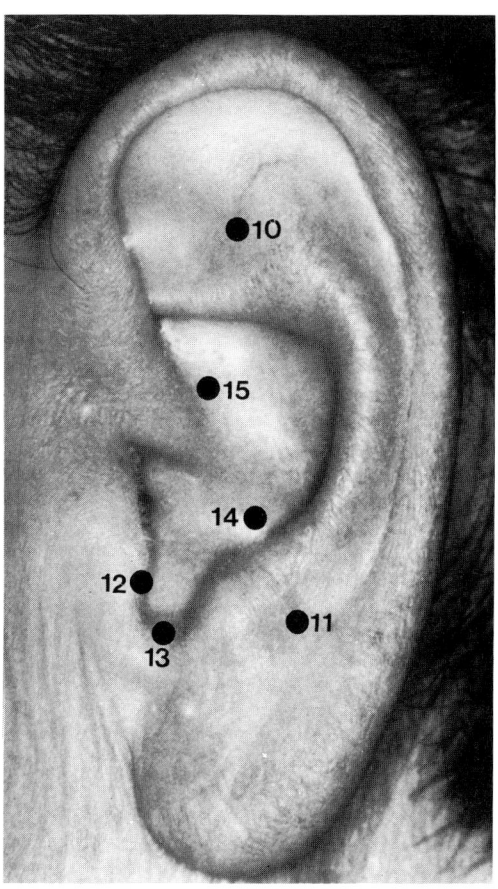

Punkt 10: Ohrpunkt
Punkt 11: Ohrpunkt
Punkt 12: Ohrpunkt
Punkt 13: Ohrpunkt
Punkt 14: Ohrpunkt
Punkt 15: Ohrpunkt

Punkt 9:
(Le 8) links und rechts
Liegt auf der hinteren inneren Seite des Kniegelenkspaltes, direkt hinter der dort zu tastenden Sehne.

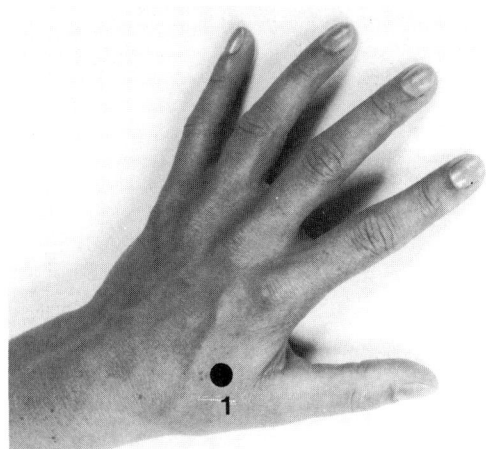
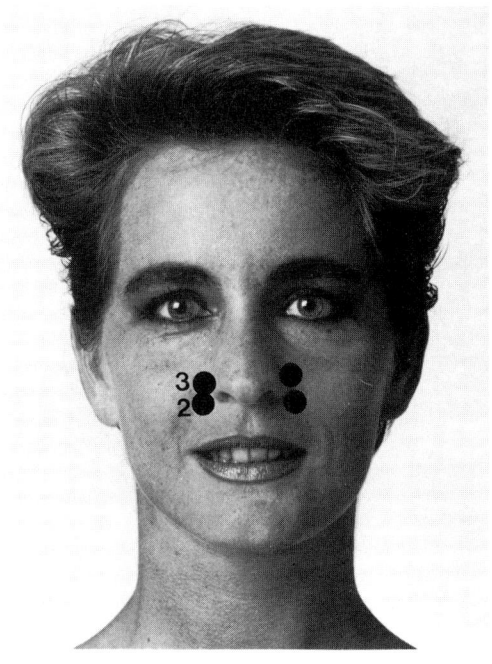

Punkt 1:
(Di 4) links und rechts
Liegt an der Daumenseite des Zeigefingers in dem Winkel, wo die Mittelhandknochen von Daumen und Zeigefinger zusammenkommen.

Punkt 2: (Di 20) links und rechts
Liegt in der Höhe der Nasenlöcher direkt auf der Nasolabialfalte.

Punkt 3: (Di 19) links und rechts
Liegt seitlich der Nasenflügel einige Millimeter neben der Nasolabialfalte.

Punkt 4: (Lu 7) links und rechts
Liegt ca. 2 Querfinger von der 1. Handgelenksfalte in der sogenannten Radialisrinne.

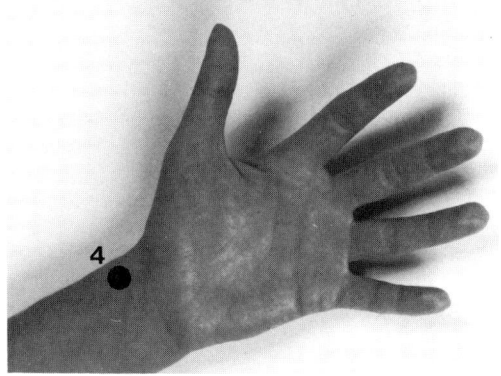

HEUSCHNUPFEN

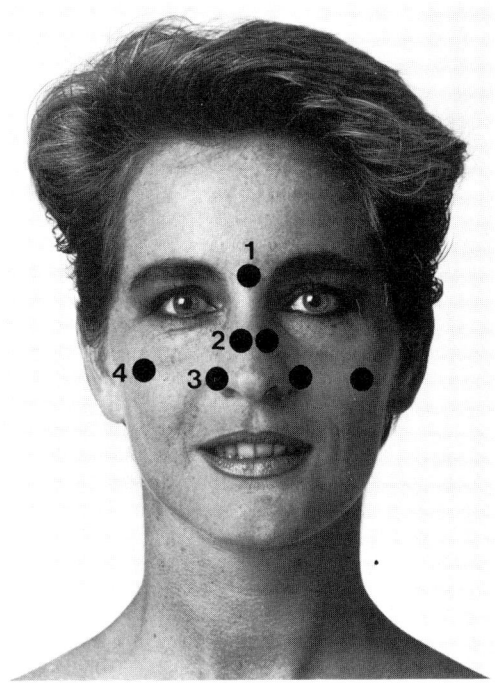

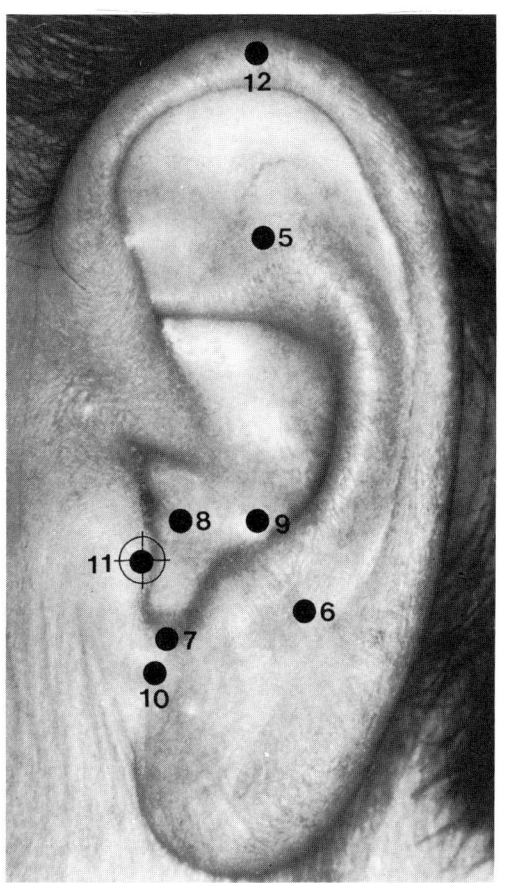

Alle Punkte wie vorher, dazu

Punkt 1:
(Yin-Trang)
Liegt genau auf der Mittellinie zwischen den beiden Augenbrauen.

Punkt 2:
(Knorpelpunkte)
Liegen jeweils direkt links und rechts neben der Mittellinie des Nasenrückens am Beginn des Nasenbeines.

Punkt 3:
(Di 20)
Liegt seitlich der Nasenflügel einige Millimeter neben der Nasolabialfalte.

Punkt 4:
(Dü 18)
Liegt auf dem Wangenknochen, in einer Senkrechten ausgehend vom äußeren Augenwinkel. Man kann dort eine kleine Vertiefung tasten.

Punkt 5: Ohrpunkt
Punkt 6: Ohrpunkt
Punkt 7: Ohrpunkt
Punkt 8: Ohrpunkt
Punkt 9: Ohrpunkt
Punkt 10: Ohrpunkt
Punkt 11: Ohrpunkt
Punkt 12: Ohrpunkt

Die klassische Akne hat wie alle Hauterkrankungen mit dem Stoffwechsel zu tun. Mangelnde Ausscheidung und schlechte Ernährung sollten geändert werden. Besonders auf Schweinefleisch und Süßigkeiten sollte man verzichten.

Man beginnt im täglichen Wechsel mit den Stoffwechselpunkten der Lymphhygiene für die Dauer von 10 Tagen. Danach 8 Tage die nachstehenden Spezialpunkte der Akne; dann wechselt man die 3 Kombinationen ab.

Handelt es sich um eine pubertäre Akne, so wechselt man nach folgendem Schema:

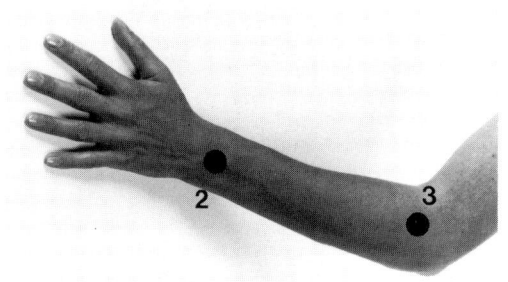

Punkt 2: (3E 5)
Liegt etwa 2½ Querfinger oberhalb der Handwurzelquerfalte in der Mitte zwischen den Knochen Elle und Speiche.
Punkt 3: (Di 11)
Liegt am Ende der äußeren Ellenbogenfalte.

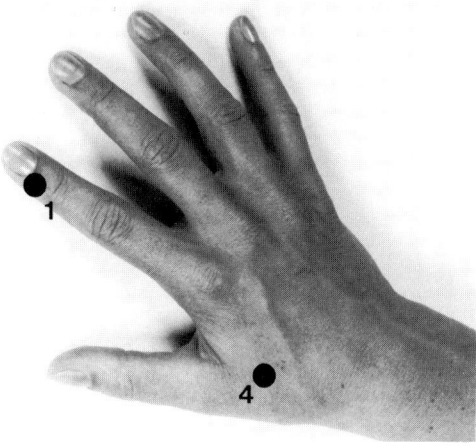

Punkt 1:
(Di 1)
Der Punkt liegt am Endglied des Zeigefingers (Daumenseite) ca. 2 mm schräg vom Nagelwinkel entfernt.
Punkt 4:
(Di 4)
Liegt an der Daumenseite des Zeigefingers in dem Winkel, wo die Mittelhandknochen von Daumen und Zeigefinger zusammenkommen.

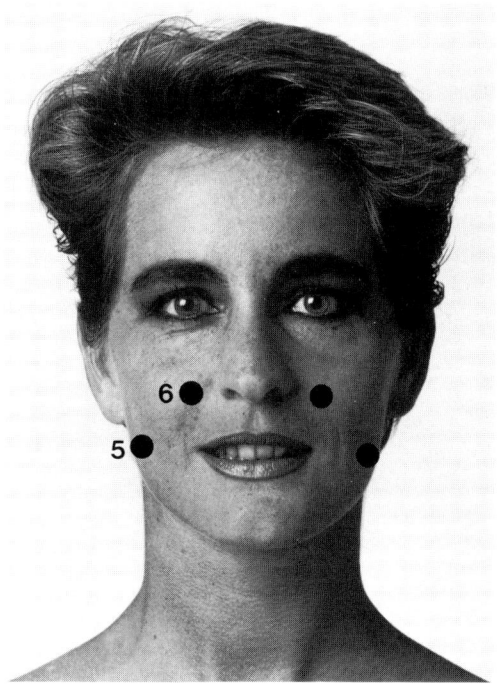

Punkt 5: (M 3)
Liegt am unteren Kieferwinkel.
Punkt 6: (M 6)
Liegt 1 Querfinger neben dem Nasenflügel.

AKNE

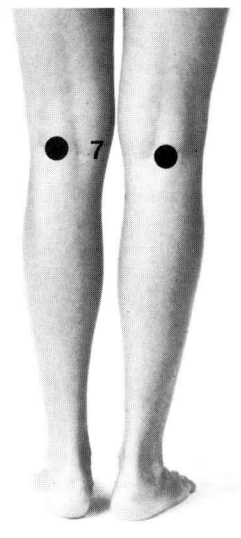 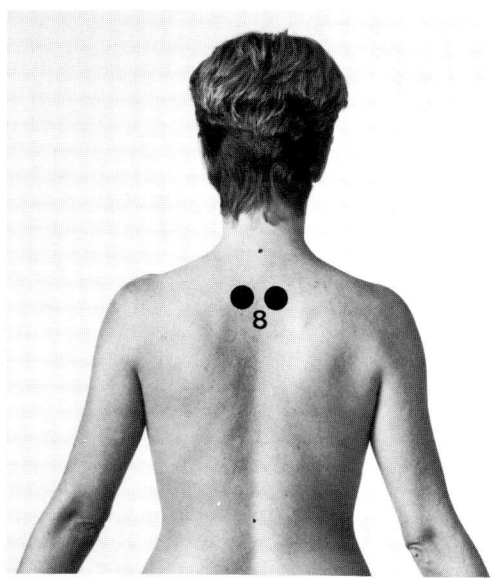

Punkt 7:
(Bl 54)
Liegt in der Mitte der Kniekehle.

Punkt 8:
(Bl 13)
Liegt 2 Querfinger von der Mittellinie entfernt im 3. Zwischenrippenraum.

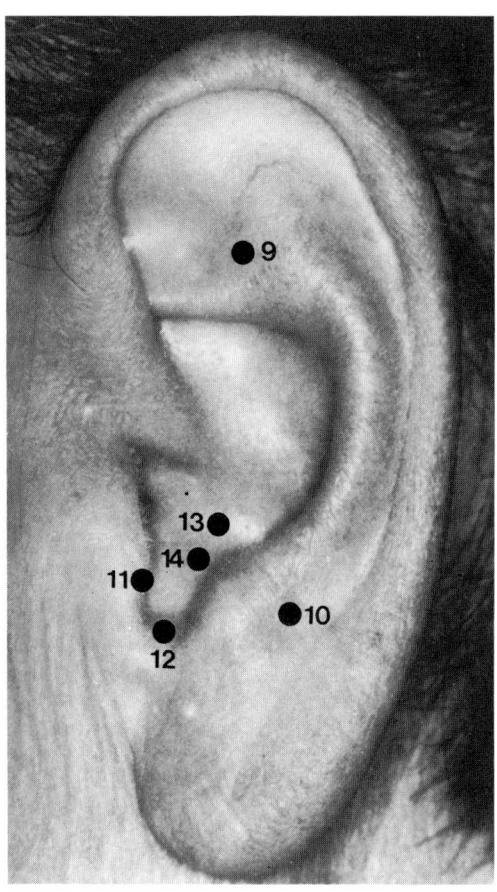

Punkt 9: Ohrpunkt
Punkt 10: Ohrpunkt
Punkt 11: Ohrpunkt
Punkt 12: Ohrpunkt
Punkt 13: Ohrpunkt
Punkt 14: Ohrpunkt

1. Tag: Lymphhygiene
2. Tag: Steuerung 1
3. Tag: Akne-Kombination
und so weiter.
Bei der pubertären Akne sollte eine Begleitmedikation hinzukommen. Bewährt hat sich folgendes Rezept:
1. Phyto Hypophyson C, 3 mal 20 Tropfen – ca. 3 Monate.
2. Kreislauftabletten Fa. Magnet-Activ, 3 mal 2 Tabletten unmittelbar nach dem Essen.
3. Stoffwechseltee Hevert.

Der Darm spielt bei der Akne eine besondere Rolle, wie der Stoffwechsel und die Ausscheidungen überhaupt. Deshalb ist – wie schon angedeutet – auf die Ernährung besonders zu achten. Vollwertige Kost hat sich bewährt. Auch sollte man eine Veränderung des Symbiontischen Gleichgewichtes bedenken, da die im Darm angesiedelten Bakterien in der Regel verändert sind und dadurch das Gleichgewicht des Darmmilieus gestört ist.
Hier muß der Arzt oder Heilpraktiker raten. Wenn bei einer Akne Darmverstopfung begleitende Beschwerde ist, so sollte man die Punkte der Stuhlverstopfung mit einbeziehen. Sie sollten dann folgendermaßen vorgehen:
1. 8 Tage Punkte der Stuhlverstopfung
2. Im täglichen Wechsel Stuhlverstopfungspunkte – Stoffwechselpunkte 10 Tage lang
3. Im täglichen Wechsel Stuhlverstopfungspunkte – Stoffwechselpunkte – Aknepunkte.

Herzerkrankungen
Herzsegmente

Herzerkrankungen gehören grundsätzlich in die Hand des Arztes oder Heilpraktikers. Es ist davor zu warnen, Selbstbehandlungen durchzuführen. Bei vorliegenden Erkrankungen des Herzens ist jedoch die Akupunkt-Therapie als begleitende Behandlung sehr erfolgreich, bedenkt man, daß die Harmonisierung der Energieflüsse zur Gesundung eines jeden Organes — auch des Herzens — beitragen kann.

Nun gibt es eine große Anzahl von Beschwerden, die vermeintlich vom Herzen ausgehen, jedoch andere Ursachen haben. Oft werden Herzschmerzen durch die Diagnose nicht bestätigt und als Streßsymptome abgetan.

Es kommen jedoch andere Ursachen mit in Betracht, z.B. Völlegefühl, Zwerchfellhochstand, Wirbelsäulenbeschwerden, die auf das Herz ausstrahlen oder tatsächliche Streßfaktoren wie Stiche, Verkrampfungen mit Ausstrahlung in den Rücken oder den linken Arm. Alle Beschwerden müssen jedoch diagnostisch abgeklärt werden, bevor sie mit dem Akupunkt-Impulser behandelt werden können. Dann allerdings kann diese Therapie Hervorragendes leisten.

Es gibt eine Grundregel der Behandlung.
1. Lymphhygiene
Dadurch wird der von oben und unten kommenden Lymphe der Abfluß über den Brust-Lungenraum ermöglicht. Die Abwehrkraft wird besser.

2. Allgemeine Entlastung des Herzens durch die nachfolgenden Punkte:

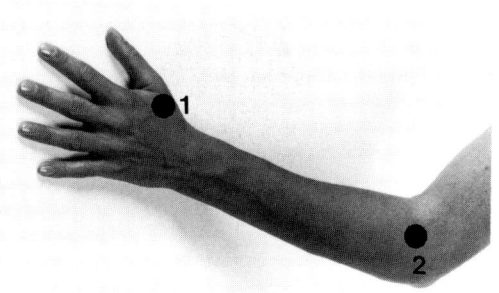

Punkt 1:
(Di 4) links und rechts
Liegt an der Daumenseite des Zeigefingers in dem Winkel, wo die Mittelhandknochen von Daumen und Zeigefinger zusammenkommen.

Punkt 2:
(Di 11) links und rechts
Liegt bei angewinkeltem Arm am Ende der sich bildenden äußeren Ellenbogenfalte.

HERZERKRANKUNGEN

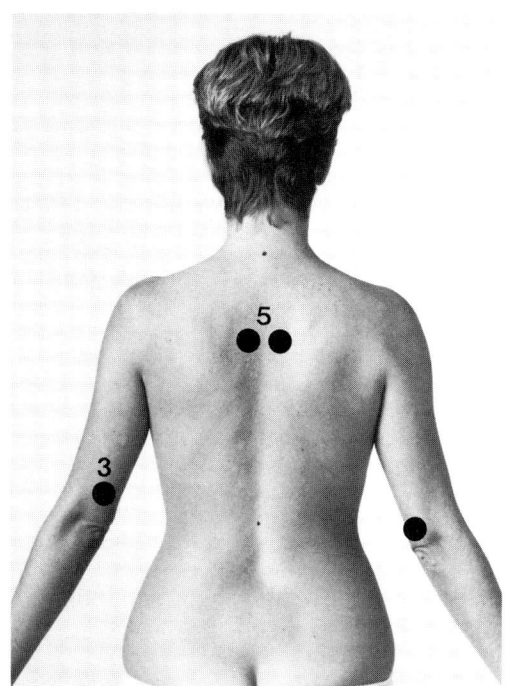
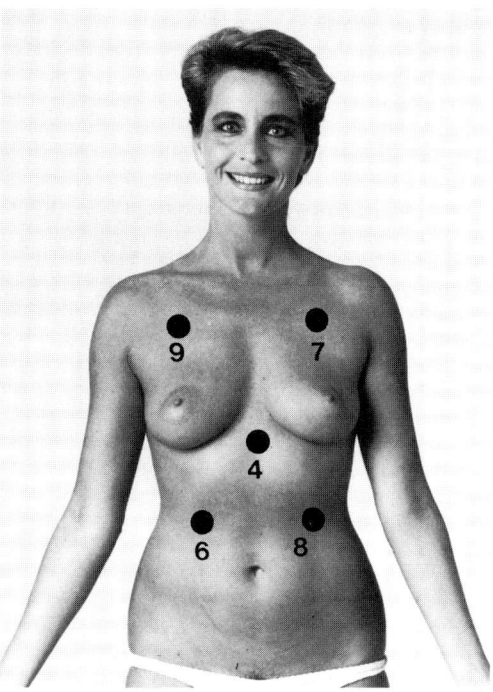

Punkt 3:
(3E 10) links und rechts
Liegt in einer kleinen Grube, die man bei gebeugtem Ellenbogengelenk an der Außenseite des Armes findet.

Punkt 4:
(KG 14)
Liegt ca. 1 Querfinger unterhalb der Spitze des Schwertfortsatzes auf der Mittellinie.

Punkt 5:
(Bl 15) links und rechts
Liegt im 5. Zwischenrippenraum, 2 Querfinger von der Mittellinie entfernt.

Zu dieser Kombination kommen noch Zonen, die ich durch meine Arbeit mit der ETD und Farbakupunktur entdecken konnte:

Punkt 6:
(Bauchpunkt rechts)
Liegt im rechten Oberbauch, ca. 3 Querfinger vom Rippenrand entfernt.

Punkt 7:
(Thoraxpunkt links)
Liegt am oberen linken Brustkorb, ca. 1 Handbreit von der Brustwarze entfernt. Punkt schmerzt auf Druck.

Punkt 8:
(Bauchpunkt links)
Liegt im linken Oberbauch, ca. 3 Querfinger vom Rippenrand entfernt.

Punkt 9:
(Thoraxpunkt rechts)
Liegt am oberen rechten Brustkorb, ca. 1 Handbreit von der Brustwarze entfernt. Punkt schmerzt auf Druck.

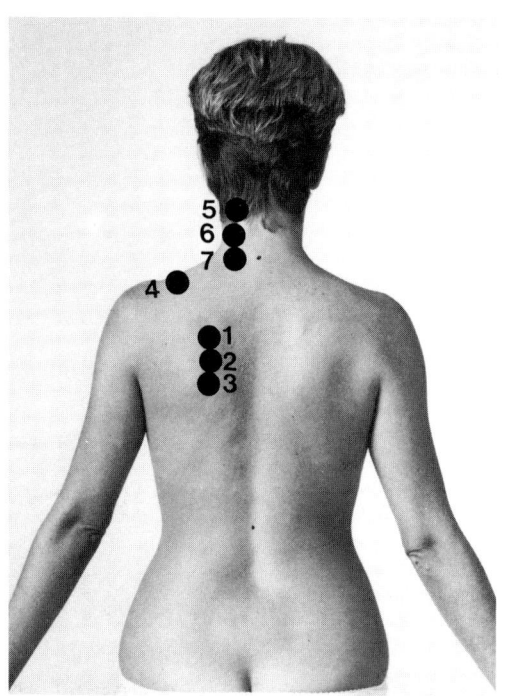

Weiterhin kommen bei allen Herzerkrankungen die Segmente am Rücken bei der Behandlung in Betracht. Die Punkte liegen auf der linken Seite.

Punkt 1, 2 und 3:
Liegen am Rande des linken Schulterblattes.
Punkt 4:
Liegt direkt auf der Schulter, etwa 1 Querfinger von der Schultermitte nach außen.
Punkt 5, 6 und 7:
Liegen auf der linken Seite der Halswirbelsäule, ca. 2 Querfinger von der Mitte entfernt.

Diese Kombination kann abgetastet werden. Es handelt sich um große Zonen, deren Mittelpunkt empfindlich ist.

Ohrensausen – Ohrgeräusche

Schmerzen im Gesicht

Verstopfte Nase

Appetitdämpfung – Freßsucht

Impotenz

Frigidität

Brumm- und Summtöne, hohe Frequenzen wie Pfeifftöne oder auch ständiges Rauschen in den Ohren sind wegen ihrer Dauerhaftigkeit eine furchtbare Angelegenheit. Es tut nichts weh, aber das dauernde Geräusch, besonders, wenn Stille ringsherum einkehrt, kann einen Menschen zur Verzweiflung bringen.

Leider ist in vielen Fällen keine Beseitigung der Beschwerden möglich. Akupunktur, Farbpunktur und auch die Akupunkt-Impuls-Therapie können sehr gute Erfolge vorzeigen. Wenn man auch nicht bei allen Fällen helfen kann, so kann man jedoch vielfach die Beschwerden lindern. Viele der geplagten Patienten sind jedoch geheilt worden. Dies rechtfertigt den Versuch mit der Akupunkt-Impuls-Therapie. Es kommt hier wie bei den vielen anderen chronischen Fällen auf die Ausdauer der Patienten an. Auch müssen andere Ursachen wie z. B. lymphatische Probleme der Höhlen des Kopfes und der Ohren mitbedacht werden.

Deshalb hat es sich bewährt, einerseits die Lymphbereiche im Kopf, andererseits das Durchblutungsniveau zu verbessern.
Das folgende Angebot an Punkten und Zonen sollte täglich behandelt werden, wobei man morgens die Lymphhygiene mit zweimaliger Wiederholung durchführt und am Abend die spezifischen Punkte, die für Geräusche in den Ohren und im Kopf zur Verfügung stehen, behandelt.
Es sei nochmals darauf hingewiesen, daß gerade bei Ohrgeräuschen eine große Geduld des Patienten Voraussetzung für den Erfolg ist.

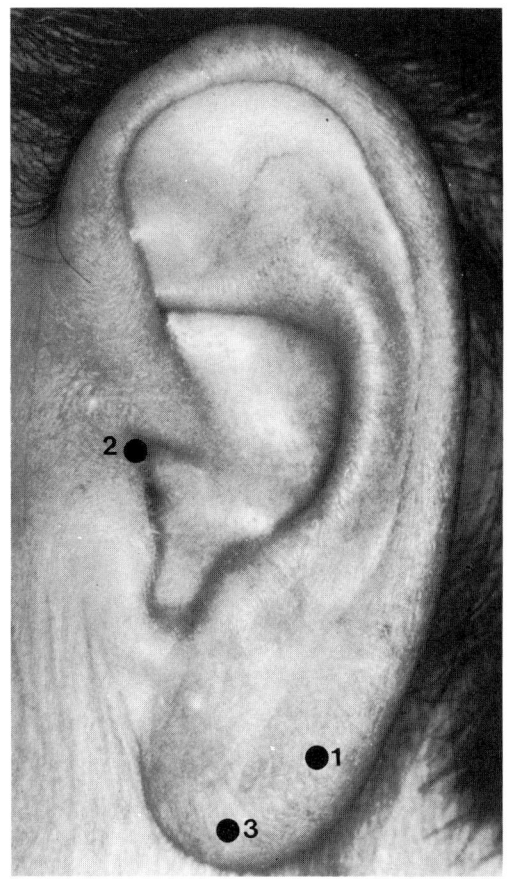

Punkt 1: Ohrpunkt
Punkt 2: Ohrpunkt
Punkt 3: Ohrpunkt

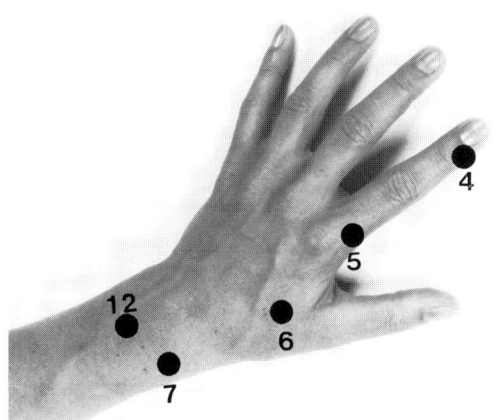 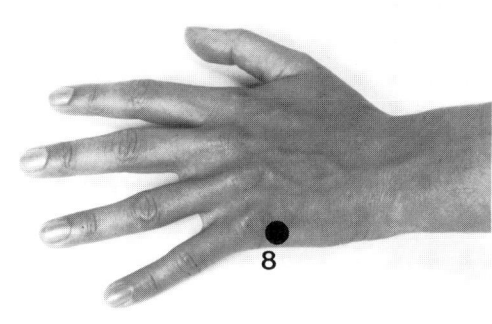

Punkt 4:
(Di 1) links und rechts
Liegt am Endglied des Zeigefingers (Daumenseite), ca. 2 mm schräg vom Nagelwinkel entfernt.

Punkt 5:
(Di 2) links und rechts
Liegt ca. ½ Querfinger vom Grundgelenk des Zeigefingers entfernt (Daumenseite).

Punkt 6:
(Di 4) links und rechts
Liegt an der Daumenseite des Zeigefingers in dem Winkel, wo die Mittelhandknochen von Daumen und Zeigefinger zusammenkommen.

Punkt 7:
(Di 6) links und rechts
Liegt ca. 3 Querfinger oberhalb des Handgelenks. Man tastet dort eine kleine Mulde.

Punkt 12:
(3E 5) links und rechts
Liegt etwa 2½ Querfinger oberhalb der Handwurzelquerfalte in der Mitte zwischen den Knochen Elle und Speiche.

Punkt 8:
(Dü 3) links und rechts
Liegt bei leichtem Faustschluß oberhalb dem Grundgelenk des kleinen Fingers, am Ende der dort entstehenden Hautfalte.

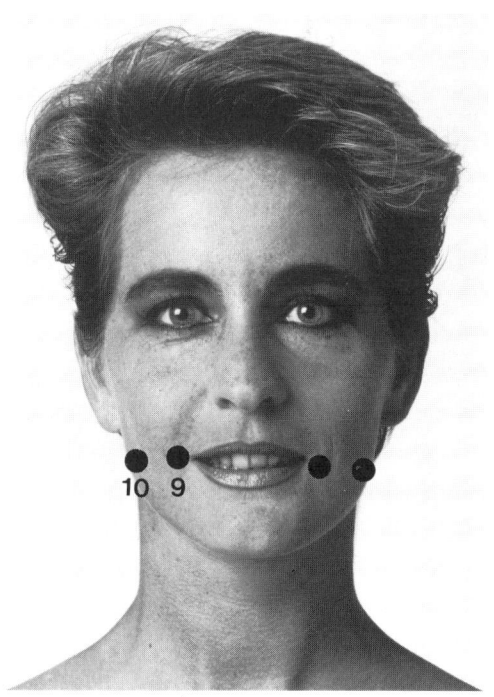 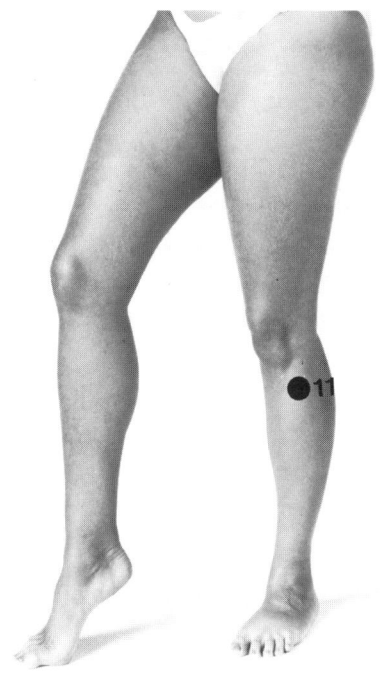

Punkt 9:
(Ma 7) links und rechts
Liegt neben dem Mundwinkel, ca. ½ Querfinger nach außen.

Punkt 10:
(Ma 3) links und rechts
Liegt am unteren Kieferwinkel.

Punkt 11:
(Ma 36) links und rechts
Liegt an der Beinvorderseite, 3 Querfinger unterhalb des Knies in der Mitte auf dem Schienbein. Diesen Punkt findet man auch, wenn man die Handinnenfläche auf die Kniescheibe legt; dabei zeigt die Mittelfingerspitze auf diesen Punkt.

SCHMERZEN IM GESICHT

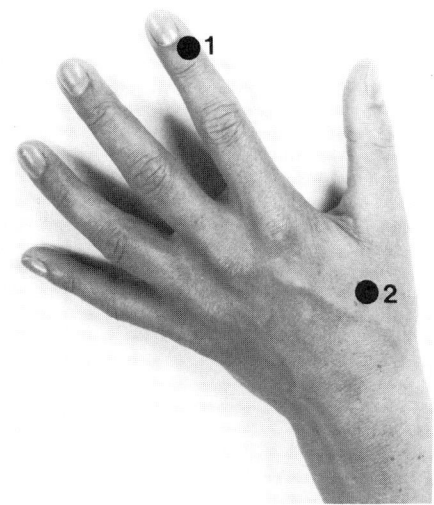
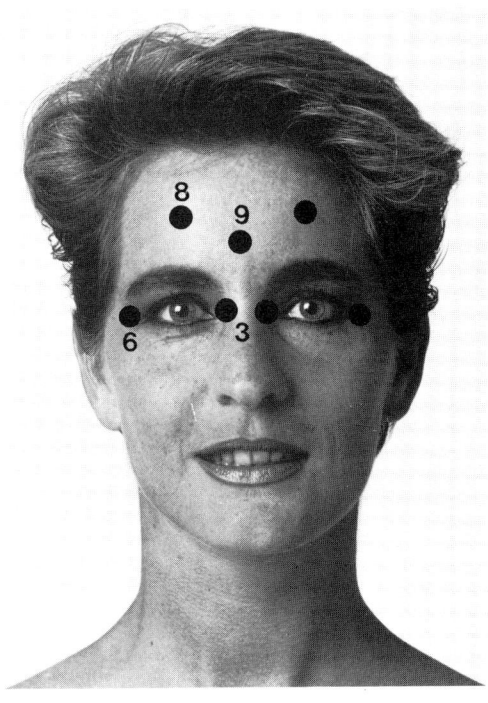

Punkt 1:
(Di 1) links und rechts
Liegt am Endglied des Zeigefingers (Daumenseite), ca. 2 mm schräg vom Nagelwinkel entfernt.

Punkt 2:
(Di 4) links und rechts
Liegt an der Daumenseite des Zeigefingers in dem Winkel, wo die Mittelhandknochen von Daumen und Zeigefinger zusammenkommen.

Punkt 3:
(Bl 1) links und rechts
Liegt am inneren oberen Winkel der Augenhöhle.

Punkt 6:
(Gbl 1) links und rechts
Liegt in dem Winkel, der vom äußeren Rand des Augenbogens und dem Jochbein gebildet wird.

Punkt 8:
(Hypothalamuspunkt)
Liegt auf der Mitte der Stirn in einer Linie von der Mitte des Auges nach oben.

Punkt 9:
(Limbisches System)
1. Punkt liegt 2 Querfinger oberhalb des Zwischenaugenbrauenpunktes. Muß immer abgetastet werden. Nur wenn der Punkt schmerzt, wird er behandelt.

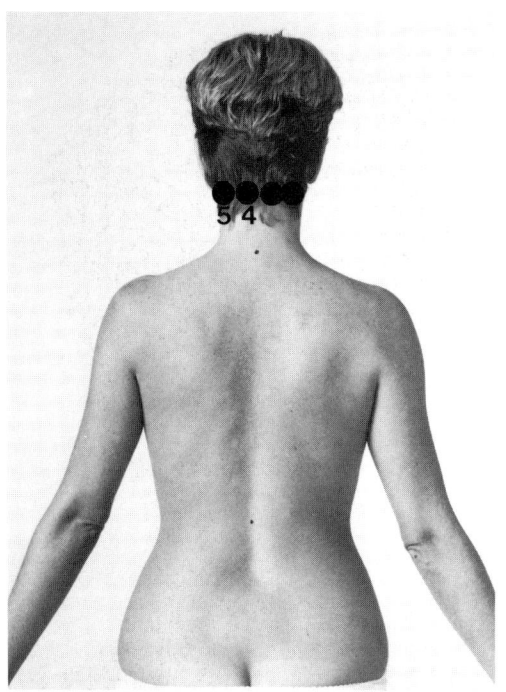
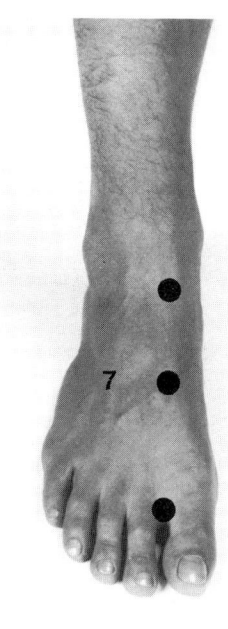

Punkt 4:
(Bl 10) links und rechts
Liegt ca. 1 Querfinger unterhalb der Hinterhauptschuppe und 1½ Querfinger von der Mittellinie rechts und links. Punkt ist druckschmerzempfindlich.

Punkt 5:
(Gbl 20) links und rechts
Liegt in einer Vertiefung, ca. 3 Querfinger neben der Mittellinie und 1 Querfinger unterhalb des äußeren Hinterhaupthöckers.

Punkt 7:
(Lymphpunkte Fuß) links und rechts
Die Lymphpunkte am Fuß sind im Prinzip größere Zonen, wobei jeweils der Mittelpunkt gesucht werden sollte. Der 1. Mittelpunkt liegt in der Schwimmfalte zwischen erster und zweiter Zehe; auf dieser Linie nach oben in der Mitte des Vorfußes liegt der 2. Punkt. Der 3. Punkt liegt in der Beugefalte des Fußgelenkes.

VERSTOPFTE NASE

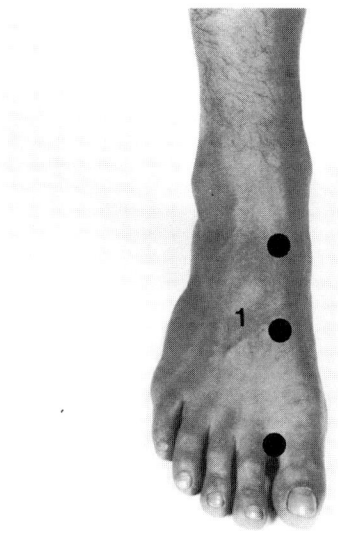

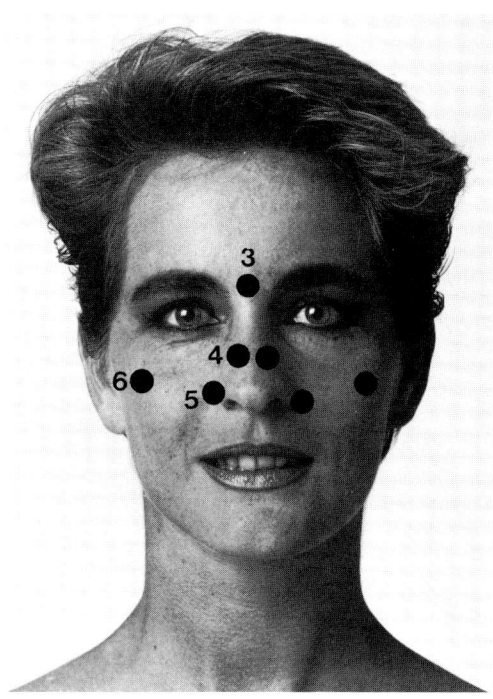

Punkt 1:
(Lymphpunkte am Fuß) links und rechts
Die Lymphpunkte am Fuß sind im Prinzip größere Zonen, wobei jeweils der Mittelpunkt gesucht werden sollte. Der 1. Mittelpunkt liegt in der Schwimmfalte zwischen 1. und 2. Zehe; auf dieser Linie nach oben in der Mitte des Vorfußes liegt der 2. Punkt. Der 3. Punkt liegt in der Beugefalte des Fußgelenks.

Punkt 3:
(Yin-Trang)
Dieser Punkt liegt genau auf der Mittellinie zwischen den beiden Augenbrauen.

Punkt 4:
(Knorpelpunkt)
Liegt auf dem Nasenrücken rechts und links der Mittellinie neben dem Nasenbein.

Punkt 5:
(Di 20) links und rechts
Liegt seitlich der Nasenflügel einige Millimeter neben der Nasolabialfalte.

Punkt 6:
(Dü 18) links und rechts
Liegt auf dem Wangenknochen in einer Senkrechten, ausgehend vom äußeren Augenwinkel. Man kann dort eine kleine Vertiefung tasten.

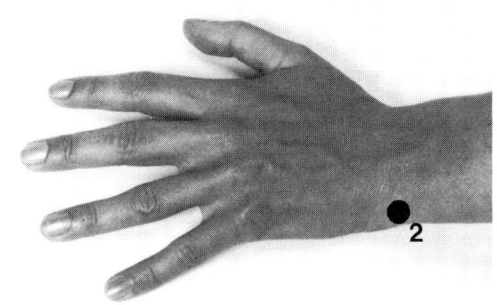

Punkt 2:
(Dü 4) links und rechts
Liegt am äußeren Rand der Hand, man tastet dort einen kleinen Gelenkspalt.

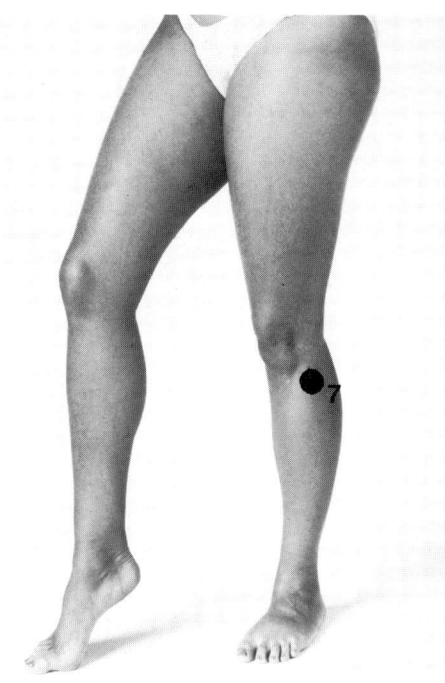
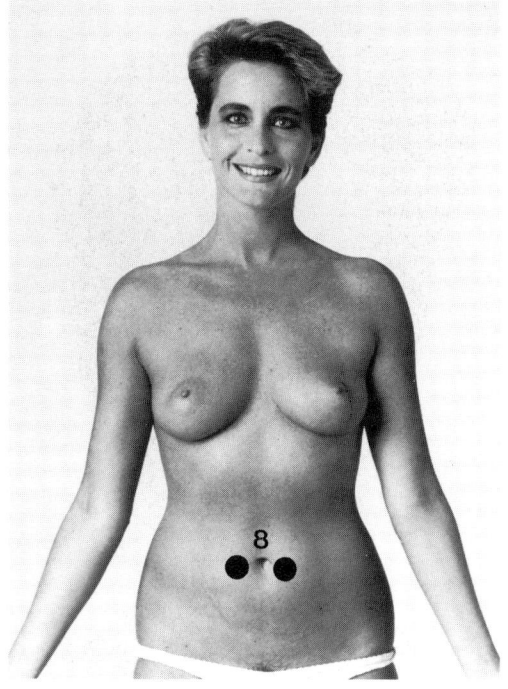

Punkt 7:
(Ma 36) links und rechts
Liegt auf der Beinvorderseite, 3 Querfinger unterhalb des Knies in der Mitte auf dem Schienbein. Diesen Punkt findet man auch, wenn man die Handinnenfläche auf die Kniescheibe legt; dabei zeigt die Mittelfingerspitze auf diesen Punkt.

Punkt 8:
(Ma 25) links und rechts
Liegt 2 Querfinger von der Nabelmitte nach außen entfernt.

APPETITDÄMPFUNG — FRESS-SUCHT

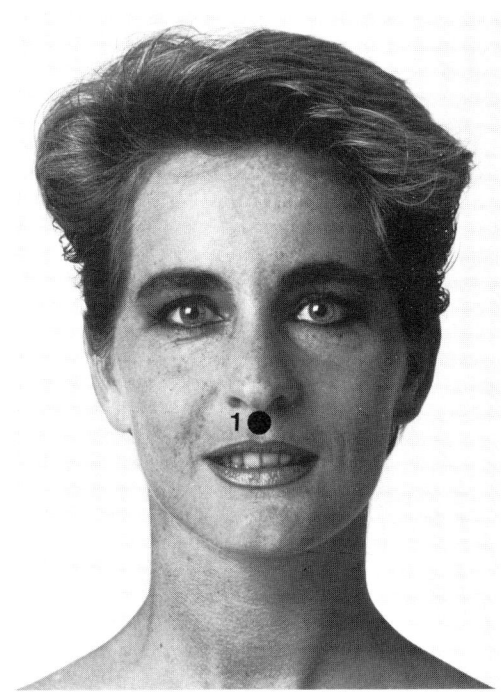

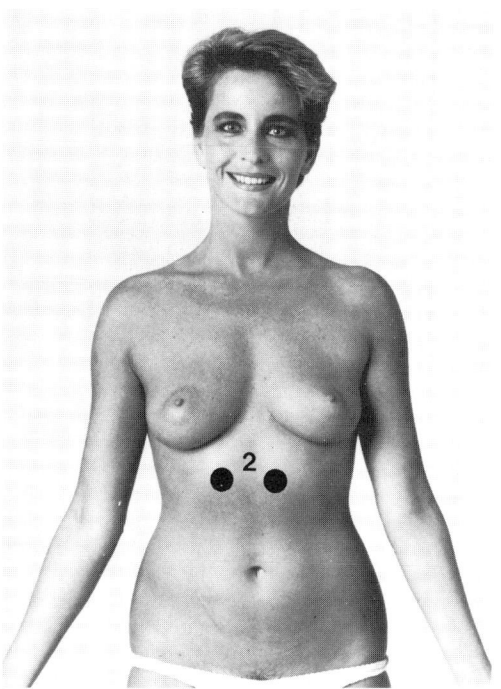

Punkt 1:
(GG 26)
Liegt an der Oberlippe, direkt unter der Nase.

Punkt 2:
(Ma 19) links und rechts
Liegt ca. 2 Querfinger neben der Mittellinie direkt am Rippenrand.

186 APPETITDÄMPFUNG — FRESS-SUCHT

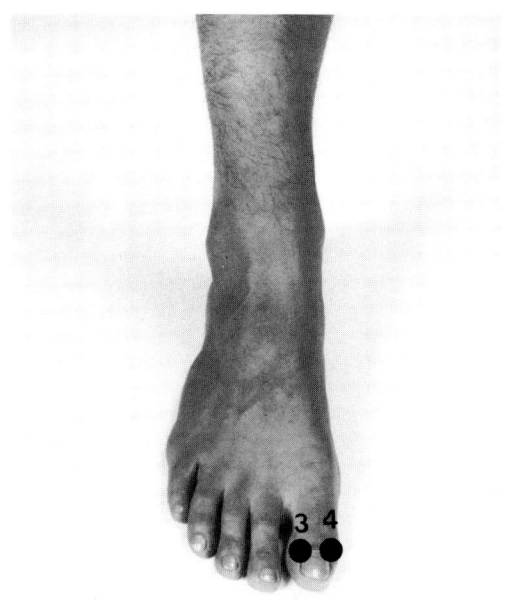
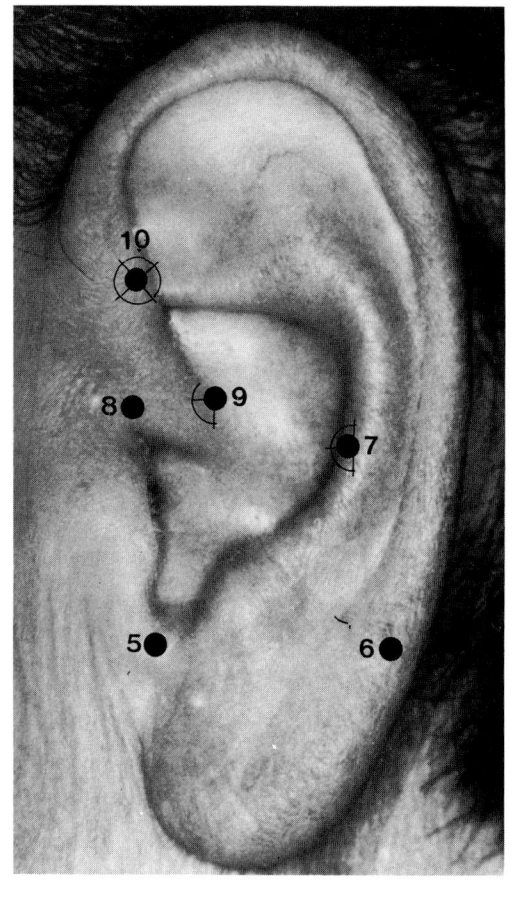

Punkt 3:
(Le 1) links und rechts
Liegt auf der der zweiten Zehe zugewandten Seite, 2 mm diagonal vom Nagelfalzwinkel entfernt.

Punkt 4:
(MP 1) links und rechts
Liegt am Endglied der großen Zehe auf der Innenseite, ca. 2 mm vom Nagelfalzwinkel entfernt.

Punkt 5: Ohrpunkt
Punkt 6: Ohrpunkt
Punkt 7: Ohrpunkt
Punkt 8: Ohrpunkt
Punkt 9: Ohrpunkt
Punkt 10: Ohrpunkt

IMPOTENZ

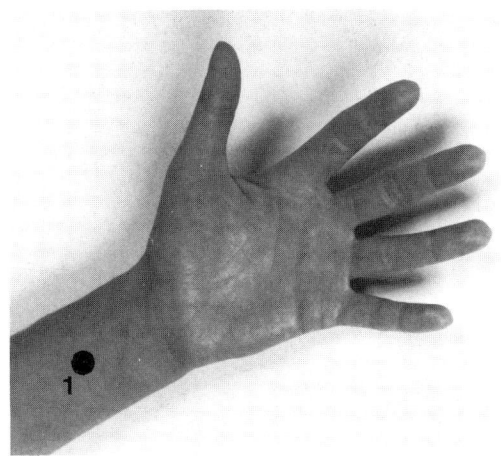

Punkt 1:
(KS 6) links und rechts
Liegt ca. 3 Querfinger oberhalb der ersten Beugefalte des Handgelenks an der Innenseite des Unterarms in der Mitte.

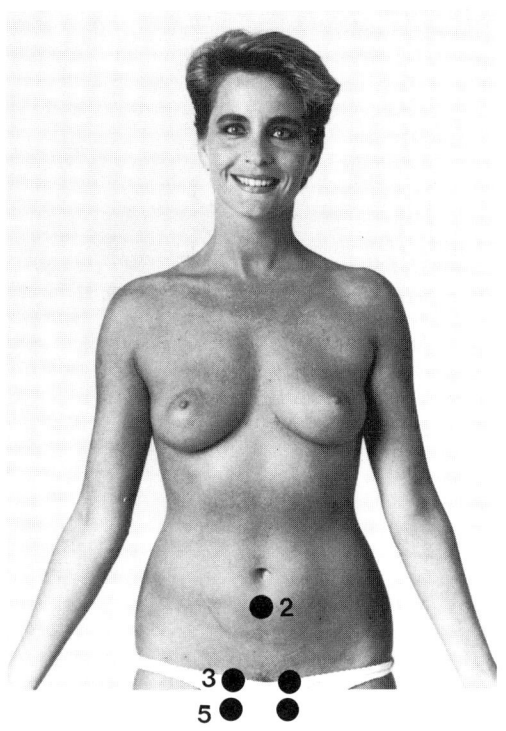

Punkt 2:
(KG 6)
Liegt ca. 2 Querfinger unterhalb des Nabels auf der Mittellinie.
Punkt 3:
(Ma 30) links und rechts
Liegt 2 Querfinger von der Mittellinie entfernt am unteren Rand des Schambeines.
Punkt 5:
(Ni 11) links und rechts
Liegt 2 Querfinger von der Mittellinie entfernt am oberen Rand des Schambeines.

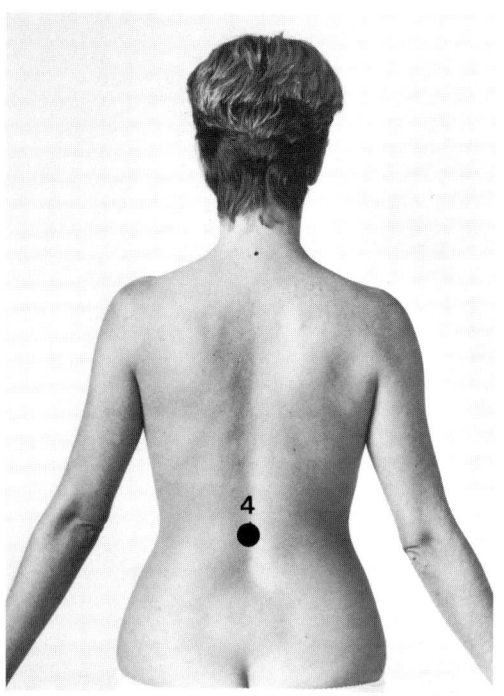

Punkt 4:
(GG 4)
Liegt auf dem Dornfortsatz des 2. Lendenwirbels.

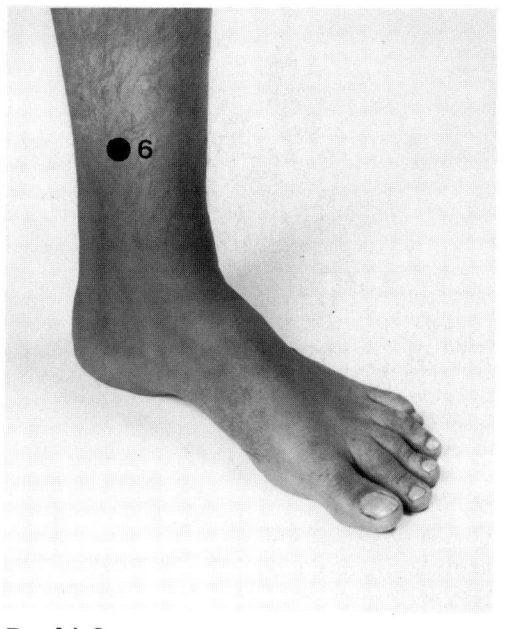

Punkt 6:
(MP 6) links und rechts
Liegt an der Fußinnenseite, etwa 4 Querfinger oberhalb des Knöchels.

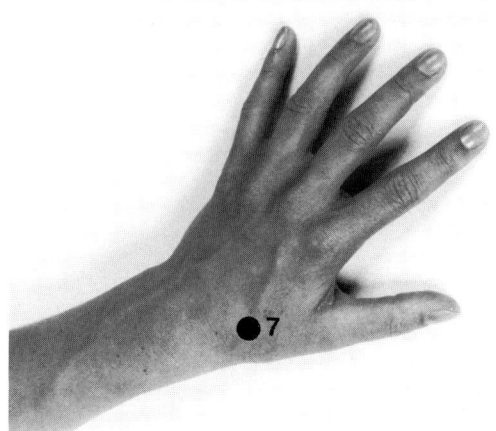

Punkt 7: (Di 5) links und rechts
Liegt an der Daumenseite des Handgelenks am oberen Ende der Mulde (Tabatière), die bei abgespreiztem Daumen entsteht.

FRIGIDITÄT

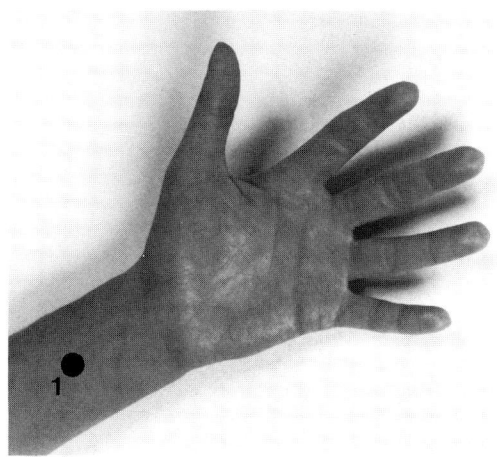

Punkt 1:
(KS 6) links und rechts
Liegt ca. 3 Querfinger oberhalb der ersten Beugefalte des Handgelenks an der Innenseite des Unterarms in der Mitte.

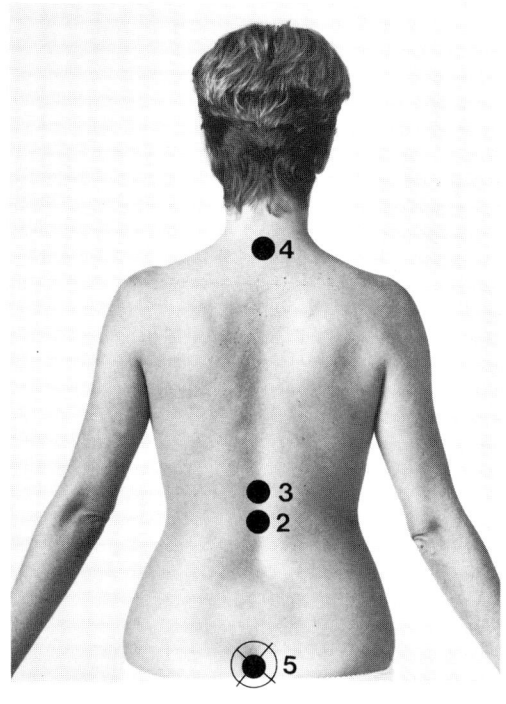

Punkt 2:
(GG 4)
Liegt auf dem Dornfortsatz des 2. Lendenwirbelkörpers.

Punkt 3:
(GG 5)
Liegt auf der Dornfortsatzspitze des 1. Lendenwirbelkörpers.

Punkt 4:
(GG 13)
Liegt direkt auf der Spitze des Dornfortsatzes des 7. Halswirbelkörpers.

Punkt 5:
(GG 1)
Liegt in der Mittellinie am unteren Ende des Steißbeines.

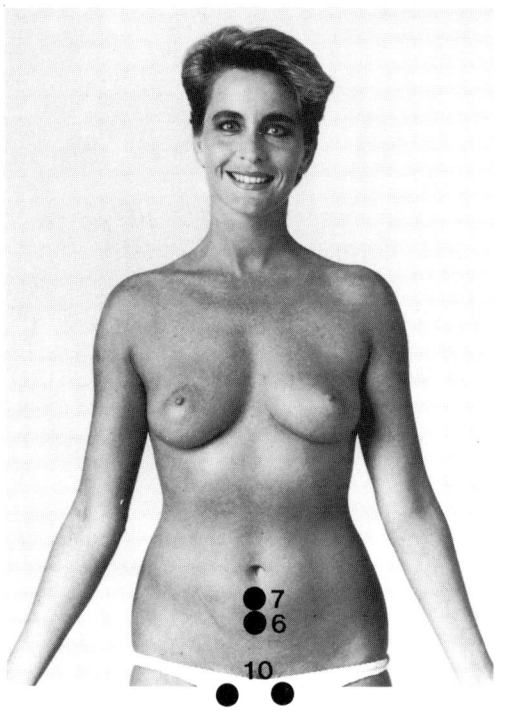

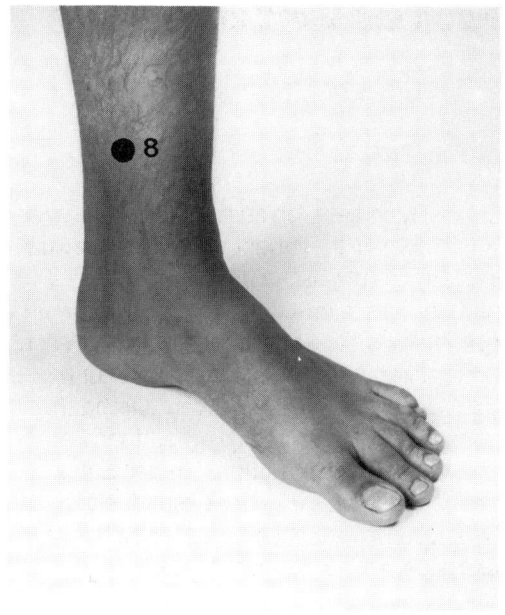

Punkt 8:
(MP 6) links und rechts
Liegt an der Fußinnenseite, etwa 4 Querfinger oberhalb des Knöchels

Punkt 6:
(KG 5)
Der Punkt liegt an der unteren Grenze des oberen Drittels der Verbindungslinie Schambein – Nabel.

Punkt 7:
(KG 6)
Liegt ca. 2 Querfinger unterhalb des Nabels auf der Mittellinie.

Punkt 10:
(Ni 11) links und rechts
Liegt 2 Querfinger von der Mittellinie entfernt am oberen Rand des Schambeines.

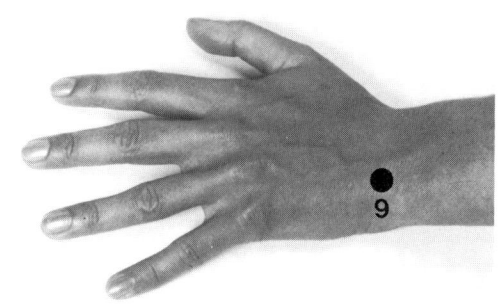

Punkt 9:
(3E 4) links und rechts
Liegt auf der Handgelenksfalte auf dem Handrücken zwischen Ringfinger und kleinem Finger.

Noch ein Wort zum Schluß...

Dieses Buch habe ich aus der vollen Überzeugung heraus geschrieben, daß das Bewußtsein für das physische und psychische Gleichgewicht des Menschen ständig wächst und daß deshalb die Selbstbehandlung — die auf Dauer allerdings immer unter Anleitung und Betreuung eines Therapeuten durchgeführt werden darf — gerade in der heutigen Zeit ein unverzichtbarer Bestandteil in der Erhaltung und Wiedererlangung der Gesundheit ist. Die Eigenverantwortlichkeit des Menschen muß uns allen bewußt gemacht werden.

Das Wissen um die energetische Struktur des Menschen und die Tatsache, daß ohne Information keine Reaktion erfolgen kann, räumt der Behandlung mit dem Akupunkt-Impulser einen Platz in den vordersten Reihen der Eigentherapie ein.

Ich wünsche mir, daß dieses Buch von vielen Menschen gelesen wird. Vielleicht kann es dazu beitragen, Krankheiten — und ganz besonders die für die heutige Zeit so typischen Zivilisationserkrankungen — zu mildern und die sogenannten „Bagatellerkrankungen" zu beseitigen. Vor allem in der Prophylaxe erhebt die Behandlung mit dem Akupunkt-Impulser den Anspruch einer hervorragenden und zuverlässigen Therapie. Es ist immer besser, in gesunden Tagen vorzubeugen, als durch Passivität Krankheiten nicht nur zu fördern, sondern auch zu manifestieren, und damit die Rückführung in einen stabilen Gesundheitszustand immer mehr zu erschweren.

Literaturverzeichnis

Bachmann, Gerhard:
Die Akupunktur – eine Ordnungstherapie
Heidelberg 1976, 2. Auflage, Haug Verlag

Bischko, Johannes:
Einführung in die Akupunktur
Heidelberg 1974, 5. Auflage, Haug Verlag, Verl. Stuttgart und Deutscher Taschenbuch Verlag München 1979

Bischko, Johannes:
Akupunktur für Fortgeschrittene Heidelberg 1974, 2. Auflage, Haug Verlag

De La Fuye-Schmidt:
Die moderne Akupunktur Stuttgart 1952, Hippokrates Verlag

Gleditsch, Jochen M.:
Reflexzonen und Somatotopien
Schorndorf 1983, Biologisch-Medizinische Verlagsgesellschaft

Heumann, Ferdinand:
Krankheiten mit seltsamen Ursachen Stuttgart 1931, Verlag Bika

Kowa, Willi:
Karma, Schicksal, Kosmische Ordnung Heidelberg 1982, Bio-Vita-Esoteric-Verlag

Krack, Niels:
Segment-Diagnostik und Segment-Therapie,
Band 16, Heidelberg 1977, Haug Verlag

Krippner, Stanley:
Lichtbilder der Seele 1982, 2. Auflage, Wilhelm Goldmann Verlag

Löbsack, Theo:
Die manipulierte Seele München 1981, Deutscher Taschenbuch Verlag

Mandel, Peter:
Energetische Terminalpunkt-Diagnose Essen 1983, Synthesis-Verlag

Mandel, Peter:
Praktisches Handbuch der Farbpunktur Bruchsal 1986, Energetik-Verlag

Marquardt, Hanne:
Reflexzonenarbeit am Fuß Heidelberg 1984, 18. Auflage, Haug Verlag

Mozer, Harald:
Brennpunkte der Krankheiten Heidelberg 1975, 5. Auflage, Haug Verlag

Popp, Fritz-Albert:
Neue Horizonte in der Medizin Heidelberg 1983, Haug Verlag

Popp, Fritz-Albert:
Biologie des Lichts Berlin, Hamburg 1984, Verlag Paul Parey

Literaturverzeichnis

Popp, Fritz-Albert:
Biophotonen – ein neuer Weg zur Lösung des Krebsproblems Heidelberg 1984, Verlag für Medizin Dr. E. Fischer

Riedweg, Franz:
Vom Wandel des Denkens in der Medizin
Wiesbaden und München 1977, Limes Verlag

Vester, Frederic:
Neuland des Denkens München 1984, 2. Auflage, Deutscher Taschenbuch Verlag

Wertsch/Schrecke/Küstner:
Akupunkturatlas
Schorndorf 1986, 6. Auflage, WBV Biologisch-Medizinische Verlagsgesellschaft

Woltersdorf:
Die Schöpfung war ganz anders Olten-Freiburg 1976, Walter-Verlag

Woltersdorf:
Phänomen Schwerkraft Olten-Freiburg 1977, Walter-Verlag

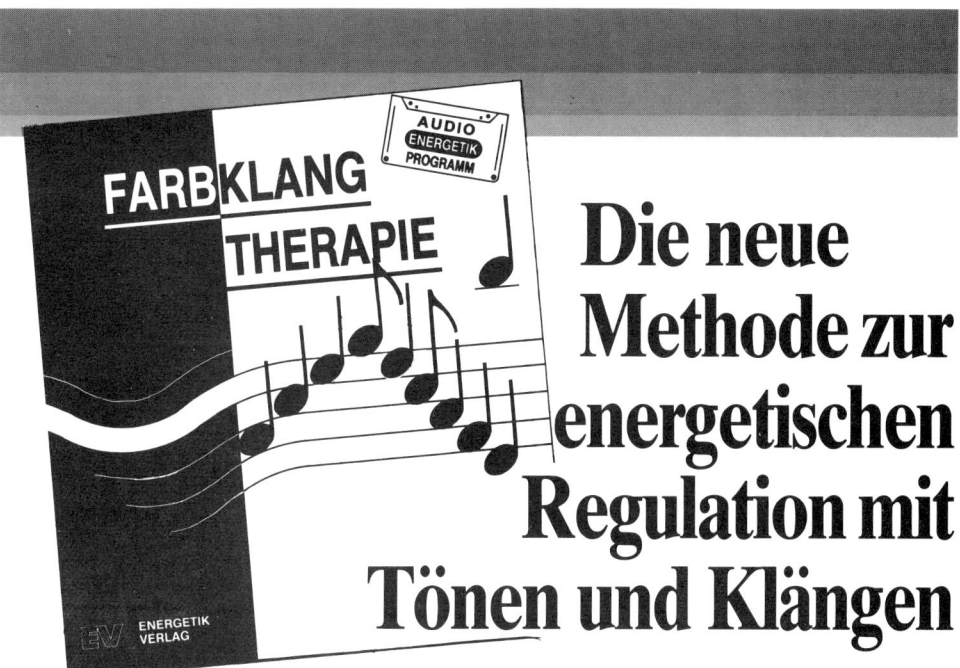

Die neue Methode zur energetischen Regulation mit Tönen und Klängen

Daß der Mensch einen „Energiekörper" besitzt, der dem Organismus übergeordnet ist und an allen Lebensfunktionen maßgeblich beteiligt ist, wird heute auch in zunehmendem Maß von der Biophysik erkannt. Diese Lebensenergie, die je nach Kultur und Weltanschauung „Chi" oder „Prana" oder „Bioplasma" genannt wird, konnte in der Biophotonen-Forschung als existent nachgewiesen werden.

Farbklang-Therapien aus dem Audio-Energetik-Programm bieten erstmals die Möglichkeit, mit speziellen Klangstrukturen über das Ohr regulierend auf dieses energetische System einzuwirken und dadurch das körperlich-geistige Geschehen - gerade bei psychosomatischen Beschwerden - positiv zu beeinflussen.

Farbklang-Therapie ist die Umsetzung der Farbpunktur (Farbtherapie über Akupunkturpunkte) nach Mandel in Klangtherapie. Die komplementäre Umrechnung von Farbfrequenzen in Tonfrequenzen führte erstmals zur Anwendung des Polaritätsprinzips auch in der Musik.

Ergänzt wird diese Methode durch Hemisphärensynchronisationen des Gehirns (Ausgleich der Gehirnfunktion) und durch Modulationen, die über eine Veränderung des Gehirnwellenmusters zu sanfter Entspannung führen.

Audio-Energetik-Programm
Farbklangtherapien Broschüre + Cassette DM 45,-

Bisher erschienen:

Rückenschmerzen
A. 15 gymnastische Übungen für die Wirbelsäule (mit praktischer Anleitung)
B. Aufbau energetischer Kräfte gegen Rückenschmerzen

Psychosomatischer Ausgleich
A. Audio energetische Harmonisierung der Gehirnfunktionen
B. Audio-energetische Heilimpulse

Kopfschmerzen/Migräne
A. Aufbau energetischer Kräfte gegen Migräne
B. Audio-energetische Heilimpulse

Konzentration
A. Stärkung der Konzentrationsfähigkeit
B. Stabilisierung der Konzentrationsfähigkeit

Schlafstörungen
A. Förderung der Schlafbereitschaft   B. Ruhig und entspannt einschlafen

Aufbau körpereigener Abwehr
A. Stärkung der Abwehrkräfte   B. Stabilisierung der Abwehrkräfte

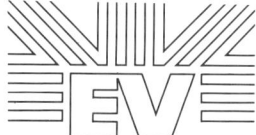

ENERGETIK-VERLAG
Hildastraße 8
7520 Bruchsal